U0121340

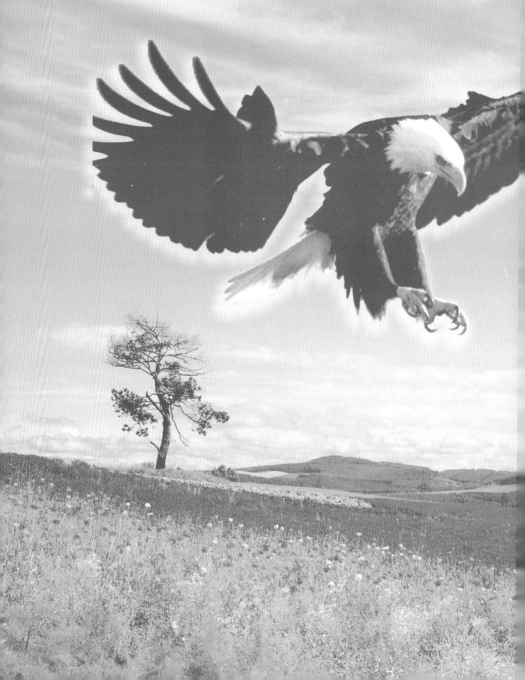

大展好書　好書大展
品嘗好書　冠群可期

大展好書　好書大展
品嘗好書　冠群可期

中醫保健站：105

# 徐延祚醫學全書

高　凱　于永敏
李國信　龐　敏 ｜主編

大展出版社有限公司

# 編委會

主　編　高　凱　于永敏　李國信　龐　敏

副主編　王　豔　王鵬琴　高孟堯

編　委　李　越　鄭思成　葉　豔　趙銀實
　　　　于金霞　于　陽　于　丹　宋　楊
　　　　韓冰凌　尹本茹　姜　凱　王少言
　　　　李　偉　朱恩宇　霍　焱　侯曉倩
　　　　趙婷婷　金星玉　常文豔

# 前言

　　25 年前，我在從事醫史文獻研究時，廣泛蒐集地方醫學史料，從中發現了清代末期醫家徐延祚所著奉天鐵如意軒醫書四種，即《醫粹精言》四卷，《醫意》二卷，《醫意內景圖說》（又名《醫意臟腑圖說》）二卷，《醫醫瑣言》（續說一卷）二卷。當時意識到，這是遼寧省醫家現存為數不多的珍本古醫籍，散藏在海內外幾家圖書館，且影響頗深。為此在我心中產生了極大的興趣，暗地予以重點關注。

　　早在 1990 年將徐延祚簡介編入我主編《遼寧醫學人物誌》一書，首次公佈於眾。由於個人藏書所限及有關部門的相關規定，昔日無法窺其全貌，故夙願，蓄意幾十年，立志深入研究他。

　　而後歲月，去北方，踏南域，甚至越洋去美探親也在孜孜以求，訪師求友，堅忍不拔，不斷蒐集積累，不遺餘力，蒼天不負有心人，終於如願以償，在去年初將四種全書盡藏篋中。置放案頭，回首往事，感慨萬分，感嘆非經此事之人，難以想像搜尋歷程的苦衷。

　　而今書稿已到手中，適逢佳時，乘遼寧科學技術出版社之東風，應壽亞荷主任之卓見，為「近代遼寧名醫遺珍叢書」再添光彩。深入研究、整理校刊，及對徐氏一生學術評價，才真正拉開序幕，具體步驟如下。

　　1. 有關徐延祚生卒年代，學術特色，學術成就，對中醫學的貢獻和影響，予以文後專門評述。

　　2. 按著原著刊行年代為排序，即《醫粹精言》四卷

（1895 年），《醫意》二卷（1896 年），《醫意內景圖說》二卷（1896 年）。《醫醫瑣言》二卷（1897 年），計十卷，統一編校整理，合刊成一書，統稱名為《徐延祚醫學全書》。

3. 全書整理校刊選用原刊初刻本，館藏善本醫書，即 1895—1897 年，鐵如意軒醫書四種書為底本，每書都有作者本人，朱文（陽文）齡臣氏，白文（陰文）徐延祚私刻印章，及好友作序者不同類型印章。

4. 全書為線裝本古書，其函套裝飾，內設板框、板心、行文、字行，天頭地角，魚尾線欄框，近乎相同，均為私刻木板。且僅存單種底本，未見他本刊行，故僅能參考史料，以本校、理校為主，無旁校本，故版本樣式介紹從略。

5. 全書有的目錄有衍文、脫字，字跡顛倒處，如《醫粹精言》卷二，「傷寒雜病論」後目錄，今據書中內容改正，餘下類推。

6. 全書行文中多次出現避諱道光皇帝，愛新覺羅‧旻寧的「寧」字事例，凡有「甯」、「寍」字，故一律逕改「寧」字。

7. 全書中《醫意內景圖說》，因有解剖繪圖大小共 43 幅，本次整理不作改動，仍保持原貌，以示作者之原義。

8. 全書原作者引用參考書多達百餘部，書名稱謂多有省略，引文也時有簡化，藥味名稱，用藥劑量多按古法，為了保持原貌，在不影響理解文意情況下，未作改動。

9. 全書原為豎刻板，今改為橫排版。書中目錄統一歸納，按年代時間、書名、卷數、分目排列，序文，還保持原貌。其原書中論題，方名、病案例，統一著黑體字。

10. 全書為了便於讀者閱讀學習，其序文疑難字句，用註

脚號文後註釋，而書中疑難字句，古別字，中藥異名均以括號註釋。其他脫字、衍文、錯字、異體字予以徑改，統一用現代正體字行文。

上述工作，由於筆者水平所限，學疏才淺，舛訛之處在所難免，望同仁多多指教。該書即將成稿之時，中國中醫科學院中國醫史文獻研究所所長柳長華先生，特為《醫意》卷二，缺佚部分提供了寶貴資料，對此表示萬分感謝。


于永敏識筆
瀋陽昭陵北東油馨村醫堂乙未年夏月

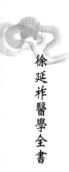

徐延祚醫學全書

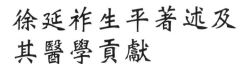

# 徐延祚生平著述及其醫學貢獻

中醫古籍，歷來號稱「浩如煙海，汗牛充棟」，這是中華民族文化寶庫的財富，而且挖掘整理、繼承發揚是歷史賦予我們的責任。徐氏所著鐵如意軒醫書四種，就是這寶庫中重要組成部分之一。然而一直沉睡書海，豎置高閣已達 120 年之久。時至今日，僅有少數學者摘引醫話、醫案，偶有論述，稀少可見。而全面研究，挖掘整理，編輯出版未見問世。

雖然歷史上，遼寧籍醫人未出現過有影響的醫學大家，但從筆者研究數十年來看，從不缺乏醫術精湛，創新理論，對中醫學發展做出貢獻的醫家，尤其是清代晚期，而徐延祚就是代表人物之一，他所著醫書也真實記錄了他的人生業績，故有必要對其生平著述及其醫學貢獻作以評介。

## 一｜徐延祚生平考述

徐延祚，字齡臣，以寓所「鐵如意軒」為號。幼年生長於遼西錦縣，中年仕儒業醫京城，晚年寓居廣州著書立說，為清末奉天錦縣（今遼寧錦州）人。考《錦州府志》《錦縣志》《錦縣衛生志》，未見記載，具體生卒年代不詳。但從徐氏遺留下墨跡可窺其大略。

首先據《醫粹精言》卷三載：「甲辰（1844 年），與袁綺香談醫」一文可知，甲辰是道光二十四年，他與好友切磋醫術，而後文中又有「癸丑（1853 年）」分析病案例記載，由此推算徐氏此時應是青壯年，習儒兼醫，年齡約 30 歲，生於

嘉慶末年至道光元年（1814—1821）之間。另書中有多處文字避諱道光皇帝愛新覺羅·旻寧的實例，也佐證了這一點。

次者據《醫醫瑣言》序稱：「余自棄儒就醫，鑽研其道者近十年，每見諸說紛歧，迫持以臨症，恆苦齟齬難合，心竊悼之。於乙亥秋（1875 年）遊京師，就正於有道之前⋯⋯，研究復十餘年。」若從此文所見，1875 年前溯十年是同治四年（1865 年），徐氏放棄仕途，鑽研醫學，此時年齡應續算是 50 歲左右。又從《刀圭》一文載：「1874 年 8 月 15 日在琉璃廠買刀圭」，也旁證了這一點。至 1875 年後，專門業醫京城，供職太醫院，研究醫理十餘年。至 60 多歲從京城南下，出天津，遊歷山東、浙江、福建、海南，應朋友之邀挽留，寓居廣州。

再次者，據《醫粹精言》自序曰：「予究心岐黃二十餘年⋯⋯。」該書成書於光緒二十一年（1895 年），與 1875 年專職研究醫學時間相吻合，而這也是徐氏第一部著作問世的時間，而後 1896—1897 年，陸續出版了《醫意》《醫意內景圖說》《醫醫瑣言》三部著作，從情理上講，也符合徐氏人生發展軌跡，由此考證徐氏享年 80 歲左右，卒於時間是 1897 年以後，或更長一些時間。

關於徐氏生卒年代，限於資料，僅能考證如此，暫作存疑。他自幼出身於書香門第，家境富有，「幼年病弱，悉屏經史子集，食飽睡餘，唯以方書消遣，其時略能意會，迫侍疾椿庭，杜門不出者數年，因遂搜援群書，究心《靈》《素》，而於切脈，調劑之法，亦漸貫通，此業由所成也。嗣時是偶有所得，輒筆以記之，名曰《侍親一得》」。

文中可見徐氏自幼聰穎，悟性及高，屬於自學成才。由於青年時習儒未第，中年後曾上書進言，未得起用，故棄儒就醫。在他成長路上，為了更深入研究醫理，求實創新，不但習讀上百家醫書，也曾拜師求教，如卷四「診脈辨順逆」一文，稱「吾先生述慎」。考其人，為明代僧人，從周慎齋習醫，著

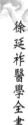

有《慎柔五書》傳世。「蓋先生嘗就正於立齋先生之門，猶不能脫薛氏窠臼。」可見徐氏也是學有淵源，可謂一脈相承。

而從書中又可見，他也非常崇拜明醫徐靈胎，多次引用《醫學源流論》，其書《醫粹精言》體例與之相似。理論上，認為學好《傷寒論》極為重要，強調熟讀柯韻伯《傷寒論注》。文中立題多樣，論述精闢，語多精警，多切時弊，篇幅短精。奉天好友談國桓敘言稱「承靈胎家學，術藝精到，亦固其所大夫，不為良相，終為良醫」。

在京城業醫 20 餘年，醫名大噪，精通內、外、婦、兒多科雜病，供職太醫院。曾多次為醇親王（愛新覺羅．奕譞 1840—1896 年）診病，以及五品官員，翰林院編修崔永安、進士楊錫林、毛澤曜，奉天大儒談國桓都成為致親好友，可見醫術非同一般。

當時為在京貢職官員史文源看好病，「一劑而病頓減」，並「慨然邀至其宅，俾得隨時就診」，也成為徐氏晚年寓居廣州主要因素。而他醫術隨著時間飛躍也漸臻完善。

1895 年寓居廣州後，開始著書立說，至 1897 年間，先後著有《醫粹精言》四卷、《醫意》二卷、《醫意內景圖說》二卷、《醫醫瑣言》二卷。因其原籍奉天（今瀋陽），又寓所號名「鐵如意軒」，故其著作合刊稱為「奉天鐵如意軒醫書四種」，或稱「錦縣徐氏醫書四種」，全書計十卷。

## 二 | 徐延祚醫學成就

### （一）粹精自勉，意在共勖

徐延祚第一部著作《醫粹精言》序言稱：「天下事，不粹不精，不可以有言，至粹至精，尤不易言，醫之一道，何獨不然。」所以徐氏從醫數十年，一直在努力求「粹精」之旨，釋疑解惑，遵從古人教誨，勤求古訓，專宗《素問》《靈樞》《神農本草經》《傷寒》《金匱》諸書，「所讀無慮數十百

家，所用之法，皆取於古人，並因時因證而變通之」。故臨床診治，應診而得手。

其友人毛澤曜評介說：「理探靈素，學貫岐黃，居京三十餘年，活人無算。」遇有疑難怪異之症，有古法未經道者，仍多方之中而求之，慎之又慎。古人所已言與古人所未言，悉洞明奧，如數家珍，以症直揭根源，制方則隨機變化，圓法適症，治療則效，理法相應。

全書立論 379 條，涉及範圍有醫學倫理，各家學說，名醫論述，醫書名著，養生調息，防病未治，醫德養性，學習讀書，藥性藥味，炮炙服法，相畏相惡，名方驗方，臨症經驗，用藥心得，古方變通，醫案醫話，病因證名，六經辨證，瘟疫防治，診脈辨證，外治諸法，及臟腑解剖，經絡循經，針灸砭石，導引按摩等諸方面，可謂應有盡有，是一部簡明中醫百科全書，這也是徐氏一生醫療經驗所得。

他之所以將此書稱名為《醫粹精言》，是取之「粹精」之意，為他業醫追求的最高境界，用於自勉，而影響大家，為後學者做出典範。

## （二）論題精辨，多有創見

徐延祚著作，除《醫粹精言》予以數條論述外，還有《醫意》及《醫醫瑣言》，也記載了大量論題，都是徐氏晚年對他一生臨床經驗的總結，其中論點明確，論述精闊多有創見，不乏其中，以舉其論點而述之。

### 天癸非經血論：

徐氏認為：「天癸者，天一之氣也，諸家具即以精血為解。然而詳玩本篇，謂女子二七天癸至，月事以時下，男子二八天癸至，精氣溢瀉，是皆天癸在先，而後精血繼之，分明先至後至，各有其意焉。」繼之對《質疑錄》謂「元陰」，《甲乙經》謂「天水」。吳氏「諸症辨疑」謂「天一水也」，「天真之氣」，馬氏直謂「陰精」等論點進行了批駁。總結為古往今來，「天癸本末混淆，殊失之矣」。

他辨言指出：「天癸者，天之水乾名也。故天癸者，言天一之陰氣耳，氣化為水，因名天癸，其在人身是謂元陰，亦曰元氣。」總之天癸者，非精非血，乃天一之真。明確指出，今之醫者，對天癸的解釋和認識尤為無識。使這一傳統解釋，有所創新，得有新的認識。

### 脾胃與腎元並重論：

徐氏臨床實踐中，見到很多醫家不識此理論，見病人虛損者，只用呆補之藥，反致氣鬱增其困，或致腹中脹滿，大便秘結，或致頭暈嘔吐，臍腹跳動，不思飲食，痞塞不通等症，這些症狀皆由氣機不利造成。

他認為，「人身陰陽雖稟與腎，而生生之氣原出於肝膽，清陽自左旁而升，乃陽升於陰也，脾土健運，而胃氣始能下行，此濁陰從右而降，乃陰生於陽也，此一升一降，實為陰陽旋轉之機樞」。治療重在調理氣機，疏肝利膽，勿壅遏，調脾胃，暖腎元並重，才是補虛之要法，不知緩急，更不知疏利氣機，臨床者未可言治法也。

### 醫必讀書臨床說：

徐氏認為作為一名醫生，必須讀書學習，但光讀書不臨床，不可認作醫生，而世上「為醫者在讀書，讀而不能為醫有矣，未有不讀書而能為醫者也」。這種論點是非常有哲理，只有讀書才能臨床，而只有多讀書才能臨好床，實踐中也證明這一點，並指出學習醫學應從《傷寒論》入手「始而難，既而易，從治世分類書入手，初若甚易，繼則尤難矣」。

這為當今醫生學習指明了方向，以此為銘，不可偏執，只有用心學習，多博覽群書，才能「融會貫通，由博反約」。而後臨症，自無望洋之嘆。

### 用藥機要須知說：

徐氏當時業醫京城，儒醫薈萃，對病人診斷多有看病草率，不問病情，就診脈下結論，為此他提出「看病，故醫者不可以不問，病者不可以不說」。概以瘟氣認知，用藥偏執，提

出了批評。認為「是瘟氣者，故不敢矯情而立異，非瘟氣者，亦不敢捨己而從人」。臨床施治，必須問病於患者，不能想當然，更不能隨波逐流，必須按規律辦事，認為醫之神良，識病而已，病之機要，虛實而已，然常易理，而變病難之。這就是醫生識病要點和辨病的應知。

接著徐氏對用藥說明須知，提出「夫治病最難，而用藥則尤難」。對當時社會藥商真偽雜投，好歹不辨，提出了告誡。醫生用藥，選擇炮製要精良，質堅性全，方選入手，能人人皆知，處處盡是。而藥商也應壞藥無用，選擇自精，推其流弊，總思價廉，以治病為良心。這些論述對當今社會醫藥界，何不有警示作用。

### 論肝無補法：

徐氏在長期臨床實踐中，對「舉世盡曰伐肝」提出了異議，他認為，「肝無補法」，論點偏執，不夠全面。長言說肝無補法，是指肝氣功能「喜條達而惡抑鬱」，如氣滯而補則抑鬱不舒，會引起抑鬱、氣機不暢諸證。

然非肝血不能補，因肝血不足，則引起手足筋攣，角弓反張，抽搐，爪枯，目眩頭痛，脅肋痛，少腹痛，疝痛諸症。凡此者為肝血不榮，肝血不足，怎能不補呢？固然，如肝氣鬱逆則實，為有餘，有餘則瀉，此時宜伐肝，但不是所有肝病不能用補法。應見肝知病，辨證施治，是氣滯、氣逆、還是血虛，要點以明，法當浮鼓應槌，治療得當，為我們臨床提出了辨肝病要點。

### 鬱無虛病說：

「世間鬱病最多，達、發、奪、泄、折，皆治鬱法也。」而朱丹溪又提出，「論治病不出氣血痰鬱」，所有鬱病都為實證，治療都認為無虛病說。而徐氏透過長期臨床實踐，對這一傳統觀念提出了看法，他認為：「鬱之未成，其初甚微，可呼吸按導而去之，強攻而伐之，留而不去，遂成痼疾，此謂病成即難去矣。」所以治療鬱症，不能一概而論，應辨證

施治，不拘於古法，活法圓機，隨症而治。

### 辨脾胃論升降說：

徐氏對李東垣脾胃論予以肯定，但透過臨床實踐中，認為「升降之法易知，而升降之理難明」。在中醫理論，脾氣宣升，可認明了。而胃納水穀，容受糟粕，主納則貴下。譬如水之性，莫不就下，是胃之宣降也。又以清氣上升，濁氣下降為順，進一步闡述，「李東垣所著補中益氣，升陽益胃名方，其論雖詳於治脾，略於治胃，而其意則一藏一府升降，各有主治，顯然不可混者」。

故臨症治療時應著重升降平衡，不顧此失彼，顛倒錯施，使升降失宣，失其常度，導致後天生機已息，疾病加重，故應詳究脾胃升降之理，重視脾胃平衡之說。

### 醫藥不可偏執論：

徐氏業醫數年，對「今世醫家，往往堅持異說，膠柱不移，如學劉、張、朱、李四家斷斷，然務立門戶，最不能無偏」。各持主張，偏執己見，提出質疑。

他認為這樣臨床，會損傷病人正氣，「遺禍於後日」。告誡務必除門戶之見，每對病人，精加甄辨，隨其人之臟腑虛實，陰陽寒熱，按六經之法，遵仲景之方。設或偶有不合，亦必兼以諸大家之論，出入其間，以意消息治之。更不要偏補偏攻之法，隨症施方，神而明之。這在臨床也是考驗醫生應變的能力，而一家之言，又何以深信呢？

### 畏惡反辨，相畏相反：

中藥傳統規律「十八反」、「十九畏」傳來已久，目前也在指導臨床用藥，反之必須審之又慎。而徐氏對此早有自己看法，他認為「甚無謂也」。首先考證此說，出自北齊徐之才「藥對」，非上古之論。又明確說《傷寒論》《金匱要略》《千金方》諸書「相畏相反者多併用」。比喻相畏者，如將之畏帥，勇往直前，不敢退卻，相反者，彼此相忌。能立其功，圓機之士。而古人制方，以法為重，全然不拘泥於此，如甘

草、芫花併用未見其害。

曾考其文獻，查閱資料也未見有實例而證，可見其千古之說，有待詳細研究。當然今天臨床應該慎重為好，因人因時，因病因證用藥，非用不可，當敢為嘗試，而徐氏用藥不拘泥古人的精神，也值得我們學習。

## 黃連厚腸胃辨：

「竊嘗疑之，以謂厚者對薄者而言也。」徐氏對這一說法提出了質疑，從字面理解不難看出，我們也當認知，而徐氏在長期臨床實踐中，對這一說法有著自己的解釋。黃連能除濕熱，清心火，這是醫界共知。但稱其厚胃腸，使人疑惑不解，徐氏對此解釋說：「平人胃腸內，本有脂膜柔韌黏膜，貼於腸胃四周，因病痢消爍逼迫而固下，而腸胃內四周之脂膜漸薄，用黃連清濕熱，去其消爍，逼迫之源俾脂膜仍舊，緊貼腸胃之內，乃所謂厚耳。」這段理論釋義了「厚」字的含義，不是對「薄」字而言，是中醫腸胃病理的變化過程。

為了進一步闡述這句話的來源，追溯最早從記載《名醫別錄》曰：「黃連，調胃厚腸。」係後人混而稱之，非《名醫別錄》之原文意也。糾正了黃連千古「厚腸胃」之說。正名黃連能除胃中濕熱，使胃氣復和，故謂之調，黃連能除腸內之濕熱，保護腸黏膜，故謂之厚。徐氏對待醫學理論求實精神，是值得我們學習的。

## 經絡針灸辨：

徐氏之所以醫術高超，是他非常重視理論創新，與實踐相結合，在針灸方面也有著自己的看法。他認為醫家對十二經、十五絡，是人身氣脈通行之道路，為歷代醫家所重視，然對「治病無涉，是以不取也」。如「針灸法無一可灸之穴，無一不可刺之經，所謂井滎俞經，合者亦妄說耳。不可從」。

從上文看，徐氏對經絡、針灸治療疾病方面有著獨特見解。從人體生理上重視經絡學說，但在應用臨床治療上不必拘泥，需要靈活運用。他說：「針灸之用，一旦馳逐其病也，非

無驗也。」如瘤毒灸之則運動，而後次之易沾，故針灸作為治病用具，不必專用，亦不拘經絡分數，毒之所在，灸之，刺之均可，用之長處，學在為用。

## 引經報使說：

本草方劑配伍中，歷來有某藥入某經，某藥治某病，某藥某經之藥，某藥入某府之劑說，傳來已久。而徐氏對此提出了異議，認為「若其如此，誰失正鵠，然而不可以此治病，則其為牽強可知已」。臨床實踐對古法治病，唯固上下，表裡陰陽，臟腑虛實，寒熱，六淫七情治病，而處方對症不同，靈活運用配伍，不必拘泥傳統舊法，更不必專以此說為主。

徐氏同時對本草「妄說甚多」提出批駁，如延齡長壽，補元氣，美顏色，入水不溺，白日見星等說，明確表示「殊不可信也」。

## 古方運用說：

徐氏認為：「方者莫古於仲景，而仲景為傳方之人，非作方之人也。博集群方，施之當時，以傳後也，而其書存焉。」「所以後世欲用古方者，先讀其書，方用可知，然後藥能可知也。」這給我們臨症用方指明了方向，只有對每個古方的來源明確，知其藥性，方義主證，才能對症治療。

如有仲景未詳解者，也可參考《千金方》《外台秘要》諸書，為運用古方作以參考，決不能盲目崇拜，必須知藥能，解方義，才能使古方靈活運用，真正成為古方今病的實踐者。

## 攻補論說：

在中醫治療法則，攻補當是首要法則。徐氏對此方則有獨特見解，強調疾病本質，只有攻法無所謂補法。曰：「醫之為術也，攻而已矣，無所謂補也。」用藥治療就是攻法，《內經》稱「攻病以毒藥」的原則。藥者是用來治療疾病的，凡藥皆有毒，毒者無形，偏性之氣謂之毒，偏性之物謂之藥。而《內經》又曰：「養精以穀肉果菜，不謂之補，而謂之養，其意可思也。蓋雖穀肉、果菜，猶且難補，何況藥乎？故曰：無

所謂補也。」

當然徐氏所論引經據典加以說明，在我們臨床過程中，利用藥物偏性治療體內偏性之氣過程，使疾病恢復，以毒攻毒，是言攻法。而體質虛弱，氣血雙虛，久病體弱之人，不談補法又有何法，只不過用不同角度辨證施治，但補法也可理解治療過程，如單純強調一味補法，則「人將無死期」，這也是不符合自然規律，也不是徐氏理論「攻補」的原意。

以上論點，是徐氏所著四種醫書的代表之論，非全豹也。當然還有很多精闢之處，如對「虛實」「證候」「脈象」「中風」「時尚陰虛說」「論醫之道」「治病之要」等之論題，都頗有建樹，為現代中醫藥理論研究，指導臨床實踐有著深遠意義。限於篇幅，僅能舉例為止，只有讀者細心潛讀該書，玩索之，才能獲益匪淺。

# 三｜以意為名，專著外治法

徐氏不僅對中醫內治及理論有很深造詣，且也非常重視外治法。他在《醫意》自序言：「故余前編，而名以粹者，欲人詳內治之方，撰是編而名以意者，欲人明外治之法，庶幾本末，該源流悉澈。」其書稱名為《醫意》，予以專著方式，引起人們重視，實為作者也早有意願，在《醫粹精言》第三卷，就有成篇專論「外治須知」，文中用了大量篇幅論述外治法，他認為「診治之法，不僅以一湯方盡之，亦當窮其變化而推治之，內治之法，固不可不用，而外治之方，亦頗能佐內治之不逮」。一語道破內治法與外治法，在臨床治療上並重，可互相補充，缺一不可。

為此徐氏著《醫意》二卷，專論外治法86種。

卷一，有太乙針法、雷火針法、陽燧錠法、百發神針、神火針、桑枝針、薰法、照法、敷穴法、藥水浸擦法、填臍法、手握法、鼻嗅法、蓄鼻法、嚏法、藥敷法、蛋熨法、敷穴

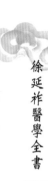

法、擦牙法等 70 餘種。

卷二，有摩浴導引諸法、針灸按摩法、老人產婦小兒治法及外治用藥推舉效方，用藥宜慎諸說，還有指導辨證「水火分治歌」，很有特色。

不單純對某一個症，某一個病簡單用藥外敷而治療。易改前輩對外治只重視治療，而忽視辨證的傳統做法。

如上焦之病可用塗項、覆額、罨眉、點眼、塞耳、擦項、塗舌、薰鼻、嗅法、握手心、導法等治療方法。

中焦之病，搗藥泥敷臍上，切藥末炒香布包填臍上，熬膏貼穴位，尋經絡而辨傳經，辨寒熱，辨虛實，辨表裡，辨臟腑，用不同藥味予以諸法對症治療。

下焦之病，除取穴位外，及上各法，徐氏認為，以藥或研末或炒香，或配洗劑坐薰，而布包坐於身下為第一捷法。

雖分上、中、下三焦分治，但又強調辨證施治，靈活運用，指出「凡上焦之症下治，下焦之症上治，中焦之症上下分治，或治中而上下相應，或三焦並治」認為有效者，視症加減，無不可為，只需辨證分明，靈活運用，始終強調內病外治，內外並治方針。

認為藥物湯劑不單純內服，也可在統一辨證下，用同一方外洗、外薰、外熨、外擦、外抹、外敷。如傷寒初起邪客於皮毛，頭疼、發熱、無汗而喘者，用麻黃湯內服同時，復用該湯擦背，循經外敷。每按此法辨證，通治傷寒諸症，創中醫外治雜病新理論方法。總結為「內治之總綱。實為外治之活法也。無乎不包，無乎不舉也」。

徐氏所輯外治法，外治方，經考證有的是來自古方，或傳統療法，有的是來源宮廷內務府，如內府雷火針，內府陽燧錠。有的是吸取了少數民族秘法，如苗族人常用「傷寒蛋熨法」，又治陰疽蒙古族名醫秘方，但大部分是徐氏臨床經驗總結所創，實用性很強，易操作，易掌握，切合實用，對現代中醫提倡內病外治有著重要參與價值。

## 四｜繪製圖譜，重視解剖

　　徐氏在長達數十年行醫實踐中，對醫生能言醫理，每言五臟六腑及病所在部位，約隔紗睹物，不知詳處感到困惑，並言：「如此欲起死人，而肉白骨不幾。」他書中按語也說：「泰西所著《全體新論》，與王清任《醫林改錯》為醫家所當參閱，以目瞇勝，於懸揣也。然其言臟腑之功用，及氣機之流行，不無可以處。」

　　這說明徐氏對此非常重視及迫切求實心情。認為西醫能解剖病人之腹，逐一考驗，故能準確簡述人體內臟，是中醫所不及。然而對西醫解釋他認為有不足之處，以為「蓋西醫祇詳於一身之臟腑條件而已，至於脈絡之起止，精血之流通，尚屬缺而未備」。

　　於是他積累歷年經驗，參考 50 餘種古書，有的醫書現已佚失，有的可謂珍本、孤存，難以尋覓。又親臨現場，實地剖解臟器，肢體對比，尋找各種途徑，衝破禁錮，博覽旁稽，中西釐定，編纂繪製《醫意內景圖說》（又名《臟腑圖說》）二卷。該書匯通中西醫生理解剖知識，用實圖展示臟腑形態，對每一臟器、器官形狀、顏色、解剖位置、臟腑關聯、生理活動、氣味、功用都予以了詳細的描述，共繪圖 43 幅。

　　如肺有正前位全狀及橫斷面圖。脾有全面圖，縱斷兩面圖。心有全面圖和橫割斷面圖，縱斷兩面圖。腎有全狀正前位圖，背面圖。肝有前後位圖，及胃、腸、膽、子宮、周身各部位骨骼圖，每幅繪圖都有解釋，引經據典，嚴加考證，凡同中之異，異中之同，各存其實。其中對腎經、命門、陽水、陰水、相火、真火解釋尤為特色，尤其插圖可謂首次問世。

　　書中引用《錦本秘錄》和《質疑錄》，考證命門說來源，對傳播已久左腎為命門，右腎藏精，女子胞偏繫於右，提出了質疑。他認為命門在兩腎之間，而不可以獨偏於右，屬火在二陰之中，故《脈經》以腎脈配兩尺，而命門則為陽氣之

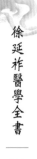

根，隨三焦相火以同見於右尺，故現常有：「可若謂左腎則主於腎，而右腎偏於命門，此千古訛傳之弊，而不得不及正之者也。」

徐氏用圖文並茂的方式考述，糾正了千古之錯誤，而能夠親自在實質臟器解剖大膽實踐，這一點看出他在學術上嚴謹求實和創新精神。而該書的問世，也是繼王清任《醫林改錯》的中醫解剖力作，對研究中醫藏象學說、經絡學說、解剖名錄有著重要價值。

## 五｜臨證醫案醫語

徐氏在長期的臨床實踐中，對醫案總結非常重視，他在青少年學醫時，就有「偶有所得，輒筆記之」的好習慣，而他的書中時時有案例討論，為此還專著《病案略陳》和《臨診辨症細心從事案》。他認為「治療疾病必有法，何以用法難於法，而更難於知也」。於是他兢兢業業，求其不妄知，不妄法，始終在臨床實線中不斷積累，不斷總結，記錄在案，以「庶幾活人指耳」。

他所記醫案，不完全統計百餘案例，而典型的案例有 20 餘例，筆者在書中以黑體字予以明示。他立案宗旨是：「以常法治常病則不必言，以奇法治其病，奇則難以言，故二者不錄。祇錄其不離常法，而微寓出奇之意者。」病案體例是，為了保護患者隱私，明確交代，「所立案例，注姓而不注名，皆以某稱之者，蓋因年月未遠，若彰明較著，未免德色於病家，見嗔於同道，殊不便也」。

每個案例尾後都有「述此一案」小結，分析評語，用來告知同仁。不妨摘錄一二段，以窺全貌。

如案例一，李某初夏時醉飽，後入水捉魚，本感寒濕證，而家屬不知，延醫診病，又不知用何藥，徐氏診病問知也說不明白，無奈徐氏親自查看了藥渣，係地黃湯加薄桂，後改

方以二陳加細辛、豆豉投之，很快見效而癒。案後分析認為，前方雖溫表利濕得安，但餘邪尚未盡撤，又妄服六味，致發一系症狀而加重病情。

最終解案為「此證患非大逆，然不明巔末，不察錯妄治法決不如是，倘再妄施，又不知何變證也」。「述此一案，為粗知藥性，妄自調治者鑑，並見問之一道，醫家切勿模糊強作能人，徒誤病證耳」。

透過上述案例，看出徐氏醫術高超，臨症經驗老到，分析案例，條理清晰，告誡後學者，真正起到醫案教人，啟迪後人的古訓。這些典型案例都有其代表性。如再案例，樂某病初自購藥用之，即而某醫付以柴葛、木通之劑，病加劇，五日後徐氏診之，用草蔲仁、半夏、厚朴、橘紅、香附、菖蒲等藥，申刻服之，亥刻大汗，至次日實邪而病已。案後小結指出：「見藥不執方合宜而用，然配劑之間，又勿過涉奇詫品味……」

其他案例還有對醫生認病法則，不能妄自擬方，攻補兼施，多醫用藥，辨證不當，用藥劑量輕重，徒據成效，不知變通，妄投涼藥，藥過劑量，飲食調理，太陽病妄投蔞實，求速效而惑，切脈不實，救逆之際，診脈辨證，布算切洽，斟酌藥性等，都一一舉案說明。

如案中明確指出：「木通性極迅利，不宜多用。」早於當今中醫藥界，對木通傷腎認識百餘年。對應用五味子、木香、香附配伍都提出見解。對當時醫生怕用附子、桂枝熱性，不敢用，而徐氏舉諸家案例來以論述。他不僅是這樣說，並且臨床運用，有案可證。

比歲冬初，給醇親王看病，「余用桂枝，並用附子等。連服多日，精神，飲食、安寐俱見起色，並覺身體作癢，此皆陽氣有回轉之兆，俗醫不知，偏用滋陰蠻補之味，以致藥日投而病愈重」。後感嘆曰：「生今之世，思欲展抱負，施桂附尚且難入。」可見當時徐氏力排眾議，大膽用藥，何況病人是醇

親王，冒著殺頭之罪。

不難看出，徐氏臨床經驗豐富，投方用藥熟諳，能敢應用桂枝，附子為親王治病，是他對熱性藥精通，故書中有專論「桂為諸藥先聘通使」一文。

考證歷代醫家對該藥的性質，認為「時醫以桂枝發表不敢用，自唐宋以後，罕有明其旨，所以余用桂枝，宜其招謗也」。為使用桂枝大聲呼籲，徐氏在臨床病案例多有應用，並常與附子、乾薑、人參、黃耆合用。多次親臨醇親王府邸，以此用藥通調陽氣，治好病為醫家所讚許。總結認為「附子暖血，肉桂暖氣」「附子補命門火而舉勝，半夏和胃氣以安胎，乾薑暖土藏，使胎易長」。可謂早期中醫臨床用藥獨創新說，與近年來中醫界形成的火神派，不無淵源。故潛心研究徐氏醫案，對我們臨床實踐會大有裨益。

## 六｜調養、調息、養生

徐氏業醫數十年，他不僅重視臨床醫療，而病後調養、調息、養生也頗有建樹。在他著述全部醫書中不乏其文，有關這方面論述多達十餘篇。如「調養須知」一文，指出當時醫界對大病癒後，調養之方，往往不講而抑止，而後期調養過程對疾病康復也非常重要。

比如傷脾胃的人，必須食療康復，惱羞成怒的人，必須恢復氣息，勞力過傷者，必須休息，靜養恢復。而大多數人認為病已癒，不重視調養，釀成終身之患比比皆是。同時強調養不可「徒服其藥，或逆氣閉息，非徒無益而有害」。

他對人要養生，首先約法三章：一曰淫慾，凡人房事，必撮周身之精華，以泄氣血，未充七日，未能來復，欲事頻數，勢必積成勞，尪羸損壽。二曰勞頓，或遠行，或作苦疲弊筋力，當時不覺，將來肢解亦，未老先衰，其苦有莫可名者。三曰忍饑癒後，凡有覺饑，必得稍食，乃毋強耐過時，反不欲

食，強亦不能化，是飢食既傷於前強食，又傷於後，中州敗而肺金損，則勞嗽，脾胃之病成矣。

他提出這三點，平素很多人不注意，釀成病後已晚矣。所以他認為養生是非常重要的，強調「內養」，以為只有內養才能卻病。因為人之生病，多偏性七情六慾，用藥治療其功只有二三，唯有「靜養之功，方可回天」。

要求人們平素生活，清心寡慾，去其酒色財氣之私心。清晨早起，安神靜坐，徐徐散步，如有忘想，即心理調節，與身心無益之念去之，心息相依，呼吸自然，坐時以口生津液，坐起周身筋骨舒暢為驗，由淺入深，總以不間斷為妙，行住坐臥皆要安神。

在《攝生要言》又總結說：「髮宜多梳，面宜多擦，目宜常運，耳宜常彈，舌宜抵顎，齒宜數叩，津宜數咽，濁宜常呵，背宜常暖，胸宜常護，腹宜常摩，穀道宜常撮，足心宜常擦，皮膚宜常乾沐浴，大小便宜閉口，勿言數事，人人可能，且行之有效，治未病之良方也。」這些方法，如能堅持以恆，確實為良方妙藥，是防未病的重要措施。

除此外，他總結的「攝生四要」：一慎風寒，汗浴當風，衝犯雪霜，輕為感冒，重則中傷；二節飲食酒毒上攻，薰灼肺金，厚味膏粱，變生大疔；三惜精神，多言耗氣，喜事煩心，名利熱中，虛勞喪精；四戒嗔怒，肝木乘脾，必生飧泄，男忿嘔血，女鬱不月。這些理論也是我們平素養生、防治疾病的重要因素。

他不僅提倡預防為主，而且積極行動。他養生倡導「調息法」，他考證源流，指明派別，操練調息與數息區別，提倡「六字訣調息法」，並且告誡練功者，勿入歧途，必須有名師良友的真傳，乃為有功無弊，為此專著《調息法》一文，以告知人們注意練功養生。這些論述總結出：「實非養生空言，實病之外感、內傷悉因於此。」

綜上所述，徐氏對養生、調息、卻病、防病有著獨特經

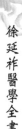

驗。他不僅自身收益養生長壽，而告知與民，為民造福，是他行醫棄儒，願作良醫目的的回報。

## 七｜修身養性、醫德高尚

徐氏業醫一生，不但注重讀書學習，不斷提高醫術，而且非常注重自身修養。他認為作為一名好醫生，首先必須端正學醫的目的。「欲救人而學醫則可，欲謀利而學醫則不可」「醫雖小道而所繫甚重，略一舉手，人之生死因之，可不敬懼乎！」這些論述反映在他行醫中的目的，強調醫生職業必須醫德高尚，才能救死扶傷。而作為一名好醫生，要有大局觀，不光自己做好醫德高尚，而且也要教育同行，認為「醫人當先醫醫，以一醫治千萬人，便救天下後世」。這種胸懷大局，是值得當今醫生效仿和學習的。

他還強調，作為醫生應有責任感，批評「今世之醫不言攻，而言補者，是順人心，而行其取利之術耳」。病人不知補之無效，而醫生為應合謀利，不負責任也在應籌，所以當醫生應守住廉字，行醫應該戒之。另他要求醫生應有同情心，換位思考，以「我之有疾，望醫之救我者何如？我之父母妻子有疾，望醫之救我者何如？易地以觀，則利自淡矣，利心淡，則良心現，斯畏心生」。

這些論述，是對作醫生的基本要求，不僅有高超的醫術，更應有良好的醫德。尤其是現代社會市場經濟條件下，從根本上緩解醫患關係矛盾，解決醫改都有著現實的意義。

綜上所述，徐延祚先生醫術高超，醫理精湛，醫論豐富，辨言深道，見解超群。學術思想傾向於尊經崇古，言必引經據典，治必活法圓通。對前人得失敢於評說，且論點犀利，言語精鑿有據。匯通中西醫，探索解剖，多有創新。精通中醫內、外治法，投藥處方多有獨到。諸症、名詞、論題、釋義解惑，無所不談、無所不論，其醫學成就和對中醫學貢獻是不言

而喻的。

　　筆者撰文所及，只為拋磚引玉，醫者得是書可以精通，病者覽是書可以癒病，文中掛一漏萬之處在所難免，尚祈求高明者賜教。


　　　　　于永敏識於乙未羊年末伏瀋陽昭陵北馨村醫堂

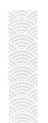

# 目錄

## 醫粹精言

# 醫意內景圖說

徐延祚醫學全書

# 醫醫瑣言

# 醫粹精言

# 崔序

夫草鬱則為腐，樹鬱則為蠹 **❶**，人鬱則為病，病而思有以癒之，其道甚難。軒岐以下諸書，汗牛充棟，世之朝盧扁而夕，和緩者亦難。擢發計大抵，多讀古人之書，而能善通古人之意者，近是桂岩 **❷**。子曰：我以不聞之則我神矣，彼以不對之則彼情矣。旨哉，斯言雖不必為醫者道，而不啻為醫者道也。夫醫者意也，藥者淪 **❸** 也。若通其意，而後用藥物以疏淪之，乃為善容。必泥一成之見，而欲強人之病，以就吾我說幾何？而不為人費哉。余官京師，時內子病，且薦醫者踵接於門，而疾不為動。徐君齡臣至，服藥不數帖，而病無然容失，余於是始得與齡交，然終愧未有以報也。未幾旋里，而齡臣適有事於羊城，故有重逢，欣然備至，亟為登報之志銘感。旋又出其手著之《醫粹精言》一書，問序於余，余受而讀之，見其上下、古今、渾融條貫。凡成書之沼，誤者釐而正之，古人紛紜聚訟者，折而衷之，是真能多讀書而通以意，聞古用而善為興起者。夫齡臣不羈才也，不獲假尺寸柄出其經濟，學問以醫天下，僅存余緒撰集是編甚矣。齡臣之非得已也，然猶沿聞殫見，純粹以精其殆。《淮南子》所謂約而能張，幽而能明，弱而能強，柔而能剛，橫四維而合陰陽，宏宇宙而章三光者，與由此言之。齡臣之志，其亦未可量也，是為序。

光緒二十二年丙申清明節　記名道員用五品銜　翰林院編修愚弟崔永安拜敘並書

---

**❶** 蠹：音ㄉㄨˋ，蛀，引申為流水不腐。
**❷** 桂岩：是指清代名醫葉天士（1667-1746 年），號香岩。
**❸** 淪：音ㄩㄝˋ，義為疏通。

# 楊序

　　粵自炎帝嘗藥，厥有本草、軒黃問難，始著《靈樞》，一日七十寿辨，論八十篇。古之聖人聰明，天亶❶智周，萬類猶必含咀❷，以別其性研究，以晰其微誠慮。夫一之未精，以貽誤天下後世也。世之庸醫，竊窺一卷，置茫然若迷，遂以人命嘗其技，何其謬哉。吾友徐子齡臣，少業儒，好經濟，書詩文有奇氣，一不得志，於有司遂棄去，走京師，以醫名一時，病無大小，應手輒奏效，顧自以為弗善也。凡夫四庫著錄《脈經》《肘後》之名篇，異域方書，日本、朝鮮之古籍，博觀約取，審問慎思，而又堂開思半，延名流而會講，職供醫院應列星❸，而為郎二十年來，於此道三折肱矣。往歲中日措釁❹，齡臣乃喟然曰：大丈夫不能為國家針膏肓，起廢疾化弱而為強，僅區區以醫名，非國手也。於是上書，當路言和戰，利病近萬言。凡三上終不見用，遂下津門，渡散台，越申浦，泛珠江，將遍覽山川險要，以希一當，適僑寓羊城。因人慫恿，出所著《醫粹精言》以問世。夫醫錫霖所知，然宋清高節，唯子厚能知康伯大名，雖女子亦曉其學，其名霖信之，其書之精粹有益於天下，後世且不至貽誤於天下。後世霖信之，亦願與人共信之矣。噫梁公名相，一砭墜疣，宣公巨儒，手輯方技，以道得民。為儒以道救民，為醫齡臣儒者也，其為良醫不亦宜乎。

光緒二十二年歲在丙申花朝　賜同進士出身翰林院庶吉士鄉愚弟楊錫霖頓首拜撰並書

❶ 亶：ㄉㄢˇ，實在，誠然。

❷ 含咀：ㄐㄩˇ嚼，比喻琢磨、領會文章。

❸ 烈星：羅布天空時出現的恆星，此比喻供職太醫院醫生排列等候。

❹ 措釁：措通「錯」，此指錯致事端。

# 毛序

　　顧亭林先生曰：君子之為學，以明道也，以救時也。士生寰中第，沾沾於詞章考據，內無以明道，外無以救時，於世何裨焉。吾友徐君齡臣，幼聰穎，性豪俠，績學未第，旋棄儒而就醫。理探《靈》《素》，學貫岐黃，居京廿餘年，活人無算。去冬予有事於粵，適徐君亦客羊城❶，出所著《醫粹精言》示予，觀其所作，悉動中肯綮❷，不泥乎古人，不薄乎古人，且能高出乎古人，豈變而通之，與直神而明之。爾持此以閱世，匪特可以醫人，更可以醫醫，爰綴數語，以質世之知徐君者。

歲在柔兆涒灘春王正月皖江弟毛澤曜南甫拜敘

❶ 羊城：今廣州市。

❷ 肯綮：ㄎㄣˇㄑㄧㄥˋ，比喻最重要、關鍵。

# 自序

　　竊謂醫書可讀者，除漢唐以上之論，則可以讀，可以不讀也。況近世著作家各逞臆見，理多隔膜，其若非實能有輔翼。聖經與治法有益者，亦可以不必讀矣。然多聞而擇，多見而識，聖人且云：故於精粗參半之書，亦不妨取而讀之，略其短而取其長，是在善用者耳。予究心岐黃二十餘年，所讀無慮數十百家，所用之法皆取決於古人，並因時，因證而變通之，自無不與古人之意吻合。間有疑難怪異之症，有古法未經道及者，輒澄心凝思，按脈切理，仍於古法之中而求之，慎之。又慎確有心得，出而問世，所幸全活甚多，因不揣固陋，於臨症之暇，僅就管見所及，著為是編，顏之曰《醫粹精言》。其立意持論，大半皆古人所未言，而於古人所已言者，暨各大家真知卓識之論，亦時出入其間，以與為發明是否有當？

　　予亦不自知應俟，方家再為指正粹精云者，予非自命特自勖也。噫！天下事不粹不精，不可以有言至粹至精，則尤不易言醫之一道，何獨不然。予既以粹精自勖，尤願見是篇者，各以粹精共勖，庶於聖人已立，立人之道默有合焉，是則私心所竊幸也。

光緒二十一年乙未小陽月奉天齡臣氏徐延祚識於羊城鐵如意軒

# 史序

醫仁術也，乃或術而不仁，則醫而貪，或仁而無術，則醫而庸，貪與庸皆足以誤人。古云：不服藥為中醫誠慮乎！醫之仁術難兼也。壬午（1882年）秋，源在京供職，偶染沉痾，諸醫束手，友人黃竹泉薦徐齡臣先生，源固久耳其名，而未之見，遂延診之相症，授方一劑，而病頓減。先生見源隻身旅館，慨然邀至其宅，俾得隨時就診，及一切藥餌、飲食，莫不調護周至，未幣月沉痾立起，源之出諸死地而生者，先生之所賜也。先生之術之仁，蓋兼而有之，洎乎。源需次粵東，每思之不置。今年秋先生忽有事於文昌道，出珠江，即擬北上。源眷念高情，不忍遽去，為之挽留者，再先生許之，得以聚首一方。時相受益，案頭有先生手輯《醫粹精言》四卷，披而閱之，乃知先生平昔見解所及，與夫所治各症脈案，悉洞中竅要，所謂不拘，拘於古法，而自能與古法相吻合，神而明之，存乎其人。時欲假錄，又苦卷多，匪朝夕所可從事，慫恿付之於民，俾同人擴其知識，廣其見聞，而不為世之貪庸者所誤，則源之言，亦與先生之書，相傳不朽云。

光緒二十一年歲在乙未望江史支源謹序

# 卷 一

## | 醫非小道賤役 |

上古聖人則法三，才闡明陰陽、五行，運氣循環之理。嚐百草，明藏象，君臣問辨，療人疾苦，深體上天生物之仁誠重之地也。是以醫之為道，與伏羲畫卦，后稷教嫁並重，豈曰小道乎哉？醫之可以寄死生者，亦無殊於託孤寄命之君子，豈曰賤役乎哉？醫而明，亦能及物，醫而名，亦足動眾士。果抱道在躬登仁壽，而免夭札，正可以佐朝廷，康濟斯民之治，何肯不自重。而區區唯利是圖，草菅人命，甘為技術之流哉。吾聞狄梁公，功在社稷，而有腦後下針，鼻端疣落之術。范文正公，先憂後樂，而有不為良相，即為良醫之願。考周官之於疾醫何等鄭重，自後世史官列之方技，於是學士大夫羞為之。以此事委諸市井，而此中亦遂無人。然儒有君子儒，醫豈無君子醫，歉為薦紳先生者，宜何如作養之顧，惜之、引之，使進於道，斯後之學者，自接踵而興起矣，豈可以小道賤役目之哉。

## | 病不能不用醫 |

人有病，不能不用醫，良醫世罕，有其乎穩，有閱歷者，尚不乏人。然必須於平日先知，其本領能否勝任，始可以性命相。若不知擇醫，任醫所措，以致輕者變重，重者立危。予是因此而成此集，俾醫病兩家皆知，其慎重為醫者，得是書而可以旁通，玩索之病者，覽得是書與醫者周旋，一問答間，便知其賢否，而去取不誤耳。

## | 病從口入 |

古語云：禍從口出，病從口入。故善養德者，慎言語以遠害。善養生者，節飲食以卻病。況多殺物命，慈有戒。何曾

日食萬錢，惜福者，不如是也。省華筵一席之資，養中人數口之命，則養生即所以養德矣。又有一種嗜茶、嗜酒、嗜水果、嗜甘香餅餌之人，好尚之偏病，亦隨之口腹之累，明哲之士，所為早慎於微也。

## 脾胃與腎元並重

人身陰陽，雖稟於腎，而先生之氣，原出於肝膽，清陽自左旁而升，乃陽升於陰也。脾土健運，而胃氣始能下行，此濁陰從右而降，乃陰生於陽也。此一升一降，實為陰陽旋轉機樞，而與天地同其造化者，故天地節序有遷移，而人身氣血亦應之。

虛損之人，氣血既虧，陰陽運行不能循度，動多窒滯，故欲其根本，必先利其機樞。醫輩不知此理，而見病涉虛損者，徒用呆補之藥，則氣愈鬱，反增其困，或致腹中脹滿，大便秘結，或致頭暈嘔吐，臍腹跳動，不思飲食，痞塞不通等症，此者由機樞之不利，故也。然則何以利之乎？曰清氣出於肝膽，肝膽木也，惟喜涼潤，而條達，故宜疏利，勿雍遏也，宜柔潤，勿克伐也。風以揚之，雨以潤之，木有不欣，欣向榮者乎。脾為陰土，喜香燥而溫暖，暖則陽和，敷布健運不停。胃為陽土，喜滋潤而通暢，暢則飲食脾氣鼓動，而化精微，生津液，周流濁滓下降，濁降清升，機樞自利矣。

若肝陽過升，胃氣被逆，或脾氣困弱，飲食難消，皆當隨時審查者，故治虛損而不知緩急，先後進藥之序者，未可與言治也。按補偏救弊，轉危為安，雖在良工之用心，尤要病者之調護，不然功不逮，過亦徒勞耳。

## 調養須知

大病癒後，調養之方，往往不講而抑知，此乃後一段工夫，所關者甚巨也。即如過飽者曰食復，惱怒者曰氣復，疲於筋力者曰勞復，傷於色慾者曰女勞復，載在經書，世皆知之。

尚有時而觸犯，此外人所最易忽者，猶有三焉，不在諸復之條者也。雖病之已癒多日，而血氣苟不充足，犯之隨有釀成終身之患者焉。

一曰淫慾，凡人房事，必撮周身之精華，以泄氣血，未充七日，未能來復，欲事頻數，勢必積損成勞，羸損壽。一曰勞頓，或運行，或作苦，疲弊筋力，當時不覺，將來肢體解㑊，未老先衰，其苦有莫可名者。一曰忍饑癒後，凡有覺飢，必得稍食，萬毋強耐過時，反不欲食，強食亦不能化，是飢時既傷於前強食，又傷於後，中州敗而肺金損，則勞嗽，脾胃之病成矣。三者人多忽之，故不可不謹。

## | 論天癸非經血 |

天癸者，天一之氣也，諸家具即以精血為解。然詳玩《本篇》謂，女子二七癸至，月事以時下，男子二八天癸至精氣溢瀉，是皆天癸在先，而後精血繼之，分明先至後至，各有其義。焉得謂天癸即精血，精血即天癸，本末混淆，失之矣。天癸者，天之水乾名也。故天癸者，言天一之陰氣耳。

氣化為水，因名天癸，其在人身是謂元陰，亦曰元氣，人之未生，則此氣蘊於父母，是謂先天之元氣。第氣之初生，真陰甚微，及其既盛，精血乃旺，故女必二七，男必二八，而後天癸至。天癸既至，在女子則月事以時下，在男子則精氣溢瀉，蓋必陰氣足而後精氣化耳。陰氣、陰經，辟之雲雨。雲者，陰精之氣也。雨者，陰氣之精也。未有雲霧不布，而雨雪至者，亦未有雲霧不濃，而雨雪足者。然則精生於氣，而天癸者，其即天一之氣乎，可無疑矣。《質疑錄》云：天癸者，無一所生之真水，在人身是謂元陰。

**余按**：甲乙作天水，吳氏《諸症辨疑‧婦人調經論》云：天癸者，天一生水也。又按：王注，任衝流通經血，漸盈應時，而下天真之氣，降與之從事，故云天癸也。總之天癸者，非精非血，乃天一之真。馬氏直謂陰精，殊屬謬解。今之

醫者，並不知為陰精，竟以經血目之，尤為無識。

## ｜釋　瘟｜

瘟疫之瘟，與溫病之溫，其義不同，何以言之？疫之行也，不論四時，而其症每異，何必冬傷於寒，而春病者，與發熱而渴，不惡寒者乎。考瘟之為名，猶疫也。《肘後方》曰：其年歲中有癘氣，兼挾鬼毒相注，名為溫病。又曰：《道術符刻》言，五溫而所謂辟溫諸方，亦辟疫之謂也。楊玄操注《五十八難》曰：溫病則是疫癘之病，非為春病也。此說於《經》義則乖。《集韻》曰：瘟，烏昆切，疫也。據此則瘟之為疫，其徵甚確。而天下多熱，許仁則既有其言，此疫之所以亦名為溫也。瘟疫重言，猶疾癘重言之例耳。

《論衡·命義篇》曰：饑饉之歲者，滿道溫氣疫癘，千戶滅門。又《治期篇》曰：人之瘟病而死也，光有凶色，見於面部，並可以徵瘟之為疫，但瘟本作溫，其從广者，蓋後人所改寫已。又《傷寒》例所謂更遇溫氣，變為溫疫者，即對寒疫而言，亦是一種病也。要之溫之名義不一，亦猶傷寒之有謂寒氣所中者，有謂邪氣表實者，有謂外邪總稱之類，學者不知牽混為言者，誤矣。

## ｜刀　圭（古代容量單位）｜

陶氏《本草》序例云：刀圭皆十分方寸七之一準，梧桐子大。《醫心方》引《范汪方》云：二麻子為一小豆，三小豆為一桐實，二十黍栗為一簀頭，三簀頭為一刀圭。《外台》刪繁車前草湯方後云：一刀圭者，準丸如兩大豆大。《漢律歷志注》云：六十四黍為一圭。

**按**：數說似異，而其實大抵同。董谷《碧裡雜存》云：按《晦翁感興詩》刀圭一入口，白日生羽翰（翅膀）。然學者多不知刀圭之義，但知為妙藥之名耳。同治十三年（1874）八月十五日，忽悟刀圭二字，甚痛快，不知古人亦嘗評及此否。

三月初在琉璃廠百貨攤，買得古錯刀一枚，京師人謂之長錢，其錢形正似今之剃刀，其上一圜正似圭璧之形中一孔，即貫索之虛。蓋服食家，舉刀取藥，僅滿其上之圭，故謂之刀圭。言其少耳刀，即錢之別名，布也，泉也，錯也，刀也，皆錢之類也。無年號款識，殆漢物乎。

又按：《千金》太乙神明丹方後云：凡言刀圭者，以六粟為一刀圭，一說曰三小豆，為一刀圭，據以上諸說，六粟疑是六十粟之訛。

## | 記　性 |

汪訒菴云：金希正先生常言，人之記性，皆在腦中。凡人外見一物，必有一形影，留在腦中。小兒腦未滿，老人腦漸空，故皆健忘愚思。凡人追憶往事，必閉目上瞪，而思索之，此即凝神於腦之意也。出於《本草備要》辛夷注。

王惠源《醫學原始》亦云：人之一身，五臟藏於身內，止為生長之具。五官居於身上，為知覺之具，耳目口鼻聚於首，最顯、最高，便與物接。耳目口鼻所導入，最近於腦，必以先受其象，而覺之，而寄之，而剖之，而存之也。故云：心之記正，記於腦耳。

《黃庭內景》亦言，腦為泥丸宮，元神居焉。是必有本，何惑之有？

余按：荷蘭說，人之精神在於腦中，故人斷頭立死，亦與《內景》之說符矣。而《五雜俎》談薈斷頭而不死者，數則此皆人妖耳。

## | 陰　陽 |

夫陰陽之為義，大矣哉。自其淺言之，則氣陽也，血陰也。自其深言之，陽有陽氣，而陰亦有陰氣。陰氣為無形之氣，隨陽氣循行內外，不同於有形之陰血，獨行於血脈之中也。陰血止謂之陰，陰氣謂之為陰，亦可謂之為陽。

# ｜砭 石｜

《南史・王僧孺傳》，全元起欲注《素問》，訪王僧孺以砭石答曰：古人以石為針，必不用鐵。《說文》有此砭字，許慎云：以石刺病也。

《東山經》云：高氏之山多針石。郭璞云：可以為砥針，治痛腫。《春秋》美疢不如惡石服子，慎註：石，砭石也。季世無復佳石，故以針代之耳。

**余按**：《山海經》高氏之山，其上多玉，其下多針石。吳任臣《廣注》程良孺曰：或云金剛鑽，即其物也。

## ｜病癒先兆｜

傷寒多日，忽覺渾身癮疹，發熱而癢，此乃用藥中病，陰陽分別，營衛流行，病氣自毛竅中出，他病亦然。小兒驚風發熱，將產亦如是。

**按**：發癢乃陽氣初回之象，非風非血燥也。有病久不得寐，一旦欲寐，別無餘病，此為陰陽和，而降癒之兆。有大汗，大下之後，邪氣已退，正氣已復，身涼脈微，鼾息酣睡，此亦吉兆也。醫者見之，當早為知病，乃可以有欲癒之機。此由於用藥中肯，而不可因其有身癢欲寐之象，而妄投以治癢安神等藥。此乃將癒之時，藥何庸哉。

## ｜醫必讀書臨症說｜

讀書而不臨症，不可以為醫，臨症而不讀書，亦不可以為醫。蘇長公有言，藥雖近於醫手，方多傳於古人，故惟讀書多，乃能辨證亦惟多。讀書始能用方，彼之不用古方者，非棄古方也，非真以古方為不可用也，直未嘗見一古方耳。

善用方者，且讀無方之書，不執方以治病，而方自與病合，而方自與古合。余持此論，以臨人病久矣。為此囑學醫者，當先讀書，而後臨症則自望洋之嘆。

## 世無醫藥說

今之世，一有病無藥之世也，一有病無方之世也，一有病無醫之世也。徐靈胎嘗云：醫非人人可為。夫《本經》《靈》《素》，上古之書，即非蓬心人所易領會。而如南陽一派，下及《脈經》《病源》《千金》《外台》之所言，則皆隨時、隨地，尋常習見之病，而皆視為鳥篆（篆體古文字，形如鳥的爪跡，故稱）。蟲書，不可測識會，不能用其一方一藥，尚何醫之足云哉。

## 逸病說

醫書充棟汗牛，有長於此者，偏於彼，此其故總尤其識見不周，而用心則易有遺漏耳。即以逸病論之，人但知有勞病，而不知亦有逸病也，況逸病尤為富貴中常有之病也。向讀劉河間《傷寒直格》中，列有八邪，稽其目曰，外有風寒暑濕，內有飢飽勞逸，乃逸豫，安逸所生病，與勞相反。《經》云：勞者溫之，逸者行之，行謂使氣運行也。則《內經》本有逸病，且有治法，乃後人引河間語，每作風寒暑濕，飢飽勞役。夫河間內外八邪標題，既曰八邪，當有八病，故飽與飢對逸與勞，對若作勞役，則只有七邪矣。此《內經》所以謂勞則宜從溫養，逸則利於運行，早將勞逸截分兩病也。

張子和云：飢飽勞逸，人之四氣。

陳無擇云：症備三因，飢飽勞逸，二子並能言之，審其病之為逸，便須用行濕健脾，導滯理氣之法。凡人間暇則病，小勞轉健，有事則病反卻，即病亦若可忘者，又有食後反倦臥起反疫者，皆逸病也。流水不腐，戶樞不蠹，其故安在？

華元化曰：人體欲得勞動，但不當使極耳。動則穀氣易消，血脈流利，病不能生於此，可悟王公大人，六逸之體，待漏入朝，亦若同於風霜勞頓，而享上壽者，正賴有此小勞，以治其逸，況每日五更獨得乾坤清氣為多哉。

# | 煙漏說 |

自張潔古，有古方今病不相能之說，人遂謂今病非古方能治。然今人萬病，皆古人所已，言未聞別有古人不知之病也。若今所有煙已症，則真是今病，而為古人所未知，即為古人所未言。向聞煙客多腸燥，往往大便乾結，為脾約，而何以有煙漏？蓋所稱煙漏者，即下利也，即滯下也，亦即俗所謂痢疾也。人於傷寒下利，且以漏底為名，況今以腸燥之人，而忽有利得不稱為漏乎。至一加以漏之名，則既名漏，自當塞則癒，塞而癒漏者何也？以其非漏也。或因傷於飲食，或以暑濕，或以濕多而成五泄，皆足以致滯下，其病多見於春夏秋之交。煙客病，即非煙客，亦病特煙客，臥多行少，其氣更易滯耳。或曰：然則煙漏一症，將何法以治之。

余曰：此必不視為煙客，不名之為漏，仍從滯下，正法以通為止，則漏自止。人既曰漏，亦不定以非漏爭也。但須知此漏之，心得通而止，則正所以治漏，亦即所以治煙漏也。

吾見滯下之，以名為漏底而卒至不起者，皆害於不為之通，故並於此發之。又煙漏之所以然者，如是當推本於煙，為煙客籌調理之法，人身臟為陰，腑為陽，一呼一吸，以奉生身及其病也。在腑為輕，在臟為重，一臟受病為輕，五臟皆為病為重。人因罕有一病，而涉五臟者有之，自煙客始，夫人咽喉二竅，喉主氣息，即氣管也。咽主飲食，即食管也。喉系通於肺，呼吸出入，下通心脾肝腎，為氣息之道路。咽系通於胃，水穀皆由此入，為飲之道路。飲食下嚥，熟軟生硬，皆能容受，而停留胃中，其精微上輸脾肺，其糟粕下入大小腸。

人之以飲食傷而為病者，在腑而不及臟。若氣管清淨之地，不能容受些子有形之物，而惟煙之人也。有氣無形，隨其人之本，氣相為呼吸，其呼也上出於心肺，其吸也下入於腎肝，而位乎其中，以司呼吸之出入者，則於脾人之有脾也，本藉胃中水穀氣，以生以化。今煙氣徑達脾中，較之飲食之入，

必由胃而後及脾者，其行倍速，是以煙才入喉，頃刻周流充達，對時不舉，失煙氣之充周，猶之過時不食，失穀氣之榮養，其體倦脾為病也。

涕，肺為病也。汗，心為病也。淚，肝為病也。腸燥，腎為病也。至其為引必對時而作者，脾主信，脾之為最先也，故五臟俱病，而脾尤甚焉。平時調理，自當以健脾為主，兼補、兼行，旁及四臟，昔林文忠公方深合乎法。至於病名煙漏，實即滯下，則仍是腑病，不是臟病，不可不治。其腑此病，真是今病，真古人所未知，然而藥則仍是古人之藥也。

## | 不盡瘟病論 |

今夫瘟氣者，時令或有不正，固亦必有之症也。然一時偶有之症，非時時常有之症，一間染之疾，非人人必染之疾也。況京都為首善之區，儒醫薈萃之下，識見宜皆高超，乃無論何人、何病診之者，概以瘟氣目之，即車馬盈門，衣冠滿戶，都城奉為名醫者，亦概以瘟氣論之。

故人之稟賦各異，豈受病之皆同與抑，或診脈之未審耳。試思疏風散火、消食導氣等劑，治瘟氣者所必須也。然有瘟氣者，瘟氣因之而霍然，無瘟氣者，則一被攻伐，必元氣因之而頹然矣。況受瘟氣之人，未有不素弱者，即治瘟氣之時，尚宜調理其元氣，奈何無瘟氣之人，竟敢克伐其元氣。

余於診視之先，察其氣色，診視之際，求其精詳。是瘟氣者，固不敢矯同而立異。非瘟氣者，亦不敢捨己而從人，為此謹啟慎身，君子於延醫調治之時，細加體驗，勿為醫藥所誤，是則余之厚望也夫。

## | 用藥機要 |

醫之神良，識病而已，病之機要，虛實而已。虛甚者，必寒，實甚者，必熱。然常病易理，變病難知。形衰神備，天色脈空而知其虛。形盛神鼓，色澤脈強，而知其實。不待智者

決也，至實有羸狀，誤補增䆘，大虛有盛候，反既含冤。陽狂與陰燥不同，蚊跡與發斑有異，似非洞燭立微者，未易辨也。

## | 服藥既得寐 |

一凡治病者，服藥既得寐，此得效之徵也。正以邪居，神室臥必不安，若藥已對證，則一匙入咽，群邪頓退，盜賊甫去，民即得安，此其治亂之機，判於頃刻，藥之效否，即此可知。其有誤治亂投者，反以從亂，反以助虐，必致煩惱懊憹，更增不快，知者見機，當以此預知之矣。

## | 用藥須知 |

夫治病最難，而用藥則尤難。目今藥店，所賣之藥，不依古炮炙，只徒顏色好看，又真偽雜投，好歹不辨，即或有精通陰陽之醫方，能中病而點名具數之藥，不惟無益，反覺有損。譬之五穀，最能養人，或腐朽濕蝕，則反傷人，而藥材亦然。故醫者、病家，藥材宜選擇炮炙精工，二者所關甚大。

余是以反覆叮嚀，再三提揭，果能方與藥，俱盡美盡善，則藥到病除，醫家、病家，俱獲益無窮矣。然醫為性命所關，易學難精，非得高人指示，醫中三昧，何能了然？是醫有性命之學，能調變陰陽，功補造化，斯為上醫。

余望舉世皆為良醫，使天下蒼生，盡登春台，何樂如之。彼用藥時，必須質堅性全者，方選入手。能人人皆然，處處盡是，庶辦買藥材之輩，壞藥無用，選擇自精，推其流弊，皆由病家慳吝，總思價廉，不求功信。在辦藥賣藥者，概以假藥、壞藥欺人，而病人所服，皆是有損之藥，又安能起其沉痾哉。彼未得高人指示之醫，用方用藥，故每每誤人，而不辨藥之好及真的，不講究炮炙生熟，以人命為兒戲者，充滿宇內。

吾願病家莫惜銀錢，務求上品好藥，而醫家當細心代為選擇，賣藥家體貼天良，貨真價實，不以假藥、壞藥欺人。庶醫持方以治病，病得藥以全癒，亦不無小補云爾。

徐延祚醫學全書

## 水弱火弱論

一陽虛者多寒，非謂外來之寒，但陽氣不足則寒生於內也。若待既寒，則火已敗矣。而不知病見虛弱，而別無熱證者，便是陽虛之侯，即當溫補元氣，使陽氣漸回，則真元自復矣。蓋陽虛之侯，多得之愁憂思慮以傷神，或勞逸不節以傷力，或色慾過度，而氣隨精去，或素稟元氣不足，而寒涼至傷等證，皆陽氣受損之所由也。欲補陽氣，惟辛甘溫燥之劑為宜，萬勿兼清涼寒滑之品，以殘此發生之氣。如生地、芍藥、天門冬、麥門冬、沙參之屬，皆非所宜，而石斛、元參、知柏、芩連、龜膠之類，則又切不可用。

一陰虛者多熱，水不濟火，而陰虛生熱也。此病多得於酒色嗜慾，或憤怒邪思，流蕩狂勞，以動無臟之火。而先天元陰不足者，尤多次病。凡患虛損，而多熱、多燥，不宜熱食者，便是陰虛之侯，欲滋其陰，惟宜甘涼醇靜之物。

凡陰中有火者，大忌辛溫，如乾薑、附桂、補骨脂、白朮、蒼朮、半夏之屬，皆不可輕用。即如人參、黃耆、枸杞子、當歸、杜仲之類，是皆中有陽，亦當酌宜而用之。蓋恐陽旺水愈消，熱增水益涸耳。然陰虛者，因其水虧，而水虧者，又忌寒涼。

蓋苦劣之流，非資補之物，其有火盛之甚，不得不從清涼者，亦當兼壯水之劑，相機間用而可止，即止亦防其敗，斯得資補之大法。

## 胞與為懷

欲救人，而學醫則可，欲謀利，而學醫則不可。我之有疾，望醫之救我者，何如？我之父母、妻子有疾，望醫之相救者，何如？易地以觀則利自淡矣。

利心淡則良心現，斯畏心生，平時讀書，必且研以小心也。臨症施治，不敢掉以輕心也。夫而後以局外之身，引而進

之局內，而痛相關矣。故醫雖小道，而所繫甚重，略一舉手，人之生死因之，可不敬懼乎！

## 醫醫說

前輩云：醫人先當醫醫，以一醫而治千萬人，不過千萬人計耳。救一醫，便救千萬人，救千萬人，便救天下，後世無量，恆河沙數人耳。余所以使學醫者，先知醫醫，方不致誤人性命，可以積陰騭（ㄓˋ，轉指陰德）於冥冥中也。

## 醫必讀書

夫為醫者，在讀書，讀而不能為醫者有矣，未有不讀書而能為醫者也。

## 陰虛有二

夫人生於陽，而根與陰，根本衰則人必病，根本敗則人必危矣。所謂根本者，即真陰也。人之陰虛，唯一而不知陰虛有二，如陰中之水虛，則病在精血；陰中之火虛，則病在神氣；蓋陽衰則氣去，故神志為之昏亂，非火虛乎。陰虧則形壞，故肢體為之廢弛，非水虛乎。今以神離形壞之症，乃不知水火之源，而猶以標治鮮不危矣。

## 病有奇恆

病生於外感內傷，人所共知，而奇恆之病，知之者鮮矣。奇恆者，異於恆常也。俗醫不知奇恆之因，見脈和緩，而用平易之劑，此又何異於毒藥乎。

余故曰：服平和之藥而癒者，原不死之病，勿藥亦可服平和湯，而後成不救者，醫之罪也。

## 論肝無補法

足厥陰肝，為風木之藏，喜條達而惡抑鬱，故《經》

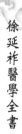

云：木鬱則達之是也，然肝藏血，入夜臥則血歸於肝，是肝之所賴，以養者血也。肝血虛，則肝火旺，肝火旺者，肝氣逆也。肝氣逆則氣實，為有餘。有餘則瀉，舉世盡曰伐肝，故謂肝無補法。不知肝氣有餘，不可補，補則氣滯而不舒，非云血之不可補也。

肝血不足，則為筋攣，為角弓，為抽搐，為爪枯，為目眩，為頭痛，為脅肋痛，為少腹痛，為疝痛諸症，凡此者，皆肝血不榮也，而可以不補乎。

然補肝血，又莫如滋腎水者，木之母也。母旺則子強，是以當滋化源。若謂肝無補法，見肝之病者，盡以伐肝為事，愈疏愈虛，病有不可勝言矣，故謂肝無補法者，以肝氣之不可補，而非謂肝血之不可補也。

## ｜痢利二字｜

**按**：古方書中痢利二字通用，《傷寒論》中治利之法，有治泄利之方，有治滯下利之方，有治洞瀉利之方，皆統治之曰下利。而治之之法有上焦、中焦、下焦，因寒、因熱，氣分、血分之不同，學者熟讀《靈樞》《素問》《傷寒》《金匱》等書，自能得其一貫之理焉。

## ｜傷寒痘疹癰毒辨｜

許學士曰：能醫傷寒，即能醫痘疹，能醫痘疹，即能醫癰毒。蓋能醫傷寒者，知表裡陰陽，寒熱氣血，邪正虛實耳。傷寒之邪，從外而內。痘疹之邪，從內而外。若夫癰毒，有因於風寒、暑濕之外邪襲者，有因於喜怒飲食之內傷者。是以傷寒、痘疹、癰毒，皆當審其表裡虛實而治之。如痘症之表實者，當清解其表裡。實者，即疏利其裡。血熱者，涼血。氣逆者，理氣。邪毒盛者，急宜清熱解毒。正氣虛者，又當兼補其正焉。氣虛者，補氣。血虛者，補血。表虛者，固表。裡虛者，實裡。是以治痘，有寒熱溫涼之方，有攻解補瀉之法。

蓋瀉者，瀉其熱毒。補者，補其正虛。昔錢氏痘方多用清涼，謂當清熱解毒為要。陳氏專用溫補，謂血氣充足，而後能化毒成漿，此皆偏執一見，而不得中正之道者也。故為兒醫者，當以二氏之方折中，其間審其邪正虛實而治之，萬無一失矣。至於癰毒之症，與痘疹無二，而治法亦同。如陰毒在內，而不起發者，即痘毒之內陷也。

根盤收斂而高聳者，即痘之界地分明而起脹也。膿稠者，即痘之漿厚也。無膿者，即痘毒之不化也。能食者，即痘毒之盡發於外也，不能食者，毒氣尚壅滯於內也。收口者，即痘之結痂也。臭爛者，即痘之坍爛不收也。或解，或攻，或補，或瀉，當以治痘之法治之。

古來瘍醫，咸以為癰癢、瘡瘍，皆屬於火，惟以寒涼之藥治之。或毒反冰伏而不起者，或始終用攻利之藥，致正氣虛脫而後成不救者，噫為兒醫、瘍醫者，能潛心於《靈》《素》，仲景諸書，功德無量矣。

## | 認疫治疫要言 |

認疫之法，較諸正傷寒、風濕、濕熱、濕溫，暑暍等門，迴乎大異者，即疫也。脈症不必大驚，而服大涼之藥，似有害而終無害者，即疫也。脈症可進溫補，而投溫補之劑，始似安而漸不安者，即疫也。至於治疫之法，總以毒之為提綱，憑他如妖似怪，自能體會無疑。君如不信，試觀古今治疫之方，何莫非以解毒為主。吳又可之早用大黃，非解毒乎。張路玉之酷喜人中黃，而童便配蔥豉為起手方，非解毒乎。葉天士之銀花、金汁必同用，非解毒乎。至於犀角、黃連、生甘草等味十方九用，非解毒乎。

故嘉言喻氏有要言，不繁曰上焦如霧，升而逐之，佐以解毒；中焦如漚，疏而逐之，佐以解毒；下焦如瀆，決而逐之，佐以解毒；觀其旨上中下，則有升疏決之異，而獨於解毒一言，疊疊緊接不分彼此，豈非反覆叮嚀，示人以真諦也哉。

## 外感內傷

醫書論外感內傷，莫不以內傷為不足矣。然勞倦傷有不足者，若飲食則有餘者，多所以云內傷者，明不因於外感耳，非以為感為實，內傷為虛也。

## 鬱無虛病

**余按**：世間鬱病最多，達發奪泄折，皆治鬱法也，故凡鬱無虛症。按鬱之未成，其初甚微，可呼吸按導而去之。若強補而留之，留而不去，遂成痼疾，此謂病成，即難去矣。

**又按**：養生之與去病，本自不同，今之醫者，動以補劑去病宜乎！有害而無效也。

## 果子藥

予每觀世啞科，療病至虛不多，用參附之屬至盛不多，用消黃之輩，特主平穩之劑，至其危殆不敢自省，然而以馳名致富者頗多。小兒醫痘首善咸推某矣，某用藥極平易簡少俗，所謂果子藥，渠所謂吉凶分數，約日不差，人以此服之。

予曰：此自其眼力高耳，胸中定耳，渠知痘無藥也。順不必服，逆庸服，險症亦只須果子藥，可保無後怨。《倉公傳》云：秦越人非能生人，人自當生者，秦越人能使之不死耳。此又可為一不必服藥之明徵矣。

## 矢　醫

徐東莊《醫貫》評云：熱既入裡，離表已遠，驅出為難，故就大便通泄，其熱從其近也。得汗而經熱從寒解，非汗為害而欲祛之也。便矢而腑，熱從矢出，非矢為難，而欲攻也。醫不察此，專與糟粕為敵，自始至終，但知消克瀉下之法，求一便矢，以畢其能事夭人生命，如是者曰：矢醫近來輦轂（ㄋㄧㄢˇ ㄍㄨˇ，舊指京都，猶言在皇帝車駕之下），矢醫極多

可嘆矣。

# 李士材治血

近得《古今圖書集成》，於藝術典醫部匯考一門，遍讀之中有載李中梓語一條云：子於諸血症之始，率以桃仁、大黃行血，破瘀之劑，折其銳氣而後區別治之，雖獲中病，然猶不得其所以然也。後遇四明故人，蘇伊舉諸家之術，伊舉曰：吾鄉有善醫者，每治失血蓄妄，必先以快藥下之。或問失血復下虛，何以當？則曰；血既妄行迷失故道，若不去蓄利瘀，則以妄為常，曷以御之，且去者自去，生者自生，何虛之有？子聞之，愕然曰：名言也。昔者之疑，今釋然矣。

觀此一條，於血症一門，當知所變通也。俗醫不明此理，一見失血不問虛實，便用止澀，以致當去之瘀血不去，瘀塞於內，即變生諸弱症，可不畏哉。

# 論治病不出氣血痰鬱

人身之病變，端無窮其治法，則千態萬狀，有不可以一例拘者。丹溪之治病也，總不出乎氣、血、痰三者，三者之中又多兼鬱。氣用四君子，血用四物湯，痰用二陳湯，鬱立越鞠丸，以為定法。五節齋極言之，而庸工學步，邯鄲亦遂執此，以為為醫之能事盡此矣。

夫丹溪之言，不過契其大綱論之耳。若謂氣病治氣，血病治血，痰病治痰，鬱病治鬱，又何難哉？

# 外感內傷

外感內傷為證治內大關鍵，然去其所本無，復其所固有兩言可盡之。蓋六淫外襲自中，氣血日失和平，一切外感有餘之症，有須汗吐下和之治，皆是去其所本無也。若七情受傷，腑藏有損，身中氣血日就虧耗，一切內傷不足之症，有須滋填培補之治，皆是復其所固有也。

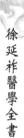

## | 外感挾食 |

凡外感病，挾食者頗多，當思食為邪裡散，其邪則食自下，若雜消導於發散中，不專達表，胃汁傷復，因而陷閉者有之。至若風多挾暑濕寒，或挾燥火，或惱怒，或勞倦，或房事，及肝氣宿瘕諸血症，皆外感之病。不無有挾者，所貴隨症制宜斟酌盡善，庶無差誤也。

## | 氣血痰鬱四論 |

雜症主治四字者，氣、血、痰、鬱也。丹溪治法：氣用四君子湯；血用四物湯；痰用二陳湯；鬱用越鞠丸；參差互用，各盡其妙。薛立齋從而廣之，氣用補中而參以八味，益氣之源也。血或四物而參以六味，壯水之主也。痰用二陳而兼以六君，補脾土，以勝濕治痰之本也。鬱用越鞠而兼以逍遙，所謂以一方治木鬱，而諸鬱皆解也，用藥之妙愈見精微。

愚論之氣虛者，宜四君輩，而氣實者，則香蘇平胃之類可用也。血虛者，宜四物輩，而血實者，則手拈失笑之類可用也。尋常痰，可用二陳輩，而頑痰膠固致怪生症者，自非滾痰丸之類不濟也。一些小之鬱，可用越鞠、逍遙輩，而五鬱相混，以致腹膨腫滿，二便不通者，自非神祐承氣之類，弗濟也。大抵尋常治法，取其平善，病勢堅強，必須峻劑以攻之。若一味退縮，則病不除，而不察脈氣，不識形情，浪施攻擊，為害尤烈，務在平時，將此氣、血、痰、鬱四字，反覆討論，曲盡其情，辨明虛實、寒熱、輕重、緩急，一毫不爽，則臨症灼然，而於治療雜症之法思過半矣。

## | 辨脾胃升降 |

余嘗考治脾胃，莫詳於東垣，求東垣治脾之法，莫精於升降。夫升降之法易知，而升降之理難明。其在《經》曰：脾胃為倉廩之官，五味出焉。蓋脾主生化，其用在於無形，其屬

土地，氣主上騰，然後能載物，故健行而不息，是脾之宜升也，明矣。胃者水穀之海，容受糟粕，其主納，納則貴下行，譬如水之性，莫不就下，是胃之宜降也，又明矣。故又曰：清氣在下則生，殞泄濁氣在上，則生䐜脹。夫清氣何？蓋指脾氣而言，不然何以在下，則殞泄也。

其濁氣何？蓋指胃氣而言，不然何以在上，則䐜脹也。是非可為，脾升胃降之一確證乎。由此而推，如仲聖所立青龍，越婢等方，即謂之升脾之清氣也。可其所立三承氣諸方，即謂之降胃之濁氣也，無不可觸類引申，理原一貫，先聖後聖其揆（ㄎㄨㄟˊ，揣測也）一也。

考東垣所著補中益氣，升陽益胃各方，其論雖詳於治脾，略於治胃，而其意則一臟一腑升降，各有主治，雖然不可混者，其與先聖之理，又何嘗相挬而後先輝映，足以發明千古良可師也。苟其顛倒措施，俾升降失宜則脾胃傷，脾胃傷則出納之機，失其常度，而後天之生氣已息，鮮不夭札，生民者已。余偶讀東垣書，詳究脾胃，以辨其升降之理如此。

## | 論犀角升麻 |

按：朱南陽有如無犀角，以升麻代之之說，以其同於一透也。朱二允以此二味，升降懸殊為辯，余謂尚非確論。夫犀角乃清秀之品，升麻乃升透之味，一重於輕，一重於升，其性不同，其用自異，未嘗聞有異而可代者也。若夫風寒壅遏，疹點未透者，斯為升麻之任，而溫邪為病，丹斑隱現者，又係犀角之司，如以升麻為代，其肺氣熱者，必致喉痛甚增，喘逆營分熱者，必致吐血，輕亦衄，宣其誤若此，豈可代乎。又角生於首，故用為透劑。二允以為下降之品，亦不可不辨。余非敢輕議前輩，實出婆心之不禁耳，故謹論之。

## | 臟腑長短辯 |

讀《難經・四十二難》，有臟腑之長短，輕重廣狹，受

徐延祚醫學全書

盛之數。余竊以為未必然，如人輕重長短不齊，飲食多寡不一，即可類推也。即長短，尚有以中指屈曲，而取中節罣（《ㄨㄚˋ》角，以量之論，而受盛水穀之升合，迥然各異。可見吾儕看書，要在圓通活潑，未可拘泥成說也。

## | 互相牴觸 |

讀古人書，識其補偏救弊，一片苦心，互相牴觸，即是互相闡發處，所貴多讀多看，融全貫通，由博反約，以求理明心，得臨症無望洋之苦是已。

若好為指摘，棄瑜錄瑕，殊失欽承前哲之道，至矜家秘，而執成法，頭痛醫頭，尋方覓藥，一切無方之書，置之高閣，此又孟浪之流，不足與語斯道者矣。

## | 去宿食 |

**按**：傷食、惡食，人所共知。去宿食則食自進，老少同法。今之醫者，以老人停食，不可消止，宜補中氣以待自消，此等亂道，世僅奉為金針，誤人不知其幾也。

## | 譫語辨 |

譫語，乃心主神氣內虛，言主於心，非關於胃。胃燥譫語，而用承氣湯者，乃胃絡不能上通於心。胃氣清，而脈絡能通之義，今人不明少陰譫語，凡解譫語，定屬陽明，謂法當下，豈理也哉。

## | 小便辨 |

小便不利，諸家解釋俱屬膀胱。謂《經》云：膀胱者，州都之官，津液藏焉，氣化則能出矣。夫氣化則出者，言膀胱津液，得太陽陽熱之氣化，膀胱之寒水，而後能出於皮毛，非液下出之謂也。蓋外出者，津液也。下出者，水道也。《經》云：三焦者，決瀆之官，水道出焉。是小便注於膀胱，而主於

三焦。《傷寒論》熱結膀胱，則小便通閉，而驗血證，其餘小便通閉，俱屬三焦。

## | 陶節菴 |

**按**：節菴所著《傷寒六書》，盡易仲景原方，參合後賢治法，在後人誠為便用，故世之嗜皆巷者，勝於仲景。以節菴為捷徑，以仲景為畏途，節菴之書行，而仲景之書晦。如節菴者，可謂潔古，海藏輩之功臣，而在長沙實為操莽也。

本集採節菴之論頗多，然不能無遺議者，以節菴之功罪，不妨互見於世也。

## | 霍　亂 |

張隱庵以霍作藿，未知何據？吳鶴皋云：手揮霍而目了亂，名曰霍亂。

**余按**：此屬臆解。《諸病源候論》云：霍亂者，由人溫涼不調，陰陽清濁二氣，有相干亂之時，其亂在於腸胃之間者，遇飲食而變發，則心腹絞痛，其有先心痛者，則先吐，先腹痛者，則先利，心腹並痛者，則吐利併發。霍亂言其病揮霍之間，便致了亂也。《文選・文賦》紛紛揮霍，李善注揮霍，疾貌。

## | 失喑有二 |

一曰：舌喑乃中風，舌不轉運之類是也。一曰：喉喑乃勞嗽，失喑之類是也。蓋舌喑，但舌本不能轉運言語，而喉咽音聲則如故也。喉喑，但喉中聲嘶，而舌本則能轉運言語也。唐慧琳《藏經音義》云：喑者，寂然而無聲，啞者有聲而無說，舌不轉也。其療治之法，詳於名書中，當細閱之。

## | 鼠　瘻 |

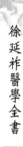

吳鶴皋云：鼠瘻，寒氣陷脈為瘻，其形如鼠也，為病令

人寒熱。

余按：《靈樞·寒熱篇》云：寒熱瘰病在於頸腋者，皆何氣使生？岐伯曰：此皆鼠瘻寒熱之毒氣也，留與脈而不去者也。張注云：瘰病者，其狀累然而歷，貫上下也。故於頸腋之間，皆能有之，因其形如鼠穴，塞其一復穿其一，故名之為鼠瘻。蓋寒熱之毒，留於經脈，所以聯絡不止。一曰結核連續者，為瘰病。形長如蜆蛤者，為馬力。朱震亨曰：瘰病不作寒熱可生，稍久轉為潮熱者危是也。淮南說：山訓貍頭愈鼠，貓頭已瘻。《說文》：瘰，漏創也。瘻，腫也。一曰久創，知是二字俱漏瘡之謂。蓋其狀累然未潰者，為瘰病。已潰而膿不止者，為鼠瘻。

## | 帶下瘕聚 |

吳鶴皋：帶下白赤帶，下也。瘕聚氣痛，不常之名。馬元台云：瘕聚者，乃積聚也。《大奇論》曰：三陽急為瘕。

按：後世有八瘕者，亦因其疝之名，而遂有八瘕名目，即蛇瘕、脂瘕、青瘕，黃瘕、燥瘕、血瘕，狐瘕、鱉瘕，是《內經》無之。張志聰云：瘕者，假血液，而時下汁沫。聚者，氣逆滯而聚積也。高士宗云：帶下濕濁，下淫也。瘕聚，血液內瘀也。

余按：赤白帶下昉（ㄈㄤˇ，始也。）見於《病源》，而古所謂帶下，乃腰帶以下之義。疾系於月經者，總稱帶下。《史記》扁鵲為帶下醫，《金匱》有帶下三十六病之目，可以見也。虞庶注《二十九難》云：瘕者，謂假於物形是也。

## | 臟　燥 |

孕婦喜笑怒罵，如見鬼神，非狂也，乃臟燥。書有明言，《金匱》用甘麥大棗湯，真乃神驗。余常用此方，治婦室女，無端而病，如癲如狂者，隨手皆應，乃知古人制方神奇。又知臟燥不僅胎病，惜世人誤作癲狂，邪祟致使病者，不死於

病，而死於藥，死於醫可嘆也。故先醫有言，學醫先學認證，認證矣，尤須謹於用藥。

## | 治吸食洋煙病要法 |

近親人有煙癮治病，與無煙癮有別，有煙癮者，食後即側臥吸煙，知其胃脘停食也。癮半過，口乾而飲茶水，旋又側臥吸煙，知其胸間停水也。愛食水果生冷，腹中多濕寒也。煙火作熱，因燥化痰而傷肺。寒食作積，夾濕成滯而傷脾。滲濕化痰，潤燥消積，固肺健脾，乃治癮者要法。

## | 扶　陽 |

今人只是愛服清涼藥，動云我有火病，難服辛溫之品，所延之醫，悉皆趨承附和。不言上焦有火，即云中下積熱，乃至委頓，亦不知變遷。或遇明眼之醫，略啟扶陽之論，不覺彼此搖頭，左右顧盼，不待書方而已，有不服之意矣。

**皇家病案**：比歲冬初，請醇邸（醇親王府邸，醇親王，是道光皇帝第七子，咸豐皇帝異母弟。姓愛新覺羅·奕譞，字樸庵，道光三十年封為醇郡王。其府邸，今北京西城區太平湖東里，中央音樂學院現址）脈，余用桂枝，並用附子等，連服多日，精神、飲食、安寐，俱見起色，並覺身體作癢，此皆陽氣有回轉之兆。俗醫不知偏用滋陰蠻補之味，以致藥日投而病愈重，不知早為變遷，誠可謂下愚不移也。生今之世，思欲展抱負，施桂附尚且難人，而真砭灼艾之說，更斷手不能行也。

## | 經　絡 |

近世時醫，矢口言經絡部位，乃《外科治毒要法》、方脈何借於此，嗟嗟經絡不明，何以知陰陽之交接？臟腑之遞，更疾病情，因從何審查。

夫經絡為識病之要道，尚不肯講求焉，望其宗主《內經》研究，《傷寒》識血氣之生始，知榮衛之遁行，陰陽根中

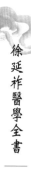
徐延祚醫學全書

066

根外之理，不明神機，或出或入之道，不識師徒授受，唯一《明醫指掌》《藥性歌括》，以為熟此，盡可通行，用藥誤人，全然不辨。或遇明醫支捂扯拽，更將時事俗情，亂其理談，恐露出馬腳，唯一周旋，承奉彼明理人焉。肯作惡，只得挽回數言，以蓋其誤，如此時醫誠為可恥。

## | 痧症治法 |

今所謂痧疾者，乃六淫邪毒，猛惡厲氣所傷。幾所過之處，血氣為之凝滯不行，其症或見身痛，心腹脹滿絞痛，或通身青紫，四肢厥冷，指甲色如靛青，口禁牙關緊閉，不能言語。或心中忙亂，死在旦夕，是邪毒內入矣。宜瀉其毒，或刺尺澤、委中，足十指，必使絡脈貫通，氣血流行，毒邪自解矣。輕者，即用刮痧之法，隨即服萬病解毒丹，即藥肆中，所制紫金錠。或吐，或下，或汗出，務使經氣流通，毒邪亦解。或吐瀉不止，腹痛肢厥，大汗脈微欲絕者，宜用白通湯，通脈四逆湯，四逆湯等，以回陽氣，以化陰邪，庶毒厲之邪漸消。

若口不開者，當從鼻孔中灌之。《集驗良方》有云：行路之人，路中犯此痧症者，不得不用刮痧之法，刮後或其人不省者，宜用人尿拌土，將此土環繞臍中，復使同行之人，向臍中溺之，使中宮濕，則氣機轉運，血脈流行矣。

## | 痧症辨 |

嘗考醫籍，初聖經賢論外，凡諸家之論，多首標病名，次列症狀，繼以方藥。若某病因於某邪，故現某症，全部辨晰，敘明未嘗不廢書三歎，如《醫方集解》之方下，所注治某病，某病而不道其所以然，淺學不辨宜否，因而誤人。雖自欠究心，亦古書有以害之也。即如痧症之名，起於後世，古方書名乾霍亂。

霍亂者，感雜錯邪氣，上吐下瀉，揮霍撩亂也。其邪閉結、欲吐不能，欲瀉不得，而有暴絕之虞，則名乾霍亂也。如

邪留營衛，按經穴刮之，氣血流行，邪從毛孔而泄，膚現紅點沙子，後世痧症之名，所由起也。

上古治外邪，多用針砭，今之挑痧，放痧亦針砭之意耳。若近俗所稱，吊腳痧者，即古書所謂，霍亂轉筋也。轉筋入腹者，死因邪入臟，由肝傳脾，木剋土為賊邪。肝主筋，脾位於腹，故轉筋入腹則死。

治法必辨六氣之因，虛實之異，非可通套混治，每見有名專科治痧者，雖常見效，但不明六氣為病之因，凡遇頭脹，胸悶、腹痛等症，慨指為痧，混用辛散開竅，破氣破血之藥，致氣血傷殘，邪仍不解。其所以名專科者，惟習痧症。《玉衡大全》等書，而聖經所論，陰陽六氣之理，未曾體究，但知其病用某方，某方治某病。若其症，其因，千變萬化，似是而非者，則莫能辨也。

痧脹書始於近代，補古未備，原有濟世之功，惜未詳論六氣之理。以明其源，但稱為痧，而敘證狀，多列名目，淺學未能細辨，每與雜病牽混。

夫痧者，雜病中之一症，今名目多於雜症，使人目眩，而莫知其緒。如吳又可之論瘟疫，亦不明六氣變化之因，混指溫病為溫疫，悖經旨而誤後學。

余於釋瘟中略已辨之，若痧症之因，實與瘟疫一類，以其邪氣鬱遏，故變症尤多，卒暴如《內經》云：厲大至民，善暴死是也。要旨不出六氣，與穢惡釀成，故夏秋常多，冬春較少也。而一方中病狀相類，亦如瘟疫之傳染，惟瘟疫由膜原傳變。痧症之邪淺深不一，皆由鬱閉使然。現症不同，其為疫邪則同也。

以六氣錯雜閉鬱，但開其鬱，即為治痧之大法。然不識六氣為病之理則必誤，將雜病作痧而治，虛實不分，混投痧藥，斯害也。已古人著書之心，原欲濟世，不善讀者，多以滋害。孟子曰：盡信書則不如無書，倘不明聖經源流，則難免因名昧實之弊。操術者，不可不察焉，豈獨痧症、瘟疫而哉。

# | 虛秘治法 |

余歷觀古人用通藥，率用降氣等藥。蓋肺氣不下降，則大腸不能傳送。又老人、虛人，津液少，大便秘，《經》云：澀者，滑之。又有肝陽虛風上旋，血燥便秘，以熄風調中，助少陰腎藥為治。今人學不師古，妄意斟酌，每至大便秘燥，不問虛實，即以快藥蕩滌之，以陰藥滋補之，必致旋秘、旋開，兼生他病，可不慎哉。

# | 醫藥不可偏執論 |

近時學醫者，拘守一家，偏執己見，殊不知時有寒暑，地有燥濕，貴賤貧富，虛實有別，老壯婦兒，強弱各異。況人之素稟，有陰陽之偏勝，病之流布，有今古之不均。或一人之身，而寒熱各位病之傳化，又首末殊情，疾症之所以萬變，而不可窮極也。是以藥之補瀉，溫涼治之，擒縱緩急，倘舉一而廢百，其貽害不可勝道。奈何今世醫家，往往堅持異說，膠柱不移，如學劉、張、朱、李四家斷斷（一ㄣˋ，爭辯），然務立門戶，最不能無偏。故元儒許魯齋，論《梁寬甫病症書》，即辨其失曰，近世論醫有主河間劉氏，有主易州張氏者。張氏用藥，準四時陰陽、升降而增損之，正《內經》四氣調神之義，醫而不知者妄行也。劉氏用藥務在推陳致新，不使少有拂鬱，正造化新新不停之義。醫而不知者，無術也。然而主張氏者，或未盡張氏之妙，則瞑眩之劑，終莫敢投至，失機後時而不救者多矣。主劉氏者，或未悉劉氏之蘊，則刦效目前，陰損正氣，遺禍於後日者多矣。能用二家之長，而無二家之弊，則殆庶幾乎，真達者之見，後學織烱戒。若繆仲淳、李念莪諸人，又謂後世元氣轉薄，治當以補養為主。（出《神農本草經》，疏《醫宗必讀》）。而其弊失之畏葸（ㄒㄧˇ，畏懼）。又此間有藉口古方者，謂病皆有毒，治當以攻伐為主。其弊失之疏暴，余早嘗謂《素問》之敘年壽，與今時不異。是人之稟賦，

固無今古之差，則不可言。後世專宜補藥，唐笠山《吳醫匯講》有管凝齋，古今元氣不甚相遠說，其意與余所見者符。

軒岐之書，間及調養，仲祖之方，不乏救陽，而病之屬虛者，非填補不能癒，則不言治病，專在攻伐，可謂持正之言矣。大抵醫者，先入為主，偶有屢次得效之藥，則僻意傾倒濫用也。不顧或張皇其說，詫以傳世，則自誤誤人，其為害又豈可勝道哉。學者深懲前轍，潛研軒岐、仲景之法，旁及諸家之所長，反覆尋討，裒（ㄆㄡˊ，聚輯）以為我用，平心靜氣，務消除門戶之見。

每對病者，精加甄辨，隨其人之臟腑虛實，陰陽寒熱，按六經之法，遵仲景之方，設或偶有不合，亦必兼以諸大家之論，出入其間，以意消息治之，此權衡在我，頭頭是道，幸勿拘執偏補攻之法，隨症施方，神而明之，變化由人，是即醫之能事矣。其一家之言，何足深信也。

## ｜煩　躁｜

同一煩躁也，太陽之煩躁用青龍；陽明之煩躁用白虎；少陰之煩躁用真武；故所貴乎分經者，知其異尤在知其同也。

## ｜咳　嗽｜

凡咳嗽初起，多因風寒。《經》云：皮毛者，肺之合也。余每見今人患此症，不知解肌遽投六味，若加五味、麥冬之類，為禍更烈。是閉門逐寇也，必變成癆，可不慎哉。

## ｜桂為諸藥先聘通使｜

人手之骨節，左右各十八，合之為之十六。足之骨節，左右各十八，合之為三十六，合計四肢骨節七十二。七十二候七十二節，天人同具此數也。七十二節屬四肢，四肢屬脾胃，胃為坎，坎為月，月為戊，戊為土，土生水，水歸海，海起潮，潮應月，月至中秋而愈明。

潮至中秋而特大，桂至中秋而自芳，則又何必月中之桂，亦何必非月中之桂。凡字從肉旁者，作月，月桂即肉桂，肉桂即箘（ㄐㄩㄣˋ）桂，箘從囷，廩之圓者，為囷（ㄐㄩㄣ），箘桂其圓如竹。箘桂即今之肉桂，厚桂也。然生發之機在枝幹，故仲祖方中所用俱是桂枝，即牡桂也。

《神農本草經》云：箘桂，味辛溫，主百病，養精神，和顏色，為諸藥先聘通使。先聘通使者，取乎圭之義也，桂字從圭，圭所以通信，信為土德，故從土。

何休《公羊傳注》云：月者土地之精也，潮以時至而有信，桂得中央土，臭之香，當月明潮應之秋，而桂也飄香，則桂之為物可知也。月也、潮也、桂也，皆通乎土者也，故為諸藥先聘通使也。坤坎皆土，故字皆從土，先天圖坎位乎正西，邵子以土系之坎，而謂水生於土，此所以月生於西，而潮亦自西而趨東，桂亦取乎。桂林西土所產也，後天圖神亦位乎西南，先後天一理也。月之生明，惟賴此震之，一陽震三生木桂，為木也。

《難經》謂肝木主色，邵子渭木之神不二。《說文》謂桂為百藥之長，則桂之主百病，養神，和顏色也。固宜又節者，即關節也。兩肘、兩腋、兩髀、兩膕、兩膃皆機關之室。周身三百六十五節，皆神氣之周行。桂助君火之氣，使心主之

神，而出入於機關，遊行於骨節，故主利手足，步履動轉維艱也。時醫以桂枝發表，禁不敢用。自唐宋以後，罕有明其旨，所以余用桂枝，宜其招謗也。噫！桂枝之屈於不知已也，將何時得以大申其用哉。

# ｜龜　板｜

馮學禎《快雪堂集》載王節齋先生，素工醫，撫蜀時患蟲病，訪知青城山有隱者能治，召之不來，乃躬造之一宿，隱者脈之云：此蟲病也。

問何以至此，乃詰其嘗所服藥云：素服補陰丸曰是矣。其蟲乃龜板所致，龜六生之物，惟敗板入藥，不得已用生解者，須酥炙極透，應手如粉者良，少堅得人之生氣，其生氣復續，乃為蟲耳，此非藥餌所治。公自今壽尚可三年，猶及生子，公遂歸，三年生子而卒，龜板良藥，製法一乖，取禍如此。以節齋之善醫，尚有此矣，醫可輕言哉。

按王節齋《本草集要》云：龜乃陰中至陰之物，稟北方之氣而生，故能補陰血不足。又方家以其靈於物，故用以補心甚效，此說蓋出於丹溪，王氏深信丹溪，不啻筆之於書，自用以取禍如此，抑似愚焉。然龜板為蟲之說，亦難信據，而又《紫桃軒雜》所載一事，殆與此相類，云昔潤州一大老，性喜服食，所制補劑中，用龜板餌之，垂十年頗健朗，晚歲忽患蟲膈，厭厭就盡，乃謁白飛霞，飛霞診視良久，曰此瘕也，公豈餌龜板藥餌耶。今滿腹皆龜，吾藥能逐之，其在骨節膚腠中者，非吾藥所能也。公可速治後事，乃與赤丸數粒服之，下龜如菽大者升餘，得稍寬不數月仍敝，易簀（ㄗㄜˊ，用竹子編的床蓆）時驗小遺，悉有細蟲，彷彿龜形，其得氣而傳化如此，可畏哉。

考龜鱉水魚，山瑞鮂等物，形狀相類，與莧菜同時食之，龜鱉皆能復生。曾於清明時，將鮂與莧用刀同琢至碎，轉瞬悉變小鮂，鱐鱐生動矣，物理之相生如此，不可不慎。

# | 內結七疝 |

馬元台云：內者腹也，腹之中行，乃任脈所行之脈路，則宜其為病。若是《難經》云：其內苦結，男子為七疝，女子為瘕聚。七疝乃五臟疝，及狐疝、㿉（ㄊㄨㄟˊ）疝也。出於《刺逆從篇》《脈要精微論》《奇論脈解篇》《陰陽別論》《靈邪氣藏府病形》等篇。

再考之《內經》注，吳鶴臯云：七疝，寒、水、筋、血、氣、狐、㿉也。張隱庵注《四時刺從篇》云：七疝者，乃總諸病為言，如本注所言者六也。《邪氣臟府病形篇》，所言者一也。蓋以諸經之疝所屬有七，故云七疝。若狐㿉沖厥之類，亦過為七疝之別名耳。

後世如巢氏所敘七疝，則曰厥、癥、寒、氣、盤、肘、狼。虞庶《難經》注，依巢氏釋氏，至張子和非之曰，此俗工所立謬名也。於是亦立七疝之名曰：寒、水、筋、血、氣、狐、㿉。吳注本之。學者當以《經》旨為宗。

余按：七疝，考《經》文其目未明顯，姑從馬、張之義，王永輔《惠濟方》，以石、血、陰、氣、妒、肌、疝癖為七疝，亦未知何據。李中梓《必讀》，別立七疝之名，分潰與㿉誤甚。

# | 經驗陽症論 |

陽明症，鼻涕清涕，即寒在陽明。寒者陰也。氣者陽也。陽遇陰則成形，陽氣衝開，陰氣則無形，不流清涕，亦不生痰。凡陽明症，鼻築不通，而流清涕者，古法用葛根湯治之，卻每多不效。

余治偶病鼻築，氣滯流涕者，用附片一兩，薑汁炒、生乾薑一兩，治之即效。治久病氣弱、鼻築不通者，用四味回陽飲，蜜泡參、炒均薑。薑汁附片，炙粉甘草，加蜜煮二兩五，久服自癒。

## 陽症十六字

目張不眠，聲音響亮，口臭氣粗，身輕惡熱。

## 六經切要

凡治病以六經為本，分火弱、水弱。為宗《傷寒集注》辨陰症、陽症，十六字心傳，最捷、最佳。

## 經驗陰症論

陰症者，其人目露，眼瞠青，眼睛睜不開，眼皮重，眼睛澀，耳常鳴，鼻常注，舌乾不渴，睡醒猶甚，頭重難抬，一身盡重，心常跳，慮靜坐尤甚，欲寐不寐，面色青黑，無有血色。常常有病，又似無病，反飽作脹，飲食不消，及生諸蟲，四肢無力，吐血，咳嗽嗆出眼淚，氣聚人昏，起則欲倒，平身不遂，麻木不仁，暴脫不知人事，舌倦耳聾，聲音常失，腹常陰痛，心氣常痛，起包起塊，心中不安。

若貓抓之狀，莫可名言，雖夏天亦常畏寒，足膝時刻怕冷，手足心燒，遺精、滑精，痔瘡痔漏，脫肛便血，婦女崩帶，以上種種，皆陰症病形者也。

## 陰症十六字

目瞑嗜臥，聲低息短，少氣懶言，身重惡寒。

## 看病法

凡臉青黑者，是陰症。臉紅者，是陽症。戴陽症者，臉也紅，戴陽者，陰症似陽也。

## 辨舌苔法

凡舌苔黃，亦有虛火、實火之分。醫者凡見舌黃即言寒火，不分虛實，概用芒硝、大黃，誤人不淺。不知實火，始用

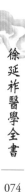
徐延祚醫學全書

芒硝、大黃下之，虛火則用回陽理中湯溫之。實火舌苔黃者，如火坑物太過生黃色。虛者，舌苔黃者，如物濕壞，亦生黃衣。平日人強壯，大便結燥，口渴喜飲冷，舌苔黃者，方是實火，當下用涼藥。若平日人無精神，四肢無力，飲食無味，反飽作脹，舌苔黃者，乃是虛火，當燥用熱藥。

## | 咳嗽印證 |

凡治弱症咳嗽、吐血症，不必多分，總要認定水弱與火弱的病源。今醫者，治此數病，多用生血滋陰之藥，雖血止而咳生，倘用清肺、潤肺之藥治之，十有九死。若不分虛火、實火，一概用滋陰之藥，亦誤人不淺。

蓋虛火宜熱，實火宜涼。實火者，如柴炭之火，以水淋之，其火即息，故治實火用涼藥即癒。虛火者，如濕物之發燒，以水淋之，其燒可退，不將濕物曬乾，終久必壞，故治虛火，用熱藥即癒。今之醫虛火者，每以涼藥治之，其病雖鬆，根總未除，恰如濕物發燒，以水淋退是也。

余初醫咳病，未得其法，亦從時醫治之，全不見效。曾於冬時，求治咳嗽者，六七人盡是臉青面黑，觀前醫所治，皆用滋腎水之藥，服之多作脹，精神全無，遺精盜汗，胸中不安，固將天時印證之。如天色黑，即是冷，人面黑，諒總是冷，乃用人參、黃耆、白朮、甘草、乾薑、附片、砂仁、半夏、蔻仁等藥，而人人皆癒。余以後治病，總分水弱、火弱、氣虛、血虛，余無別法。

## | 口　臭 |

凡口殠（ㄔㄡˋ，臭腐氣味），除陽明實火外，皆宜服熱藥。醫者見口殠，即言是火，此說無憑。火者，陽也。陽既無聲、無臭、無形、無影，有何殠氣？

殠者，弱氣也，陰氣也。陰則有形，有殠，故口殠，治法亦宜熱，不宜涼。

## 蟲疾印證（原目錄作蟲病字，今據書中題目改）

又治一蟲症，諸醫盡用殺蟲藥治之不效。余初用六經中烏梅丸，治以殺蟲亦不效。乃將地理印證之，如水中生蟲，火中不生蟲。

凡物濕朽者生蟲，乾燥者，不生蟲，因以附子理中湯加花椒二錢，炒汗去核。胡椒三錢，紅糖調服，九服全癒，此亦一法。

## 嘔

同一嘔也，發熱仍惡寒而嘔者，屬太陽；寒熱往來而嘔者，屬少陽；不惡寒但惡熱而嘔者，屬陽明；當分三陽而治之。其無寒不熱之嘔，則專取諸中焦。其有渴甚而嘔者，必以飲水多之，故嘔甚而渴者，必以津液傷之，故先渴後嘔，先嘔後渴，病異而治不同。

## 治不必顧忌

按：治法用藥有奇險駭俗者，只要見得病真，便可施用，不必顧忌。即如病有臨危，原屬有餘，失於攻下所致，雖至幾微欲絕，猶當攻下取效。若久瀉久痢，至於滑脫不禁，則宜卻止而後調之。如國家以刑治姦盜，以兵卻虜寇，不得已而用權，權不離經，非霸術也，王道也。乃有醫家謬稱王道，一味平補調停，此可施於不足，不可施於有餘，則邪氣得補，而愈盛是速其危也。

皇家病案：比年（近年）醇邸病，原因肝陽內熾，而醫家驟用攻下，致陽氣內鬱不通，繼用滋陰之品，反致陰血凝澀，而陽氣更不得通暢矣。是以神火，不能遊行於關節，則手足動屢維艱。內風鼓動，而臍腹胯肽跳動，頭暈嘔吐，大便秘塞，甚至聲音嘶啞，穀食少進，精神氣血俱形羸，頓病亟矣。

群醫棘手之際，予診用通調陽氣之藥，不十數劑，王之

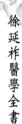

病自是漸有轉機矣。後因用鹿茸以通督脈之法，而我皇太后以鹿茸性熱，恐與病有礙，傳旨停止。蓋自是而醇邸亦便不服他醫之藥矣。

又有遇危難症，如大黃、附子迥若霄壤（天地），恐致殺人，而惟用中和之方，無大熱大寒救療而死，其殺人一也。故張隱庵謂平和湯而癒者，原不死之病，服平和湯而後成不救者，醫之罪也。

## | 中　風 |

《傷寒論》中風，乃是傷寒中之一證，宋以後呼為傷風者是也。而《金匱》中風，乃《靈》《素》所謂偏枯，後世中風之稱昉於此。

夫《傷寒論》《金匱》原是一書，而同成仲祖之手，理宜無以一中風之名，互稱兩種之病。然《魏志》注引《曹瞞傳》云：魏太祖陽敗，面喎口，叔父怪而問其故，太祖曰：卒中惡風，叔父以告嵩，嵩驚愕呼太祖，太祖口貌如故，嵩問曰：叔父言汝中風已差乎。太祖曰：初不中風。魏武與仲景氏同漢末人，知當時有此語。

**又按**：後漢朱浮與彭寵書伯通獨中風，狂走此，以狂為中，後世狂風、心風等之稱，蓋有所由均之東漢語，所指遽殊不可不知也。若夫後世紫、白癜風、落架風、食迷風之類，風字竟不可窮詰焉。蓋風善行而數變，凡病變動移易不定者，以風呼之耶，錄以俟識者。

## | 以心治心 |

嘗讀養生書，每以一心療萬病，蓋謂心病。則身病七情俱忘，六窗俱閉眼、耳、鼻、舌、心意，元氣渾淪，百脈皆暢、又何病焉？推之治一切心病，藥所不及者，亦宜設法以心治心，弓影蛇盃，解鈴繫靈，此固在慧心，人與物推移、無法之法，可意會，而不可言傳也。

# | 勞症不同 |

古人所謂虛勞，皆純虛無陽之症，其脈極虛芤遲，故用桂枝及建中等湯。與近日之陰虛火旺，吐血咳嗽，而脈數者正相反，誤治必斃。近日吐血咳嗽之病，乃是血症，有似虛勞，其實非虛勞症也。

## |《傷寒雜病論》論（原目錄後有一段文字，今據文中刪）|

按仲祖自序言，作《傷寒雜病論》合十六卷，則傷寒、雜病未嘗分為兩書也。凡條中不貫傷寒者，即與雜病同義。如太陽之頭項強痛，陽明之胃實，少陽之口苦咽乾目眩，太陰之腹滿吐利，少陰之慾寐，厥陰之消渴氣止撞心等症，是六經之為病，不是六經之傷寒，乃六經分司諸病之提綱，非專為傷寒一症立法也。

觀五經提綱，皆指內症，惟太陽提綱、為寒邪傷表立，固太陽主表，其提綱為外感立法，故叔和將仲祖之合篇，全屬傷寒。不知仲祖已自明其書，不獨為傷寒設，所以《太陽篇》中，先將諸病線索，逐條提清，必他經更詳也。其曰：太陽病，或已發熱，未發熱，必惡寒體痛嘔逆，脈陰陽俱緊者，名曰傷寒。是傷寒另有提綱矣，此不特為太陽傷寒之提綱，即六經總綱。

觀仲景獨於太陽篇，別其名曰傷寒，曰中風，曰中暑，曰溫病，曰濕痺，而他經不復分者，則一隅之中可以尋其一貫之理也。其他結胸、藏結、陽結、瘀熱發黃、熱入血室、譫語如狂等症，或因傷寒，或非傷寒，紛紜雜杳之中，正可思傷寒雜病，合編之旨矣。蓋傷寒之外皆雜病，病不脫六經，故立六經，而分司之傷寒之中。最多雜病內外，夾雜虛實互呈，故將傷寒雜病而參之，此握要法也。學者於傷寒書，熟讀而詳玩之，可知其精妙矣。

膀胱所藏之津液，隨太陽之氣運行於膚表，猶司天之應

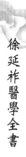

泉下，天氣之下連於水論。（原目錄有此段文字，今據書中內容改，刪除原目錄）

《經》云：怯然少氣者，是水道不行，形氣消索也。此言膀胱之津水，隨太陽之氣運行於膚表，潤澤於皮毛。如水道不行，則毛膝天焦矣。

《靈蘭秘典論》曰：膀胱者，州都之官，津液藏焉，氣化則能出矣。謂膀胱所藏之津液，隨太陽化而出行於膚表，非溲溺也，故太陽氣有所阻，則水亦結於胸脅矣。至於小便通利，乃三焦之氣化，三焦主決瀆之官也。

又《靈樞·口問篇》曰：液者，所以灌濡空竅者也。故液竭則精不灌，則目無見，補天柱經挾頭。此言膀胱之津液，上濡空竅，若液竭於上，則目無所見，故補太陽經之天柱於挾頸間。由此推之，則太陽之應司在泉，如天氣之下連於水義，可知矣。

太陽之氣，若天道之運行於地，外而復出入於地中論。（原目錄有此段文字，今據書中內容改，刪除原目錄）

《五運行大論》曰：天垂象，地成形，七曜緯虛，五行麗地者，所以載生成之形類也。虛者，所以列應天之精氣也，地為人之下，在太虛之中，大氣舉之也。此言地居天之中，而天道運行於地之外，日隨天道環轉，故有晝夜之開闔晦明。

又曰：天氣下降，氣流於地，地氣上升騰於天，故燥勝則地乾，暑勝則地熱，風勝則地動，濕勝則地泥，寒勝則地裂，火勝則地固，天氣主司天在泉，運行於五運之外，而復通於地之中，是有寒暑往來，行生長收藏之令。夫五藏者，地之五行也。地之五行，化生人之五藏，三陰之氣，五藏之所生也。是以三陽在外，三陰在內，太陽之氣外行於三陽，內行於三陰。又《靈樞經》云：太陽主外，太陰主內，五藏三陰之氣，在太陽所主之地中。朱夫子曰：天之形，雖包於地之外，而其氣常行於地之中，其論是矣。

太陽應天道，而運行於三陰三陽之外論。（原目錄有此

段文字，今據書中內容改，刪除原目錄）

《經》云：太陽者，巨陽也，為諸陽，主氣，言陽氣之咸歸於太陽也，故太陽應天道之居高衛外。夫陽因而上衛外者，環達於地之外，而太陽氣亦如之著至。教云：三陽天為業，三陽者，謂太陽之功業，猶天也，故五藏六府之俞，皆歸於太陽，通體之內。太陽在膚表之第一層，六氣在皮膚之第二層，故《傷寒論》中有通體之太陽，有分部之太陽，通體之太陽，猶天分部之太陽，猶日所謂陽氣者，若天於日之義。又肺氣合太陽於皮毛，肺屬乾金而主天。心氣為陽中之太陽，心合君火，而主日，則太陽天日之義蓋明矣。夫風、寒、暑、濕、燥、火，天之陰陽也。之陰之陽，上奉之太陽，主天之陰陽，運行於六氣之外，六期環會七日來復，是太陽之中有大氣也。

論標本六氣之化，由吾身陰陽之所感。（原目錄有此段文字，今據書中內容改，刪除原目錄）

百病之生，總不出於六氣之化，如感風、寒、暑、濕、燥、火，而為病者。病天之六氣也，病在吾身，而吾身中又有六氣之化，如中風，天之陽邪也。病吾身之肌表，則為發熱咳嗽；在筋骨則為痛痺拘攣；在胃腸則為下痢飧泄；或為燥結閉隆，或直中於內則為霍亂嘔逆；或為厥冷陰寒；此表裡陰陽之氣化也。如或感吾身之陽熱，則為病熱；感吾身之陰寒，則為病寒；感吾身之水濕，則為痰喘；感吾身之燥氣，則為便難；如中於府，則暴仆而卒，不知人事，中於臟，舌即難言，而口唾涎沫。又如傷寒，天之陰邪也。或中於陰，或中於陽，有中於陽而反病熱者，有中於陰而反病熱者，是吾身之陰中有陽，陽中有陰。標本陰陽之氣化也。如感吾身中之水濕，則為青龍、五苓之症。如感吾身中之燥熱，又宜於白虎、承氣諸湯。此受天之一邪，而吾身中有表裡、陰陽變化之不同也。又如夏日之病，有手足厥冷，而成薑桂參附之症者。蓋夏日之陽氣，盡發越於外，而裡氣本虛，受天之風暑，而反為陰寒，皆吾身之氣化，非暑月之有傷寒也。

是以神巧之士，知標本之病生，則知有標本之氣化，知標本之氣，則能用標本之治法矣。故知標與本用之不殆，明知順逆正行無間，此之謂也。逆者，以寒治熱，以熱治寒，從者以熱治熱，以寒治寒。如陰陽寒熱之中，又有病熱，而反寒者，如厥深熱亦深之類是也。又有病寒而反熱者，如揭去衣被，欲入水中，此孤陽外脫，急救以參附之症，粗工不知，言熱未已，寒熱復始，同氣異形，迷胗亂經，此之謂也。

## | 傷寒命名 |

仲祖《傷寒》名書之旨，昔人謂六淫之氣，寒為首。太陽為寒水之經，十二經之首，寒傷太陽寒水之經，故名傷寒。按此而論，仍未知傷寒名書之本旨也。

余謂讀《傷寒論》，當求其所以立法之意，所以命名之意，不審其論之，何以名傷寒？則何怪人視傷寒書，為治傷寒而立論也，而不知傷寒書，為萬病統領而立論也。凡病之為風，為寒，為溫，為熱，為濕溫者，古皆謂之傷寒，乃人知風與寒，為《傷寒論》中病，而於溫與熱，謂不可用《傷寒論》中方。其意若曰，方既出於《傷寒論》，自是治寒方，必非治溫法，豈有治溫而用治寒方者，於是一遇溫熱病，無不利關傷寒方，更無人知溫熱之病，本隸於《傷寒論》中，而溫熱之方，並不在《傷寒論》外者。

仲景《傷寒論》自序云：撰用《素問》九卷、《八十一難》，則欲讀《傷寒論》，必先於《素問》求之。《素問》曰：熱病者，皆傷寒之類也。又曰：凡病傷寒而成溫者，先夏至日為病濕，後夏至日為病暑。又《難經‧五十八難》曰：傷寒有幾，答曰：傷寒有五，有中風、有傷寒、有濕溫、有熱病、有溫病，傷寒者，病之總名也。下五者，病之分證也。傷寒為綱，其目則五，一曰中風，二曰傷寒，三曰濕溫，四曰熱病，五曰溫病，明說傷寒有五種焉。

病既來自傷寒，是當從病之來路上立論，論即從病之來

路上命名，故仲景《傷寒論》之傷寒字，即《難經》傷寒有五之傷寒字，非二曰傷寒之傷寒字也。學者知命名之意，是傷寒書乃治雜病之統書也，非專治傷之一種書也，是為得矣。

## 聖經賢論

《本草》《靈》《素》，聖經也。《傷寒》《要略》，賢論也。賢論猶儒者之四書，聖經猶儒者之本經。奈千古以來，天下之醫，祇求方技以行術，不求經旨以論病。

仲祖序云：不念思求經旨，以演其所知，各承家技，終始順舊舉世昏迷，莫能覺悟者是也。夫《傷寒論》，雖論傷寒，而經脈臟腑，陰陽交會之理，凡病皆然。故內科、外科、兒科、女科，皆當讀《傷寒》書也。不明四書者，不可以為儒，不明傷寒者，不可以為醫。《經》云：非其人勿授，《論》云：傳與賢人甚哉，人之不易得也。

## 山中宰相

按：古稱醫士，為山中宰相，謂能變理陰陽，調和氣味，操生殺之柄耳。《記》云：醫不三代，不服其藥。

許學士曰：謂能讀三代之書。予以世代相傳，又能讀書好學，猶籍纓世冑士之子，而恆為士也。若謹守遺方，以為世傳，何異按圖索驥。夫天有四時之氣，地有五方之異，人之百病變幻多端，即如傷寒一症，有三百九十七法，可膠執遺方，能通變時疾乎？趙括徒讀父書，尚至喪師敗績，況無遺書可讀乎。守祖父之業，而不好學者，可方草盧諸葛乎。伊川先生曰：醫不讀書，縱成倉扁，終為技術之流，非士君子也，盧不遠先生曰：當三復斯語。

## 論《醫宗必讀》

明季李士材先生，所著書數種，內有《醫宗必讀》一書，固已膾炙人口矣。然余竊有議焉，夫必讀者，軒岐之書

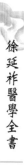
徐延祚醫學全書

也，越人仲景之書也。

下此而《脈經》《千金》《外台》，以及近代諸名家書。雖不能盡讀，或取其十之六七，或取以探本窮源，則是書又為淺醫畫限之書矣，改其名曰：不必讀其庶幾乎。

## ｜四大家辯｜

李士材讀四大家論，一篇本自王節齋，大意謂三子補仲之未備，而與仲景並峙也。然仲景醫中神聖，德備四時，三子則伯夷、伊尹、柳下惠而已。試觀《玉函金匱》方中，黃芩、白虎，已開河間之先也；建中、理中已開東垣之先；復脈黃連，阿膠已開丹溪之先也。然則謂三子得仲景之一德，而引申條暢之則可，謂三子補仲景之未備，則未確也。

## ｜張劉朱李｜

仲景立方之主，醫中之聖，所著《傷寒》《金匱》諸書，開啟屯蒙，學者當奉為金科玉律，後起諸賢，不可相提並論。所謂四大家者，乃張子和、劉河間、李東垣、朱丹溪也。就四家而論，張、劉兩家善攻善散，即邪去則正安之義。但用藥太峻，雖有獨到處，亦未免有偏勝處。學者用其長，而化其偏，斯為得之。

李、朱兩家，一補陽，一補陰，即正盛則邪退之義，各有約見，卓然成家。無如後之學者，宗東垣，則詆訶丹溪，入主出奴，膠執成見，為可嘆也。

殊不知相反，實以相成，前賢並非翻新立異，即發熱一證而論，仲景謂凡熱病者，皆傷寒之類也，故有桂枝、麻黃等湯，以治外感之發熱。丹溪則以苦寒治陰虛之發熱，各出手眼，補前人所未備，本隨症治症，未嘗混施，乃宗東垣者，雖遇陰虛發熱，亦治陰虛發熱，亦治以苦寒參耆不已，甚而知柏，此尚何異操刃乎。非東垣、丹溪誤人，不善學東垣、丹溪，自誤以誤人也。

吾願世之學者，於各家之異處，以求其同處，則辨證施治，悉化成心，要歸一是矣。

## 庸醫殺人

人之死於病者少，死於藥者多。今行道之人，先學利口，以此殺人，即以此得名，是可慨也。

## 汗吐下和四法

汗吐下和，乃治療之四法。《經》曰：在上者湧之，其高者，因而越之，故古人治病用吐法者最多。朱丹溪曰：吐中就有發散之義。

張子和曰：諸汗法古方多有之，惟以吐發汗者，世罕知之。今人醫療，唯用汗下和，而吐法絕置不用，可見時師之缺略，特補湧吐之治，方法雖簡，而法不可廢也。若脈浮用四物、四君引吐，又治小便不通，亦用吐法，是又在用者之圓神矣。

## 司天運氣不足憑

張倬《傷寒兼證析義》云：諺曰：不讀五運六氣，檢遍方書，何濟所以？

稍涉醫理者，動以司運為務，曷知《天元紀》等篇，本非《素問》原文，王氏取《陰陽大論》入經中。後世以為古聖格言，孰敢非之，其實無關於醫道也。況《論》中明言，時有常位，而氣無必然，猶諄諄詳論者，不過窮究其理而已。縱使勝復有常，而政分南北四方，有高下之殊，四序有非時之化，百步之內，晴雨不同，千里之外，寒暄各異，豈可以一定之法，而測非常之變耶。

## 治法雜記

腰痛屬虛者固多，而因風、寒、痰、濕、氣阻、血凝

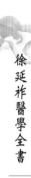

者，亦不少。一概蠻補，必成痼疾，不可不審。

頭風有偏正之殊，其病者，皆在少陽、陽明之絡，以毫針刺痛處數穴立效。其外有瘡毒入頭，名楊梅。頭痛此乃外科之症，另有治法。

近人患心胃痛者甚多，十八之中必有二三，皆係痰飲留於心下，久成飲囊，發作輕重，疏數雖名不同，而病因一轍，治法以滌飲，降氣為主。凡病竟有時代之不同，如近三十年中，咳嗽吐血者，十人而五。余少時，此病絕少，亦不可解也。

按：泄瀉乃一時，寒暖不調，水穀不化，或冒暑傷濕等症，當擇清淡、消散之品，一二劑即癒。若脾胃虛寒火衰等瀉，宜用理中，固腎之方，隨症酌用可也。

膈噎有其真假之殊，真膈病乃胃口枯槁之症，百無一治，書中論猶格脈、格症，而其形象俱未詳載，必臨症多，乃能識其真耳。

傷飲惡飲，此乃常理。若胸中有水，則津液下流，反口乾思水，但不能多飲耳。

按：關格之症，《內經》《傷寒論》所指不同。《內經》所云：是不治之症，《傷寒論》所云：則卒暴之疾，當於通便止嘔，方法隨宜施治可也。

肺痿，全屬內症，肺癰，乃係外科。輕者，煎藥可癒，重者，膿血已聚，必得清火消毒，提膿保肺等藥，方能挽回。否則不治，所以《金匱》云：始萌可救，膿成則死也。

水腫之病，千頭萬緒，雖在形體，而實內連臟腑，不但難癒，即癒最易復病，復即更難再癒，所以《內經》針水病之穴，多至百。外而調養，亦須百曰。反不若膨脹之症，一癒可以不發。治此症者，非醫者能審定病症，神而明之。病者能隨時省察，潛心調攝，鮮有獲全者。水為有形之物，故按之即起，膚脹為無形之氣，故按之不起。

腸覃，乃腸外噁心所結，故月事仍下。石瘕，乃胞中惡

血所凝，故月事不行，各有定理也。至石水則在少腹之中，水結不散之症。若膨脹則非氣、非水，臟腑皮肉俱堅腫，邪盛正衰，難為治矣。

熱入裡則外惡寒，清裡熱則惡寒自解。然亦須詳審有表、無表，方為精密。況屬汗出多之病，無不惡寒者，以其惡寒汗出，而誤認寒，即用熱劑，則立危矣。

今世痰飲之症，十居三四患之者，無不胃疼嘔逆，乃普天下醫家，無人能知之者，人立一說，治無一效，言之慨然。

諸病之中，唯咳嗽之病因各殊，而最難癒治之，稍誤即貽害無窮。余以此症，考求十餘年，而後稍能措手，故集中所載之方，至靈至驗，學者當潛心參究治之，自有得心應手妙，勿輕視也。

《金匱》等書，治疽病之方最多，然用之或效，或不效，非若他症之每發心中者，何也？蓋疽之重者，有囊再腹中包裹黃水，藥不能入，非決破其囊，或提其黃水出淨，必不除根，此等病當求屢試屢驗，和平輕淡之單方治之，專恃古方，竟有全然不應者。

## ｜藥治雜記｜

一藥之用，或取其氣，或取其味，或取其色，或取其形，或取其質，或取其性，或取其所生之時，或取其所成之地，各以其所偏勝，而即資之療疾，故能補偏救弊，調和臟腑，深求其理，可自得之。

一病各有所因治病者，必審其因而治之，所謂求其本也。有外感之寒熱，有內傷之寒熱，有雜病之寒熱，其治法只有不同。時醫見本草有治寒熱之語，遂以治。凡病之寒熱，非惟不效，而且有害，自宋以來，往往蹈此病，皆本草不講之故耳。

《內經》云：五臟六腑之精，皆上注於目，故目屬肝之竅，而白乃肺之精也。

五行之中，火能舒光照物，而不能鑑物，惟金之明，乃能鑑物。時醫每治人之目疾，火以苦寒，虛以滋陰，而不知火能燭物，金能鑑物之理，故所治多不效也。

凡物之生於天地間，氣性何如？則人於人，身其奏效亦如之。蓋人者，得天地之和氣，以生其氣血之性，肖乎天地，故以物性之偏者，投之而亦無不應也。餘可類推。

五味各有所屬，甘味屬土，然土實無味也。故洪範論五行之味，潤下作鹹，炎上作苦，曲直作酸，從革作辛，皆即其物言之。惟於土則曰稼穡，作甘不指土，而指土之所生者，可知土本無味也。無味即為淡，淡者五味之所從出，即土之正味也。故味之淡者，皆屬土。

凡藥之質輕，而氣盛者，皆屬風藥，以風即天地之氣也。但風之中人，各有經絡，而藥之受氣於天地，亦有專能，故所治各不同，於形質氣味細察，而詳分之，必有一定之理也。

人身有氣中之陽，有血中之陽，氣中之陽走而不守，血中之陽守而不走。凡藥之氣勝者，往往補氣中之陽，質勝者，往往補血中之陽。如附子暖血，肉桂暖氣，一定之理也。然氣之陽勝，則能動血，血之陽勝，則能益氣，又相因之理也。桂氣分藥也，而其驗則見於血，其義不曉然乎。

人之生理，謂之仁，仁藏於心，物之生機，在於實，故實亦謂之仁。凡草木之仁，皆能養心，以類相應也。

凡人邪氣鬱結，津液不行則為痰、為飲，痰濃稠，為火之所結。飲清飲，為水之所停。故治痰則鹹以降之，治飲則淡以利之。若投以重劑，反拒而不相入，醫者不可以不知也。

人身五行，金衰則為火所侮，凡有餘之火，不能歸藏，其宅必犯肺與大腸，得清肅之氣，以助之，則火不能傷，而自歸其宅。不治火而火自退，此從本之治，醫之良法也。

血在經絡之中，流行不息，故凡用行血、補血之藥入湯劑者，為多人。丸、散者絕少。故古人治病，不但方不能苟，

即法亦不可易也。

## | 地黃飲子 |

**按**：中風有真、類中之分，此治少陰氣厥之方，所謂類中風也。故全屬補腎之藥，庸醫不察，竟以之治一切中風之症。輕則永無癒期，甚則益其病而致死，醫家、病家，終身不悟，殊堪憫惻。

## | 小續命湯 |

**按**：續命為中風之主方，因症加減變化由人，而總不能捨此以立法，後人不知此義，人自為說，流弊無窮。而中風一症，遂十不癒一矣。

## | 半夏附子 |

時醫以半夏、附子墮胎，不用乾薑，亦疑其熱而罕用之。而不知附子，補命門之火以舉胎，半夏和胃氣以安胎，乾薑暖土藏，使胎易長，俗子不知。

## | 生化湯 |

時醫相傳，生化湯加減，治產後百病。若非由於停瘀而誤用之，則外邪反入於血室，中氣反因以受傷，危症峰起矣，可不慎乎。

## | 補中益氣湯 |

補中益氣湯，按東垣之方，一概以升提中氣為主，如果中氣不陷者，最為合度。若氣高而喘，則非升柴所宜，學者不可誤用也。

## | 歸脾湯 |

**按**：補脾有二法：一補心以生脾血；一補腎以壯脾氣。

此方乃心脾同治之法，補後天以生血，即所以調經。

# | 煎藥法則 |

湯劑，每一兩用水二甌（一種盛物小盆）為準，多則加，少則減之。如劑多水少，則藥味不出，劑少水多，又煎耗藥力也。凡煎藥並忌銅、鐵器，宜用銀器，或瓦罐、砂鍋洗淨封固，令小心看守，須識火候，不可太過不及，火用木炭為佳。其水須新，汲味甘者，流水，井水沸湯等各宜。方若發汗藥，必用緊火熱服，攻下藥亦用緊火煎熟，下消黃再煎，溫服。補中藥宜慢火，溫服。陰寒急病，亦宜緊火，急煎服之。又有陰寒煩躁，及暑月伏陽在內者，宜水中浸冷服。

# | 《內經》治法 |

按：《內經》治病之法，針灸為本，而佐之以砭石熨浴，導引，按摩、酒醴等法，病各有宜，缺一不可。蓋服藥之功入腸胃，而氣四達，未嘗不能行於藏府經絡。若邪在筋骨、肌肉之中，則屬有形，藥之氣味不能奏功也，故必用針灸等法。即從病之所在，調其血氣，逐其風寒為實，而可據也。況即以服藥論，止用湯劑，亦不能盡病。蓋湯者，蕩也，其行速，其質輕，其力易過而不留。病在營衛、腸胃者，其效更速。其餘諸病，有宜丸、宜散、宜膏者，必醫者預備，以待一時急用，視其病之所在，而委曲施治，則病無遁形，故天下無難治之病，而所投輒有神效。扁鵲、倉公所謂禁方者是也。

若今之醫，祇以一煎方為治，惟病後調理，則用滋補丸、散，盡廢聖人之良法，即使用藥不誤，而與病不相，則終難取效。故扁鵲云：人之所患病多，醫之所患患道少。近日病變愈多，而醫之之道愈少，此痼疾之所以日多也。

# | 寒嗽用小青龍 |

柯韻伯治咳嗽，不論冬夏，不拘淺深，但是寒嗽俱用小

青龍湯多效。方中驅風散寒，解肌逐水，利肺暖腎，除痰定喘，攘外安內，各盡其妙。蓋以肺家有沉寒痼冷，非麻黃大將不能搗其巢穴，群藥安能奏效也。

予按：水飲風寒，固不外乎小青龍，而春秋溫燥咳嗽，當以辛涼清解之法。如桑皮、象貝、花粉、連翹、麥冬、沙參、橘紅之類以治之，不可輕用辛溫，是所當知也。

## ｜《金匱》用小青龍｜

又《金匱》治痰飲咳嗽，不外小青龍湯加減、方中諸味皆可去，惟細辛、乾薑、五味，不可輕去。即面熱如醉，加大黃以清胃熱，及石膏、杏仁之類，總不去此之味。學者可不深思其故也。徐忠可《金匱辨注》有論。

## ｜醫學入門｜

人之百病，不外三因：一者，外因於天，風、寒、暑、濕之六淫是也；二者，內因於人，喜、怒、憂、恐七情，及飲食、房勞是也；不內外因者，金、刃、跌撲、蟲獸、笞杖之所傷是也。

按：傷寒外因也，而傷寒經旨，風寒暑濕之六氣，咸所俱載矣。其間分析表裡、陰陽寒熱，氣血、邪正虛實，靡不備悉明乎，傷寒之道，千般病難，不出於範圍焉。故醫學入門，當以傷寒始，先難其所難，而後易其所易。若不明於傷寒之理，治療總能有功，亦未可以醫名也。

## ｜脈理窮源｜

醫理本屬無窮，脈學真實難曉，必須潛心參悟，始可以有豁然貫通之妙。余自棄儒就醫十數年，於茲研究諸書，並無一字之師，惟於脈，尤得《素》《靈》，仲景不傳之秘。余拙集僅就管見所及，而言及數條，非全豹也。讀者不可以因此而便棄置諸書不覽也。

按：脈理源流，已詳《靈》《素》《難經》之內。仲景著六經證治理法精詳，實可統治萬病，似可不必再論矣。而中有脈症互舉，闡發《內經》未發之義者。惟在學者能讀《內經》、仲景書，神而明之，即可知脈之綱領矣。今特拈出緩脈一條，以統領全身脈症，診治之法，由此而入手則庶乎，可以得脈之巧也。舊訣以緩為極平脈，餘二十六部為病脈，定清緩脈，便可定諸病脈，精熟緩脈，即可以知諸病脈。脈之有緩，猶權度之有定平星也。

附緩脈七言律於下（原文為左）：

按：緩，和緩也。張太素曰：應指和緩，往來其勻。楊元操曰：如春初楊柳舞風之象。

四至調和百脈通，渾涵元氣此身中，消融宿疾千般苦，保合先天一點紅，露顆圓勻宜夜月，柳條搖曳趁春風、欲求極好為權度，緩字醫家第一功。

按：不浮不沉，恰在中取，不遲不數，正好四至，欣欣然，悠悠然，洋洋然，從容柔順，圓淨分明。微於緩者，即為微。細於緩者，即為細。虛實長短，弦弱滑澀，無不皆然，至於芤革緊散，濡牢洪伏，促結動代，以緩為權度，尤其顯而易見者也。

## | 候　脈 |

古以動數候脈，是吃緊語，須候五十動，乃知五臟缺失。今人指到腕骨，即云見了。

夫五十動，豈彈指間事耶，故學者當診脈，問症，聽聲，觀色，斯備回診而無失。

## | 《內經》論獨 |

《內經》論脈，有獨小者病，獨大者病，獨疾者病，獨遲者病，獨熱者病，獨寒者病，獨陷下者病。

按：九候之中，有獨見之脈，而與他部不同，即按其部

而知止病之所在也。七者之中，既言獨疾則主熱，既言獨遲則主寒，而又言獨寒，獨熱者，何也？必於陰部得沉、微、遲、澀之脈，故又言獨寒也，必於陽部得洪、實、滑、數之脈，故又曰獨熱也。下者沉浮，而不起者也。

## 微妙在脈不可不察《素問》語

凡虛實之變遷，寒熱之消長，表裡之進退，陰陽之勝復，氣機一動，無不形之於脈。而太陰行氣於三陰，陽明行氣於三陽（《素問》語）。藏病則取之於寸口，寸口手太陰之脈，在手大指魚際下。府病則取之於衝陽。衝陽，是陽明之脈，在足次指陷谷之上。寸口在手，衝陽在足，手足之動脈，氣原於經絡，而神通於藏府，故精於脈者，不飲上池之水，而操隔垣之明。

仲景脈法，大含元氣，纖入無倫，文字隱深，義理奧衍，較之六經病症，更為難解，所謂微妙，而無通也。呂覽有言，精而熟之，神將告之，非神將告之也，精而熟之也。精熟仲景脈法，游心於虛靜之宇，動指於沖漠之庭，以此測病，亦不啻鬼神謀而神告也。

脈氣流行，應乎漏刻，呼吸有數，動靜無差，是為平脈。一有病作，而浮沉遲數，大小滑澀，諸變生焉。乖常失度，偏而不和，始於毫釐之參差，成於度量之懸隔。仲景脈法，自微而著，由始及終，精粗悉具，洪纖畢陳，可謂法全，而意備矣。而其變化紛紜，絕態殊狀，總不出此一章中，蓋下窮其委，而此約其要也。

## 脈有宜忌

凡病內虛者，脈弱為宜，洪大則病。外感者，陽脈為宜，陰脈則忌。有神者吉，和緩者吉，合於時令者吉。與面上五色中，見那一色相生者吉，反是者凶。只此數語，可遵其餘，皆不經之言，不可信也。

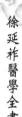

## 脈貴有神

按：無病之脈，不求神，而神在緩，即為有神也。方書以有力訓之，豈知有力，未必遂為有神，而有神正不定在有力。精熟緩字，自知所別裁。

## 微　細

叔和釋脈云，細極謂之微。夫不知微者，薄也，屬陽氣虛。細者小也，屬陰血虛也。薄者未必小，小者未必薄也。蓋營行脈中，陰血虛則實，其中者少脈，故小衛行脈外。陽氣虛則約乎？外者怯脈，故薄，況前人用微字多取薄字意，試問微雲淡河漢薄乎？細乎？

故《傷寒論》少陽論中，脈微欲絕，用通脈回逆主治，回陽之劑也。厥陽脈細，用當歸回逆主治，補血之劑也。兩脈陰陽各異，豈堪混釋。

## 有胃氣者生

按：四時之脈，和緩為宗，緩即為有胃氣也。萬物皆生於土，久病而六脈中，稍帶一緩字，是為有胃氣，其生可預卜耳。

## 診　脈

切脈之道，貴於精誠，嫌其擾亂，故必虛心而無他想，身靜而不言，動復後可以察脈之微，而不失病情也。若躁動不安，瞻視不定，輕言談笑，亂說是非，不惟不能得脈中之巧，適足為旁觀者鄙且笑也。

## 督脈起於少腹

楊玄操注《二十八難》，督之為言都也，是人陽脈之督綱。李時珍云：督脈起於會陰，循背而起行於身之後，為陽脈

之總督，故曰陽脈之海。張隱庵云。少腹，小腹也。

**余按**：莊子養生主緣督，以為經釋文。李頤云：督中也。朱子云：督舊以為中，蓋人身自有督脈，循脊之中，貫徹上下。又上至巔，下至尾閭，八之陽氣虛，則頭目不清，大便秘澀。見醫書，再衣背當中之縫，亦謂之督，見深衣注皆中意也。考督，又作裻裰，劉熙《釋名》曰：自臍以下曰水腹，水汋所聚也。又曰少腹，少小也，比於臍上為小也。《太平御覽》云：腹下傍曰少腹，《御覽》之說非也。

## ｜詹王論脈｜

詹東圖《明辨類函》云：醫者之審病，曰望、曰聞以及曰問、曰切，蓋以切脈驗之。望問聞也，先審之有形聲，以終審之無形聲，內外本末，具知之矣。脈之有浮沉弦數固矣，然浮沉弦數之中，其端各又至煩，苟非問以證聞，聞以證望，原始要終，以求其是，既參又伍，以求其當。脈之所指，冥冥雖求，必失之矣。古人置切脈於望問之終，非謂其症，斷盡於脈耶，而脈之不可無望聞問審矣。

又云：切脈而斷之不差者，所恃先有望也，聞也，問也。予謂問尤急焉，欲得其身之所疾病，與疾之所自始，詳在問也。今之醫者，自負其明，故不問而切脈，一以脈斷，即病者欲以其故，告訑（一ㄝ，自滿自足的樣子）然曰：我切得的之矣，無煩言也。如斯而得一當，且為不免為幸中，萬一失之，如病者何？故醫而自負恃，不求細詳，最為大病，人命生死在茲，可以輕試而漫投也。

王兆云《湖海搜奇》亦云：脈理吾惑焉，益自太史公作《史記》，已言扁鵲飲上池水三十日，能隔垣視見人五臟，特以診脈為名，則其意固可知失。今以兩指按人之三部，遂定其為某府，某臟之受病，分析七表八里九道，毫毛無爽，此不但世少其人，雖古亦難也。世不過彼此相欺耳，二氏之論，宜為診家之正眼矣。

## | 畏惡反辯 |

藥之相須，相使，相惡，相反，出於北齊徐之才藥對，非上古之論也。聿考《傷寒》《金匱》《千金》諸方，相畏、相反者，多並用。有云：相畏者，如將之畏帥，勇往直前，不敢退卻。相反者，彼此相忌，能各立其功。圓機之士，又何必膠執於時襲之固陋乎。

## | 李士材意治 |

李中梓，字士材，有文名，並精醫理，名重一時。金壇王肯堂，宇泰，亦精岐黃術。

**病案例**：年八十患脾泄，群醫咸以年高體衰，輒投滋補，病癒劇。乃延李珍視診畢語王曰：公體肥多痰，愈補則愈滯，當好用迅利藥蕩之，能勿疑乎。王曰：當世知醫惟我二人，君定方我服藥又何疑，遂用巴豆霜下痰涎數升，痰頓癒。

**病案例**：魯藩某病寒，時方盛暑，寢門重閉，床施氍帷，懸貂被三重，而猶呼冷。李往診之曰：此伏熱也。古有冷水灌頂法，今姑變通用之，乃以石膏三斤，濃煎作三次服，一服去貂皮，再服去貂帳，服三次而盡去外圍，體蒸蒸流汗，遂呼進粥，病若失矣。其醫之神效，類如此，特素自矜貴，非富貴家不能致也。

## | 徐何辨證 |

蘇城徐秉南，青浦何書田，皆精軒岐術，名噪一時。

**病案例**：時金閶劉氏，饒於財而僅有一子，春患傷寒，勢已危，群醫束手，遂以重金延二人。徐至診視久之，曰：傷寒為百病長，死生繫於數日之內，苟識病不真，用藥不當，則變異立見。古有七日不服藥之說，非謂傷寒不可服藥，謂藥之不可輕試也。若見之未審，寧不用藥，豈可妄投以速其殆。故醫者必先其辨六經之形症，切其脈理，察其病情，究其病之所

在，而後施治。如太陽，陽明表症也，宜汗之。少陽則半表半裡，宜和解之。太陰邪入於裡，少陰入裡尤深，均宜下之。若手足厥冷，自汗亡陽者，又宜溫之，至厥陰病則寒邪固結，非投大熱之劑，不能除此等症。雖危但能對病下藥，始終無誤，不難治也。

今診少君之症，為兩感傷寒，兩感者，如太陽受之，即與少陰俱病，以一臟一府，同受其邪，表症，裡症一齊舉發，兩邪相迫，陰陽皆病，救表則裡益熾，救裡則表益急。譬之外寇方張而生內亂，未有不覆其國者。察其形症，變在旦夕，雖和緩復生，能措手乎。言未已，閽（ㄏㄨㄣ，皇宮守門人）人報何先生至，徐退入夾室。

何入診之曰：冬傷於寒而春病溫，蓋寒必從熱化，今身反不熱，而脈形潛伏，此熱邪深陷，勢將內閉矣。頃按脈時，曾於沉伏中求之，左右尺寸得弦，右則微緩，見症耳聾脅痛，寒熱若有若無，兼之中滿平縮，時或身冷如冰。夫脈弦而耳聾，脅痛者，病在少陽，蓋脈循於脅絡於耳也。中滿囊縮，右脈微緩者，病在厥陰，蓋脈循陰器而絡於肝也。邪入陽分既深，故身冷如冰耳，辨其形症，是少陽厥陰俱病也。古人治少陽症，謂用承氣下之，反陷太陽之邪，麻黃汗之，更助裡熱之勢，故立大柴胡湯一方，解表攻裡，兩得其宜。

今齒枯舌短，陰液已竭，若投柴胡承氣，解表峻下之劑，則更劫其陰，是速其殆也。若以厥陰論治，而進桂附等回陽之品，是抱薪救火耳。若用石膏，黃連苦寒之藥，非唯不能撥動其邪，正助其冰擱之勢。

然醫家必於絕處求生，方切脈時，兩手雖奄奄欲絕，而陽明胃脈一線尚存，因思得一線之脈，即有一線之機，反覆研求，惟有輕可去實一法，以輕清之品，或可宣其肺氣，冀得津液來復，神志略清，可再圖別策，勉擬一方服之。於寅卯之交，有微汗則可望生機，否則勢無及矣。

是時徐獨坐室中，使僕往探索方觀之，乃大笑曰：是方

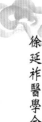
徐延祚醫學全書

能癒是病耶，果然可將我招牌去，終身不談醫道矣。言為何僕切聞達於主，何謂？劉曰：聞徐先生亦在此，甚善，今晚雖不及相見，明日立方必與共，千萬為我留，何舟泊河沿遂下宿。徐欲辭歸，劉苦留之，服藥後，至四鼓，果得汗，形色略安。天未明，何至複診，喜形於色曰：尺脈已起，可望生矣。但必當徐先生，余為郎君療此病，徐若去，余亦去耳。劉唯唯，徐悉病有轉機，無以自容，急欲辭歸。

劉曰：何曾有言，先生去，彼必不當，兒命懸於先生，惟先生憐之，雖若費千金亦不吝。徐聞之前言之失，默默無語。何一日登岸數次，不數日病者已起，坐進粥乃為劉曰：今病已癒，我返棹，徐先生已屈當多日，諒亦欲歸，但前有招牌一說，或余便道往取，或彼自行送來，乞代一詢。

徐遂乞劉周旋，劉設席相勸，至為屈膝，始得解。何歸，適姪某亦患傷寒病劇，舉家皇皇，何診之？形症與劉相似，日易耳，遂以前法一劑不應，再進而氣絕矣。何爽然曰：今日始知死生在命，非藥之功，醫之能也，固函致徐，自陳其事，而請罪也焉，由是閉門謝客，不言醫者數年。

## ｜ 藥　徵 ｜

書曰：若藥不瞑眩，厥疾弗瘳，周官曰：醫師掌醫之政令，聚毒藥以供醫事，由是觀之，藥毒也。而病毒也，藥毒而攻病毒，所以瞑眩也。自後世，道家之說混於疾也，可謂失其本矣。甚至諸家本草，所說藥能尤多謬妄不經。蓋藥性唯一也，其能亦唯一也。若如本草所云：功能之多，誠有未敢盡信。余讀《傷寒》書，而知一方，有一方之妙用，一藥有一藥之功能，是以特就長沙方中，核其功能，擇錄數十種，以為徵信，俾學者於臨病用藥之際，不致誤於本草句下也。可知經方中，無一味虛設之藥，一藥中無許多泛治之能，既旁治者，亦非藥之本性。

讀《傷寒》方者，即知其梗概也。余也篤信好古，因用

仲景之方，而知其用藥之義，各有專能，去取綦（ㄑㄧˊ，極，很）例甚嚴，並無絲毫假借之藥，誠上古之聖方也，亦真知藥之功能也。醫者取之以療疾，無有不癒者。但人不肯讀《傷寒》書，或讀之而不求甚解，是以不知經方之妙，藥性之能也。無怪世之醫者，治療寡效，動多貽誤也，可慨也矣。

1. 石膏：主治煩渴也，旁治譫語、煩躁、身熱。

2. 滑石：主治小便不利也，旁治渴也。

3. 芒硝：主軟堅也，故能治心下痞堅，心下石硬，小腹急結，結胸，燥屎，大便硬。而旁治宿食、腹滿、小腹腫痞等，諸般難解之毒也。

4. 甘草：主治急迫也，故治裡急急痛，攣急，而旁治厥冷、煩躁、沖逆等，諸般急迫之毒也。

5. 人參：主治心下痞堅、痞硬、支結也，旁治不食嘔吐，喜唾心痛，腹痛煩悸。

6. 桔梗：主治濁唾、腫膿也，旁治咽喉痛。

7. 白朮：主治利水也，故能治小便自利、不利，旁治身煩疼，痰飲失精，眩冒下利，喜唾。桂枝、附子、去桂加朮湯，證曰小便自利。桂枝去桂加苓朮湯，證曰小便不利。

8. 白頭翁：主治熱利下重也。

9. 黃連：主治心中煩悸也，旁治心下痞，吐下，腹中痛。

10. 黃芩：主治心下痞也，旁治胸脅滿，嘔吐下利也。

11. 柴胡：主治胸脅苦滿也，旁治寒熱往來，腹中痛，脅下痞硬。

12. 貝母：主治胸膈鬱結，痰飲也。

13. 細辛：主治宿飲停水也，故治水氣在心下，而咳滿，或上逆，或脅痛。

14. 芍藥：主治結實，而拘攣也，旁治腹痛、頭痛、身體不仁、疼痛腹滿、咳逆、下利腫膿。

15. 茵陳：主治發黃也。

16. **麻黃**：主治喘咳水氣也，旁治惡風，惡寒，無汗身疼，骨節痛，一身黃腫。

17. **地黃**：主治血證及水病也。

18. **葶藶**：主治水病也，旁治肺痛結胸。

19. **大黃**：主通利結毒也，故能治胸滿，腹滿，腹痛及便閉，小便不利，旁治發黃，瘀血腫膿。

20. **大戟**：主利水也，旁治掣痛，咳煩。

21. **甘遂**：主利水也，旁治掣痛，咳煩，短氣，小便難，心下滿。

22. **當歸、川芎**：本草以當歸、川芎治血，為產後要藥。按仲景氏治血方中，無此二藥者多，而治他證之方中，亦有此二藥。如奔豚湯，當歸羊肉湯，酸棗仁湯是也。由是觀之，不可概為治血之藥也。

23. **牡丹皮**：仲景之方中，桂枝茯苓丸，八味丸，大黃牡丹皮湯，以上三方，雖有牡丹皮，而不以為主藥也。如此之類，皆從其全方之主治而用之，如征姑闕焉，以俟後之君於也。

24. **附子**：主逐水也，故能治惡寒，身體四肢及腎節疼痛，或沉重，或不仁，或厥冷，面旁治腹痛，失精下利。

25. **半夏**：主治痰飲，嘔吐也，旁治心痛逆滿，咽中痛，咳悸腹中雷鳴。

26. **蕘花**：主逐水也，旁治咳掣痛。

27. **五味子**：主治咳，而冒者也。

28. **栝樓實**：主治胸庳也，旁治痰飲。

29. **葛根**：主治項背強也，旁治喘而汗出。

30. **防己**：主治水也。

31. **香豉**：主治心中懊憹也，旁治心中結痛及心中滿而煩也。

32. **澤瀉**：主治小便不利，冒眩也，旁治渴。

33. **薏苡仁**：主治浮腫也。

34. 薤白：主治心胸痛，而喘息咳唾也。旁治背痛心中痞。

35. 乾薑：主治結滯水毒也，旁治嘔吐，咳下利厥冷，煩躁腹痛、胸痛、腰痛。

36. 杏仁：主治胸間停水也，故治喘咳，而旁治短氣，結胸心痛，形體浮腫。

37. 大棗：主治攣引強急也，旁治咳嗽，奔豚，煩躁身疼，脅痛，腹中痛。

38. 橘皮：主治吃逆也，旁治胸庳停痰。

39. 吳茱萸：主治嘔而胸滿也。

40. 瓜蒂：主治胸中有毒，欲吐而不吐也。

41. 桂枝：主治沖逆也，旁治奔豚、頭痛，發熱惡風，汗出身痛。

42. 厚朴：主治胸腹脹滿也，旁治腹痛。

43. 枳實：主治結實之毒也，旁治胸滿，胸痹，腹滿，腹痛。

44. 梔子：主治心煩也，旁治發黃。

45. 酸棗仁：主治胸膈煩躁，不能眠也。

46. 茯苓：主治悸及肉瞤筋惕也，旁治小便不利，頭眩煩躁。

47. 豬苓：主治渴而小便不利也。

48. 水蛭：主治血證也。

49. 龍骨：主治臍下動也，旁治煩驚、失精。

50. 牡蠣：主治胸腹之動也，旁治驚狂煩躁。

51. 赤石脂：主治水毒下利，故兼治便膿血。

52. 栝樓根：主治渴。

53. 蜀漆：主治胸腹及臍下動劇者，兼治驚狂火逆，瘧疾。

54. 生薑：主治嘔，故兼治乾嘔，噦噫逆。

55. 桃仁：主治瘀血，少腹滿痛，故兼治腸痛及婦人經水

不利。

56. **巴豆**：主治心腹胸膈之毒。故兼治心腹卒痛，脹滿吐膿。

57. **蜜**：主治結毒，急痛兼助諸藥之毒。

58. **䗪蟲**：主治乾血，故兼治少腹滿痛及婦人經水不利。

59. **虻蟲**：主治瘀血，少腹硬滿，兼治發狂瘀熱，喜忘及婦人經水不利。

60. **阿膠**：主治諸血證，故兼治心煩，不得眠者。

61. **膠飴**：其功有似甘草及蜜，故能緩諸急。

62. **知母**：主治煩熱。

以上六十三品（註：當歸、川芎為一個），皆據經方中，擇其性之功能，而有徵者盡錄之。其餘一二方劑，但使用之，故無所取其徵者，如粳米之於白虎湯，附子粳米湯，竹葉石膏湯，麥門冬湯，桃花湯證也。小麥之於甘草，小麥大棗湯證也。赤小豆之於瓜蒂散證也。膠飴之於大、小建中湯二證也。雞子白之於苦酒湯證也。礬石之於礬石丸、消石礬石散，礬石湯三證也。土瓜根之於土瓜根散證也。乾蘇葉之於半夏厚朴湯證也。瓜子瓜瓣之於大黃牡丹皮湯，葦芩湯二證也。皂莢之於皂莢丸，桂枝去芍藥加皂莢湯二證也。蜀椒之於大建中湯證也。秦皮白頭翁、柏皮之於白頭翁湯二方證也。山茱萸、薯蕷之於八味丸證也，是皆日用試效者也。

然只在於成方妙用而已，不必在於取其一味之功用何如，故無所取其徵者。但粳米之於方也，凡七首，此物之於民食也，其功最大，而其治病之功亦多，而本草不載者何哉？唯陶弘景《別錄》載粳米治病之功，曰益氣、止煩、止渴、止泄，不過此四功也。

蓋仲景之用粳米也，白虎湯三方證曰大煩渴，或曰舌上乾燥而煩，欲飲水數升，或曰口燥渴，或曰渴欲飲水，口乾舌燥，或曰熱骨節疼煩。竹葉石膏湯證曰逆欲吐，麥門冬湯證，曰大逆上氣、大逆者上逆也，上逆則必煩渴，煩渴則舌上必乾

燥，是粳米有止煩止渴之功也。桃花湯證曰下利，又曰下利不止，附子粳米湯雙能治腹痛下利，是粳米有止泄之功也。故陶弘景嘗見此方之證，以為粳米止煩、止渴、止泄也。益氣者是其家言，非疾病之事矣。

近世稱古方家者，以為民生常食之物，安能治此病毒，是未知粳米之功，取徵於此七方也。夫粳米若作穀食，則實為氓民生命，若作藥物則又為治病大材，猶生薑、大棗、作之菜果，則足以養性，作之藥物，則大有力於治病毒也。雖然仲景之用粳米也，其主治有未可悉知者，唯存而不論亦可也。《肘後方》有粳米一味，治卒腹痛之方，又附子粳米湯之，治腹中雷鳴切痛，桃花湯之治下利腹痛，由此觀之，似亦偏取粳米之功矣，亦猶小麥之治急也。此外方藥，俟他日再為考徵焉。

## ｜ 醫藥箴言 ｜

一、醫門之志，分為兩等，一曰活人，一曰獲利，此趨向之端也，可勿慎諸。

二、不悟長沙之旨，不讀劉、李諸家之書，而部書自足，偏奇可知，雖曰活人，苦無活法，未博而約，一隅之見耳。

三、讀方書，須不能多，必求其熟，則自然生巧，從未見巧從生乎出者。

四、古人著書，心極天人，後人字字究心，才是自己長進處。

五、有學識而無人知，我之運塞，彼之緣淺，無學識而有人知，眾之見短，醫之倖長。

六、病涉疑難，醫無真見，亟當卻之，勿悮其事，若強不知以為知，便是病人一副毒藥。

七、寒熱虛實，在平日辨之有素，補瀉溫涼，須臨症用之得宜，不辨而用，賊人多矣。

八、古方原足治病，然施之有癒、有不癒者，非方之不

徐延祚醫學全書

善，乃病貌同，而病因異也。故醫者要會認病，不可執方。

九、當用之藥，不可失時，若看得分明，而復猶豫不決，以致病日益進，藥且無及，是誰之咎歟。

十、病現敗象，或因誤治致逆，設若再誤，是既入井而又下之以石，可不審之又審乎。

十一、若治一病，或致失手，雖病家容或不言，而自咎奚可輕貸，且必今後留神深鑑前轍。若治病已極盡心，或病者變生叵測，而借謫不免頻聞，固是在我無愧，莫慍人言。

十二、有獨斷之明，瞻大不為妄大，執一隅之見，心粗的是真粗，要於塞通通塞之中，勘出通通塞塞，心粗者鮮得其情，不教虛實實虛之候，誤施實實虛虛，譫大者貴嚴其法。

十三、無卓識不可，以為醫失厚道，曷足以濟世，卓識自然燭理，厚道則不沽名，二者兼之，便不愧軒岐子弟矣，諂佞見長者，卓識何在？僥倖為功者，厚道奚存。

十四、轔轔車馬之醫，未必非裝腔作勢，寂寂蓬茆（ㄆㄥˊㄇㄠˊ，自謙詞）之士或竟可濟困扶危，延醫者不以冷暖動情，患病者定應吉凶個別。

十五、病者望醫如待仙佛，醫者救病如降甘霖，現在得法也，醫家若肯早臨病家，必不見怪。嘗有句云：病者求醫似望仙，醫人切莫故遲延，不徒舉室倉皇甚，床笫呻吟最可憐。

十六、醫者治病不至誠，無以察病之根源，病家延醫不至誠，不能感醫之諄切。語云：誠無不格，良有以也，醫者、病者，均熟思之。

十七、信醫者，當信於平日，勿信於暫時，平日之所言，我在清靜局邊，冷眼看得分明，暫時之所信，我落倥傯隊裡，旁聽反滋疑惑。

十八、憫疾苦二薦醫，若知醫不確，婆心不是仁心，信紕繆而服藥，徒以藥撞緣，執見並非燭見，病人禍福之機，未嘗不倚伏在此。

十九、人有富貴貧賤，病無彼此親疏，醫當一例，診之

不失心存普濟。嘗見重富貴而畏葸（ㄒㄧˇ，害怕）者，補恐不宜，攻防太峻，藥失用當之機，致成敗證。又輕貧賤而傲者，朝來厭早，暮請嫌遲，懶應無錢之召，無意救人。斯二者豈獨交相有失，其如方寸云何？佛經曰：一切世界俱為平等，可為醫家作如是觀。

二十、富者病一年，裕一年的調理，勤一年的伏伺。貧人病一日，損一日的工傭，添一日的債負，醫者但加意於有餘，不垂憐於不足，難言濟世，直是忍人。

二一、富家之病輕而致重者，重在著忙中無主，而妄劑雜投，初則藥不合病，繼則藥難治藥，可不慨哉。貧家之病，凶而轉吉者，吉在無措，力不能而平心以俟，既然病不亂醫，自然病不添病、洵有道也。

二二、病深藥淺，力未能瘳，勿疑而中止。病淺藥深反生他變，當法以治之，斟酌其間，豈草率從事者乎。

二三、表散之藥，煎宜小熟，調和之藥，煎宜中熟，補益之藥，煎宜透熟，乃取其汗味，與病相當耳。病家每不知此，是在醫者，囑令如法也。

二四、引經報使藥引所由稱也，藥引用多，必紊亂乎。君臣藥引好奇，恐不治乎。宣導，既多又奇，使人隱僻難求，奔馳莫構，何曾有益病人，無非妄市能事，光明之士，必不為之。

二五、私僻單方，及草頭方子，服之亦嘗癒病，但有不癒者，不惟不癒，且益變，是乃見似為真，妄擬妄逞，輕信輕試之誤也。願有識者，達而嘗之，則效否有理可評，授受無詭幻之設矣。

二六、考正穴道，以施針刺，軒岐奧妙達者有幾？可托手於村婆、市媼乎，多為客忤驚痧，偶然奏效，遂致痞疳癥瘕，恆受其殃，明眼者，當不被若輩模糊者。

二七、天時盒（ㄢ，義為覆蓋物過性）郁攪亂脾胃陰陽，證名霍亂，不得吐利者，飲以鹽湯，引之作吐，亦因而越

之之義也。每見證非霍亂，輒飲鹽湯，吐則傷中，不吐則次（音旋）胃，且變膈中脹滿，投穀反悶等證。夫微水尚有此禁，況醫藥之大誤乎。

二八、風熱於人，亦微惡風寒，所謂幾幾者是也。病家誤以為寒，重從而加衣覆蓋，大人變為燥渴，小兒變為驚忤，醫當指明習弊，以開悟之。夫渴者熱也，驚者風也。熱極生風，理必然耳，何世習比比然乎。

二九、一病人久餓，身似潮熱，得食反吐，而脈細微，執云表未盡，故發熱。表有滯，故作吐，更從而表散消導之，使病枵（ㄒㄧㄠ，空虛）腹告窮，不慮汗眩冒，則熱嘔益甚，非大誤乎！此際粥米救之，拮於藥乎。

三十、一糖性每熱，冰糖並不生津，奧妙其名之美，便病者不時噙之，既燥舌，又滋熱也。

三一、一食不爽口，以茶泡而導之，亦細故也。久久如此，每令人噎，且致作吐，於食全不下矣，故君子不可不防其微也。

三二、一治病委之醫家，養病卻在自己，養之不善，勿盡醫之不善也。人在病中惟宜靜息，每怪問候者相率嗔闃，使病人免力應答，得不損氣耗神乎，問候者宜諒之。

## 用藥分量法則（附慎用辛熱苦寒）

古方自《靈》《素》，至《千金》《外台》，所集漢、晉、宋、齊諸名方，凡云一兩者，以今之七分六釐準之。凡云一升者，以今之六勺七秒準之，此說本諸《傷寒論》注，《吳醫會講》亦備載之。

蓋醫之用藥，求其中竅，不在多也，但撥之使轉，即行所無事矣。順者生，逆者死，不貴其藥之重，而效之速也。藥必有毒，非毒無以馭病，非節制無以馭毒，故藥之分量，不可不慎也。奧妙京中，見同道之有用大劑治病者，每閱其方中，至熱之薑附，亦不過四五錢，至寒之芩連，亦不過三四錢，皆

以北方之氣稟醇厚，雖用藥偏重，尚不至有傷胃氣。

近見嶺南之行道者，用薑附、吳萸等大辛熱之品，硝黃等大苦寒之物，每味用至七八錢，甚至兩許，未知其何所本也。查辛熱最傷胃陰，苦寒最傷胃氣，雖嶺南為溫熱卑濕之地，溫藥、涼熱在所不忌。然大寒大熱之症，亦未見如此甚也。病者遭此用藥，至胃傷不能下嚥，何不幸之甚也。

蓋人之稟賦不同，偏陰偏陽者，在所常有。偏於陽不足者，以調陽氣之藥治之，偏於陰不足者，以滋陰氣之藥治之。其寒熱溫平，隨所加減，自無偏勝之弊。若嶺南溫熱之區，人感濕熱之病者居多，縱有虛病，而辛熱之劑，亦當慎用。況病之虛，由於濕熱傷氣者多，由於濕熱傷陰者尤多，治病不推其源，不按方土，不按節候，率爾操脈是誠殺人之具也。

醫家、病家，皆當知古之分量奧妙，今之七分六釐，每升即今之六勺七抄，斟酌慎用，是所厚望焉。

# 後跋

　　世之為醫者二，曰治生與濟世而已。然守身慎疾者，不可以知醫，仰事俯蓄者，尤不可以不知醫，豈惟治生濟世云爾哉。濱十應童試，兩赴棘闈❶，中歲多病無所成就。先母又患痼疾，醫藥經年，卒致不起。濱懲前毖後，始嘆保身事親，皆不可不知醫，且知而不精，尤不如不知醫也，因博覽岐黃諸書。於五運六氣，臟腑經絡，以及病源藥性，無不研究考索，昕夕❷靡倦，然其理深邃，隱微頗難索解。濱氾濫於其中者有年，終未能由博返約，以自信於吾心及我。

　　齡臣夫子來粵，憫其愚蒙，隨時指授。凡夫《靈樞》《素問》《傷寒》《金匱》諸書，古人所已言，與古人所未言，悉洞明奧窔❸，如數家珍，認症則直揭根源，制方則隨機變化，蓋非有卓識，有定見不能與於斯也。講論之暇，復出《醫粹精言》，舉以相示。濱受而讀之，見其粹如美玉，尺璧共寶，精若兼金，百煉彌光，神明其意，上之可以事親，下之可以保身，淺之足以治生，大之足以濟物。此書一出，人皆知良醫之心苦，與庸醫之殺人，不啻有雲壤之判。則知醫者，日多斯見，誤於醫者日少，庶於世不無所裨益云。

光緒乙未冬十月六皆門人何起濱敬跋

---

❶ 棘闈：清科舉時代，對考場、試院的稱謂。

❷ 昕夕：朝暮，喻早至晚上。

❸ 奧窔：讀ㄠˋㄧㄠˋ，隱深陰暗處，室隅深處。

# 卷 三

## | 外治須知 |

六氣變化之病，千頭萬緒不一，而足診治之法，不僅以一湯方盡之，亦當窮其變化，而推治之。內治之法，固不可用，而外治之方，亦頗能佐內治之不逮。

《蘭台軌範》云：有人專用丹溪摩腰方，治形體之病，老人、虛人極驗，或加入倭硫黃、人參、鹿茸、沉香、水安息。或單用麻油，黃蠟為丸，如胡桃大烘熱摩腰，俟腰熱紮好，一丸可用數次。若腹中病，亦可摩此，見外治之法，古未嘗不可行也。又晉三云：喉風急症，舍（放棄）吹鼻通肺之外治，別無法。陳修園於鶴膝風症云：有雷火針及陳芥子末，蔥涕、薑汁，調塗外治二法，不可不知此。見外治之法，今亦重之。又《匯參》云：金沸草散，原治傷寒痰嗽，或以薰舌脹遂癒。此見內治方，可移為外治也。

大凡**上焦之病**，以藥研細末，嗅鼻取嚏，發散為第一捷法，不獨通關，急救用聞藥也。連嚏數十次，則腠理自鬆，即解肌也。涕、淚、痰、涎並出胸中，悶惡亦寬，即吐也。蓋一嚏，實兼汗吐二法，不必服蔥豉湯也。前賢治傷寒中風，傷寒時瘟疫症，由肺逆傳，尤宜取嚏。喉風赤眼，牙疼等症，皆有嗅藥，亦使病在上者，從上出也。其方多以皂角、細辛為主，藜蘆、躑躅花（杜鵑花科目）為引，隨症加藥。如傷風熱，頭疼赤眼，喉腫牙痛者，用羌活、防風、荊芥、川芎、白芷、薄荷、細辛、蔓荊子、躑躅花、雄黃、硼砂、青黛、黃連各一錢，生石膏、風化硝各二錢，鵝不食草二錢，僵蟲一錢五分，蟬蛻五分，皂角一兩研末，含水吹鼻。含水者，但取其氣，上行不令藥入喉也。毛養生治重傷風，單用鵝不食草一味研，嗅涕淚出，即清爽，可與此方相證。

王好古解利傷寒，用藿香、藜蘆、躑躅花研末，嗅鼻，此方可代藿香正氣散用，亦可合不換金正氣散用。如治冬日正傷寒，頭痛者，以麻黃易火香，亦可中風吐痰用。皂角、藜蘆、明礬、嗅鼻，或以人參，藜蘆並用，一取其相反為用，一取其攻補兼施也，虛人宜之。又斟酌活變之法也，大頭瘟及時毒掀腫，喉痛用延胡一錢五分，川芎一錢，藜蘆五分，躑躅花二分五釐，嗅鼻，嚏出膿血、痰涎，為度時感及濕溫等症。用辟瘟散，蒼朮五錢，細辛三錢，大黃、貫仲、薑厚朴、法半夏、川芎、火香、羌活、柴胡、前胡、生甘草、防風、白芷、荊芥、獨活、枳殼、香附、薄荷、陳皮、神麴、炒石菖蒲、草蔻仁、香薷、廣木香、丁香、雄黃、桔梗，各一錢，硃砂五分，皂角二兩研末，嗅鼻，會有發熱、頭疼、惡寒、無汗、並吐瀉者，用此取嚏而汗自出，瀉亦止是發散之中，即兼升提一法，兩用較服升藥尤速。

外症腸出不收及產婦子宮不收，取嚏法升之也。又夏日，治濕病者，以瓜蒂、赤小豆含水，嗅鼻清肺金，而水自下，趨胸中之水，或吐，或瀉而出。小便不通，探吐提氣，而水自下利，則知嚏法，能上升，亦能下降也。如不用嗅，可用濕紙包藥塞鼻，亦同古治喉閉，不能下藥者，每用窒鼻法得嚏，而喉自寬。

又治魚卡喉者，用大蒜窒鼻，不令透氣，其骨自下，蓋其氣能達到也，故窒鼻亦能得效，虛人或參以吸法。如治血虛，頭痛，用熟地煎湯，令藥氣滿房吸受法。膈冷嗅附子，脾寒嗅肉桂，即以窒鼻為嗅，亦無不可此代內服之一法也。吸與內服同，但不對，即可去之，不至於留患耳。

至上焦之病，尚有塗頂，頂為百會穴，此一穴，與腿上三里穴，背後膏肓穴，腳底湧泉穴，百病皆治。覆額，額屬天症，主百病。病人黑氣出天庭者凶，故急症多用生薑，擦天庭治之。罨眉心，眉心屬肺，主咽喉。呂祖有一支梅法，小兒多治此點眼，眼主五臟，肝病尤以治此。塞耳，耳屬肝肺腎，又

鼻口相通，故鼻衄、齒衄、牙痛，及瘧疾者，每治耳。擦項，項為太陽經，風門、天柱所屬，風常從此入腦，又截衄，有塗項方。及肩又有扎指，中指屬心，鼻衄分男左女右，扎此產婦鼻衄，非此不救。瘧疾亦有扎指法，又大指外側，一韭菜葉許名少商穴，治喉症，用三棱針刺之，即散。

握掌，掌也屬心，心主汗，故握藥能發汗，治積聚及老人虛寒便秘。握藥又能下積中風，用草麻仁半粒搗爛，塗掌上，攤掌如紙薄，掌上置碗，以熱水沖入碗中，靜坐片時，亦能發汗，敷手腕，大指二指手背微窩處，為經渠穴，治牙痛久而不癒。用蒜泥敷之過夜，起一水疱，挑破癒並治喉痺。塗臂，黃疸有塗臂大肉方。又內關穴，在腕上積三個中指長，即是曲澤穴，在臂膊灣上三寸，是瘧疾治此。又曲池穴，即臂灣為手三陰所匯之處，乃治手經要穴也。之法膻中，即心口為上焦，諸病之所在生也。凡病皆宜治此，其皮最薄易透，或連上下胃脘穴貼。背心，前後心相應，病多從俞入，故有擦背法，及心背兩面夾貼之法。兩處尤為上焦要穴，治病握總之處，太陽穴則頭痛者，所必治也。

**中焦之病**，以藥切粗末炒香，布包縛臍上，為第一捷法，炒香則氣易透，且鼻亦可兼嗅。如古方治風寒，用蔥薑豉鹽炒熱，布包掩臍上。治霍亂，用炒鹽包置臍上，以碗覆之，腹痛則止。治痢，用平胃散炒熱，縛臍上，冷則易之。治瘧用常山飲，炒熱縛臍上，其發熱必輕，再發再捆數次，必癒是也。此法無論何病，無論何方，皆可照用。

昔人治黃疸，用百部根放臍上，酒和糯米飯蓋之，以口中有酒氣為度。又有用乾薑、白芥子敷臍者，以口中辣去之，則知由臍而入，無異於入口中，且藥可逐日變換也。又治傷寒食積，寒熱不調者，用一寒熱之藥，為餅置臍上，以熨斗盛炭火熨之，或空中運之。治陰症者，用炮薑、附子、肉桂、麝香、吳萸末，綿裹放臍上，蓋生薑片，以蔥切成碗粗一大束扎，好放薑上，熨斗熨之，或鐵烙烙之，蔥爛再易，此是加一

徐延祚醫學全書

倍法，皆所以逼藥氣入肚也。

治風痛者，敷藥後以桑枝燃火逼之。治乳癰者，搗蔥敷乳上，以瓦罐盛炭火逼之，汗出而癒。亦是此意，畏炭火者，用瓦罐盛熱湯，或糠火熨之，或手摩之，皆可治。

不熱症，不用火，以冷水逼之。治寒熱交混者，冷熱互熨之，此在臨症制宜矣。

至背後脾俞、胃俞，有須兼治者，又有薰臍、蒸臍、填臍法，太乙薰臍法，附子填臍法，及布包輪熨等法。如脾實者，用枳殼、陳皮炒熨。脾虛者，用糯米炒熨，能助脾運。陰寒症者，用吳茱萸、蛇床子炒熨之類。

**下焦之病**，以藥或研，或炒，或隨症而製，布包坐於身下，為第一捷法。如水腫搗蔥一斤，坐身下水從小便出，小便不通亦然。水瀉不止用艾一斤，坐身下，並可縛腳心至膝蓋，從火烘腳，瀉自止是也。一屬前陰，一屬後陰，凡有病宜從二便治者，仿此治疝者，用灶心土或淨砂炒過，加川椒、小茴香末伴勻，隔褲坐之，並用布袋盛藥夾囊下，又是一法。

婦人癆症有燒熱磚，淋藥水，布包墊氈片坐法，癆多屬肝腎之損，故治在下部，此又一法。則知下部之病，無不可坐。若內服藥不能達到，或恐傷胃氣者，或治下須無犯上、中者，或上病宜釜底抽薪者，更以坐為優矣。

又法，鼓腫及秘結，有煎藥水傾桶中，坐薰者，即用峻藥，如硝黃、遂丑、輕粉之類，亦不至大傷元氣。又治久痢人虛，或血崩，脫肛者，不敢用升藥，用補中益氣煎湯坐薰。產婦陰脫，用四物煎湯，加龍骨入麻油，薰洗皆與坐法一例，或瀉，或補任用。古治婦人，本有坐藥，但以導為坐，不如坐身下者可用大劑，或有宜導者，不妨兼用。

蔣示吉云：治老人、虛人、產婦便秘，用導藥最要，此又代內服之一法也。

再下焦之病，有摩腰。腰為腎之府，簡便方用黃蠟、麻油為丸，如胡桃大摩腰，俟腰熱扎之，並可摩腰中諸病。暖腰

法、兜肚法，又命門火衰，治此臍下，臍下三寸為丹田，即關元穴也。臍下二寸，為氣海穴，一寸為陰交，皆肝腎要穴，古灸法治陰症每於此。回陽如欲用玉桂引火歸元，用補骨脂納氣，歸腎者，糜（ㄇㄟˊ，指煮熟米粒）敷臍下最妙。膝蓋腿灣處，皆足三陰所匯，故陰症及三陰症，皆敷膝蓋。又治陽虛，有蔽膝縛法，傷寒有熏腿灣法，喉症有刺委中穴法，治病亦有之。又治魚禽獸骨長喉者，用灰面四兩，冷水調，敷膝蓋一時之久，其骨不知消歸處。

予按：亦是引下法，但未解其用意，錄此以俟知者，如能推之，則用無窮矣。腿肚用三里穴，在膝蓋下三寸外，旁屬陽明胃經，亦是下部要穴。西醫治肺病，有白芥貼腿肚引下法，腳跟與肺腎俱相通，治肺腎宜知此。腳趾與手指同灸穴甚多，亦有掐法、扎法宜參。

看足心即湧泉穴，凡治下部肝腎之病，皆宜貼足心，又引熱下行。如衄血、吐血、水瀉、噤口痢、赤眼、牙痛、耳痛、喉風、口疳等症，又假陽虛，皆宜用附子、茱萸、川烏等藥，敷足心，或微火烘之。亦有貼大蒜片者。又有囊盛川椒踏者，浸熱湯者，亦有加牛膝、蚓泥為導者。治孕婦熱症、保胎用涼藥，敷臍下，並用井泥塗足心。云勝用罩胎飲治陽虛者，古有湧泉膏。又縮陽有擦足心之法。

此三法，雖分上、中、下三焦，而凡上焦之症下治，下焦之症上治，中焦之症上下分治，或治中而上下相應，或三焦並。如治鼻衄者，清肺熱，並清胃熱與腎熱之類，乃子母相通之理也。餘可類推，其法俱不出於此。凡古方之有效者，視症加減，無不可為，只須辨證分明耳。

## 氣上騰便是水說

柯韻伯先生「氣上騰便是水」一語，最足玩味。蓋陽氣凝結，津液不得上升，以致枯燥，治宜溫熱助陽，俾陰精上交陽位，如釜底加薪，釜中之氣水上騰，而有潤澤。有立至者，

仲聖以八味腎氣丸，治消渴亦此義。

以肺為五臟六腑之華蓋，下有暖氣上蒸，即潤而不渴，若下虛極則陽氣不能升，故肺乾而渴，譬如釜中有水，以板蓋之，下有火力，暖氣上騰而板能潤，無火力則水氣不能上，板終不可得而潤也。然枯燥由於陰竭者，則是泉源既竭，必須大劑濡養頻服，如救焚然始克，有濟同一枯燥證，有陰凝、陰結之分，二證霄壤懸殊，萬一誤投，死生立判，不可不細審也。

## 治痰妙諦

痰屬濕，為津液所化，蓋行則為液，聚則為痰，流則為津，止則為涎，其所以流行聚止者，皆氣為之也。龐安常有言：人身無倒上之痰，天下無逆流之水，故善治痰者，不治痰而治氣，氣順則一身津液亦隨氣而順矣。余謂不治痰而治氣，一語為治痰妙諦。蓋痰之患由於液不化，液之結由於氣不化，氣之為病不一，故痰之為病亦不一，必本其所因之氣，而後可治其所結之痰。

《醫旨緒餘》（明·孫一奎撰）曰：治痰當察源，倘以二陳湯統治諸痰，因於濕者，固宜使無濕，則何以當之，如因於火，則當治火，火降金清，秋令乃行、水無壅遏，痰安徒生。丹溪朱氏曰：黃芩治痰，假其下火，正謂此也，餘可類推。

## 噫氣下氣

河間劉氏曰：腸胃鬱結，穀氣內發，而不能宣通於腸胃之外，故善噫而或下氣也。余謂噫與下氣，即屬宣通，所以肝胃病，往往得噫與下氣，稍瘥也。雖不能宣通於腸胃之外，而猶得宣通於腸胃之上下也。

## 藥治變通法

大黃同附桂，用是溫下法。葉天士《醫案·痢門》，姚頤真用大劑肉蓯蓉，配薑、附是即溫下法，化為溫滑法；瀉心

湯，薑、連並用，是苦辛開降法。

馬元儀《印機草》中，乾薑同栝樓並用，是即苦辛開降法，化為辛潤開降法，栝樓潤燥開結，蕩熱滌痰，為胸膈熱鬱之聖藥，其性濡潤，謂之滑腸則可，若代大黃作下藥用則不可。章虛谷有《蔞言辨言》之甚詳。

## ｜虛損眞假說｜

世間真虛損少，假虛損多，自患虛損者少，做成虛損者多。歙南吳師朗有鑒於此，著《不居集》一書，取易傳變動不居之義，而名其書也。書分上、下二集，上集內損，以陰陽五臟內虧立論；下集外損，以六淫外入似損、非損立論。蓋緣內外不分、真假莫辨，認定滋陰降火之一法，以治無定萬變之病情，不虛而做成虛，不損而做成損，良可浩嘆，是書糾謬繩愆，獨開生面，厥功豈不偉哉。

惜其論治立方，鋪排門面，無甚精義可咀嚼，竊恐仿其法，而施治未必的有效驗。然能喚醒病家、醫家，俾共知有外損之一途，不徒從事於蠻補，由是深思其故，神而明之，則此書安可不讀。

## ｜方是方法是法｜

《洄溪醫案》治毛姓痰喘，乃上實下虛證，用清肺消痰飲，以人參一錢，切小塊，送下二劑而癒。毛曰：徐君學術固深，但人參切塊之法，此聰明人以之炫奇耳。後病復作，照前方加人參入煎，而喘愈甚。後延徐謂服舊方，而病有加，徐曰：得非人參與藥同煎耶，曰宜其增病也，仍以人參作塊服之，亦二劑而癒。蓋下虛固當補，但痰火在上，補必增劇，惟作塊後入則參性未發，而清肺之藥已得力，迨過腹中，而參性始發，已達下焦，方有益而無害也。此等治法，古人有行之者，特不察耳。

**按**：清肺消痰飲，加人參方也，參切塊吞下法也。古人

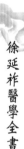

徐延祚醫學全書

114

有方必有法，如桂枝湯服已須啜熱稀粥，以助藥力，而取汗。附子瀉心湯，附子用煎，三味藥用泡，扶陽欲其熟而性重，開痞欲其生而性輕，若此之類，不勝枚舉，其方其法絲絲入扣，細心體會，妙義始見。

病案例：昔有一人，因酒後寐中受風，遍身肌膚麻痺，搔之不知痛癢，飲食如常，來寓求診。余用桂枝湯，桂枝五錢，白芍四錢，甘草三錢，生薑三片，大棗兩枚，水三盃，煮兩盃，先服一盃，得汗止，後服不汗，再服並囑弗夜膳，臨睡腹覺飢，服藥一盃，須臾啜熱稀粥一碗，覆被取汗，果一服，使由頭面至足，遍身縶縶得微汗，汗到處以手搔之，輒知痛癢，次日病若失，此用古方古法也。

假令此證，知用桂枝湯，而不知啜熱稀粥，未必得汗，即使稍有汗，去病未必，若是之盡且速也。

## | 腎燥不合說 |

《慎齋遺書》曰：一婦泄瀉，兩尺脈無神，此腎燥不合也，醫用茯苓、益智仁，即發暈，用肉蓯蓉三錢，以潤之，五味子八分，以固之，人參一錢，以益其氣，歸參八分，以養其血，白芍、甘草，以和中，炮薑二分，以安其腎，二貼效，十貼癒。丸即前方加倍蜜丸。

張東扶曰：余因《慎齋》腎燥不合之語，因思精滑一證，理亦同情。蓋腎屬水，水虧則燥，水燥則無以養肝，木無水養則燥而生火，腎既失其封蟄之職，不合而開肝，遂恣其疏泄之性，因開而泄，愈泄則愈燥，愈燥則愈開，此時徒清火，徒兜澀無益也。必用潤藥潤其腎，則燥而不合者，可以復合。而且肝得所養，火亦不熾，何致疏泄之性，一往不返哉。立方之法，潤腎為君，而兼用清肺補肝之品。

**按**：腎燥不合一語，未經入道似奇創，然具有至理。凡物潤燥則堅密無縫，燥則綻裂有痕，腎開竅於二陰，腎耗而燥，其竅開而不合矣。

## 瘧發間日早晏夜瘧輕重（發，原目錄作治字，今據書中改）

瘧證，以日作者輕，間日者重，此不可拘。若日作而寒，熱之時短，其勢又不甚則誠輕，倘熱盛而時又長，反不如問曰者，尚有休息之一日也。胡可云：輕、又瘧發，漸早為易痊，漸晏為未止，亦不可拘。如發漸早，而熱推之時照舊，則其寒熱加長矣。愈長則正氣愈虛而加劇，如發漸遲，而熱退之時照舊，則其寒漸短矣，短則邪氣愈衰而自止。

又夜瘧者云，邪入血分，當用血藥提其邪說，固可通。景岳歸柴飲，鼓峰香紅飲，二方俱佳。然初起在夜，嗣後不早不晏，始終發於夜者是也。

設趲（ㄗㄢˇ，快走，趕義。）前漸近，日昃（ㄗㄜˋ，太陽偏西）縮後，已至日出皆不得，謂之夜瘧矣，《古今醫案按》中語也，此語亦未經入道。《古今醫案按》，嘉善俞東扶震所著，嘉慶時人。

## 豬肉辨

《本草》謂豬肉助火，生痰，發風，動氣，於人有損無益。鄒潤安謂：坎為豕在地，支則屬亥，不但養胃，其補腎水有專能。《本草》損人之說，汪訒庵亦不以為然，惟脾虛濕盛之人，有釀痰滑瀉之弊，時疫流行之際，有壅濁召疾之虞耳。製為蘭薰，俗呼火腿，補虛開胃，病後最宜。

**按**：古人以豬肉，作藥物者不多見。《續名醫類案》中一則，特錄出。汪赤涯張姓，夏月途行受暑，醫藥半月，水漿不入，大便不通、唇焦舌黑、骨立皮乾、目合肢冷，診脈模糊，此因邪熱薰灼，津血已枯，形肉已脫，亡可立待。若僅以草木根皮滋養氣血，何能速生，囑市豬肉四兩，粳米三合，用汁一碗，又梨汁一盃，蜜半盃，與米肉汁和勻，一晝夜呷（ㄒㄧㄚ，小口兒地喝）盡。目微開，手足微動，喉間微作呻吟，如是者三日，唇舌轉潤，退去黑殼一層，始開目能言，是

夜下燥屎，脈稍應指，再與養陰匝月而癒。

《溫熱經緯》言：溫疫證，邪火已衰，津不能回者，宜用鮮豬肉數斤，切大塊，急火煮清湯，吹淨油浮，恣意涼飲，乃急救津液，無上妙品。

**按**：此法必須用在邪火已衰之後。

**病案例**：有人病痰飲，氣喘，身軀肥胖，行不數，武輒喘甚。余以大劑石膏、半夏等治之，數月喘漸平，痰亦少，身軀頓瘦，癒後即登高，亦不作喘。囑弗食豬肉，後偶食上，即覺痰多，身軀復驟胖，終身不敢食豬肉，此痰濕證，忌食豬肉之一徵也。又失音證，忌食火腿及皮蛋，余親見患失音人，食二物增劇。

## | 治病當守經隧並重營衛 |

營衛之氣，出入臟腑，流布經絡。本生於穀，夏消磨，其穀營衛，非穀不能充，穀非營衛不能化。是營衛者，生身之大關鍵，不特營衛自病當注意，即臟腑有病，亦當顧及營衛也。《內經》謂五臟之道，皆出於經隧，以行血氣，血氣不和百病乃生，是故守經隧焉。

夫所謂經隧者，是由內而外，行於營衛，血氣不和，百病乃生者，是由內而外行之血氣，或行之不及，或行之太過，或偏於營，或偏於衛，皆為不和也。行之不及，則內不化，而外不充，行之太過，則技強而乾弱，偏於營則陰勝，偏於衛則陽勝，百病乃生，自然之理也。是則營衛，豈不為生身之大關鍵哉。醫者治病，遵《內經》守絡隧之訓，加意於營衛可也。讀《金匱要略》，營衛不利則腹滿腸鳴，相相逐氣轉，營衛俱微，三焦無所御，四屬斷絕，身體羸瘦，益見榮衛之足重矣。即如痢疾一證，有寒熱表證者，咸知有關於營衛。此外，則以病輕在腑，病重在臟，罔不謂內病也。

而孰知王肯堂《證治準繩》，論痢之舊積，新積歸重於營衛。《內經》守經隧之一語，此其一端。歟取其明白易曉，

特拈出以印證之其曰：積有新舊之分，舊積者，氣血食痰所化也，新積者，舊積已去，未幾而復生也。然舊積宜下，新積禁下，其故何也？蓋腸之熟腐水穀，轉輸糟粕者，皆營衛酒陳於六腑之功。

今腸胃有邪，則營衛運行之度，為之阻滯，不能施化，故衛氣鬱而不舒，營氣澀而不行，於是飲食積痰停於胃，糟粕留於腸，與氣鬱血澀之積，相挾而成滯下矣，必當下之，以通其壅塞。即下之後，升降仍不得行，清濁仍不能分，則衛氣復鬱，營氣復澀，又復成新積，烏可復下之乎。但理其衛氣，並和其營血，以調順陰陽，則升降合節，積亦不滯，而自化矣。

## | 短氣少氣辨 |

短氣與少氣有辨，少氣者，氣少不足於言。《內經》云，言而微，終日乃復言者，此奪氣是也。氣短不能相續，似喘非喘，若有氣上衝，故似喘而不搖肩，似呻吟而無痛是也。《金匱要略》曰：平人無寒熱，短氣不足以息者，實也。無寒熱、無表邪可知其短氣，不足以息者，非關邪束於外毛竅，有阻而息道為之不利，蓋由裡氣因邪而實，或痰，或食，或飲，凝其升降之氣致然耳。

## | 與袁綺香談醫 |

甲辰（1844 年），客攜李與西安袁綺香徵君，寓齋較近。袁固知醫，好服藥餌。余初往訪，見方書、藥碗狼藉几案，蓋其修合炮製，咸所自為。嘗出一方示余曰：此亦出名人手，因其藥平易，又少補益，故姑置之。

余曰：君知補字之義乎？凡物缺則補，譬如冠服未損，而欲補之使堅厚，則反為疵累矣。藥能利人，亦能損人，若果察其陰陽，辨其氣味，偶舉一二用之通神，豈必以方奇品異為能哉。書長多暇，姑述一二經驗之症，以醒睡魔囊（ㄋㄤˇ，以往過去）治謬（原作繆，古通謬）理。

**病案例**：望司馬細君，經阻年餘，腹形漸大，嘔不納穀，日僅藕汁飲一二杯，已待斃矣。延余往診，見其弱不勝衣，喘不成語，按脈三部細若游絲，而右關獨大，知病在厥陰，而損及太陰。閱前醫立案，或言氣聚，或曰癥瘕，雜投辛香燥散，以至危殆。爰以甘緩之劑，一進而逆止，再進而食增，繼以育陰益氣，經月而脹滿悉除矣。是症初不過液枯氣結，木乘中土，惟攻伐過甚，陰液日涸遂至肝陽，莫制陽明受困。夫陽土喜柔甘能緩急，進甘緩者，治肝即所以救胃，此一舉兼備法也。

**病案例**：又癸丑（1853 年）寓鄉有舵工，子夏患瘡瘍，醫投苦寒之品，至秋漸至浮腫，繼延幼科，更進利導，腫勢日甚，病及半年，僅存一息，絕食已二日矣。其父上鎮市棺，將為待死計。或謂余知醫，遂踵門求治，余鑑其誠，往視腫勢已甚，面目幾不可辨，脈亦無從據按，因思病久必虛，且多服寒涼，脾土益衰，而及於腎，腎水泛溢三焦停滯，水滲皮映，注於肌肉，水盈則氣促而欲脫，急進獨參湯，以助肺氣。

蓋肺主一身氣化，且有金水相生之義也。時逆氣未靖，鄉間無從覓參，乃以仙居朮（是白朮，因該藥產浙江，仙居者佳為稱，故稱）一兩，令濃煎，徐服盡一器，喉間痰聲漸退，於是疊進六君，重用參朮，甫半月而腫盡消。此二症皆以平淡取效，可見方不在奇，在用之得當耳。

袁曰：君用法良善，未識業受何人？法宗何派？余曰：幼年病弱，悉屏經史子集，食飽睡餘，惟以方書消遣，其時略能意會，迨侍疾椿庭，杜門不出者數年，因遂搜援群書，究心《靈》《素》，而於切脈、調劑之法，亦漸貫通，此業之所由成也。嗣是偶有得，輒筆以記之，名曰：《侍親一得》，暇當就正也。翌日，袁過余齋，遂以書援，厥後屢以醫學問余，謂凡人受病，雖不離乎寒熱虛實，然有虛中實，實中虛，寒化熱，熱化寒之異。臨症施治，必求其克制之功，與相生之義，使之並行不悖，乃為善耳。至調劑之法，不過藉氣味偏勝，以

圖之。如《內經》鹹勝苦，苦勝辛之類。蓋醫者，意也。方者，法也。必讀古而不泥於古，採方而不囿於方，神明其意於法之中，研究其理於意之外，斯則化而裁之，存乎其人矣，袁極稱善。

## | 病案略陳 |

《經》曰：知犯何逆以法治之，不有法何以治逆？不能知何以用法？難於法而難於知也。能得知逆之法，自不難於治逆之法，徒有治逆之法，而不得知逆之法，則知為妄知，法乃妄法也。以妄知、妄法施之，犯逆者，不但逆不可治，且治之而愈速，毋乃以活人之指，作殺人之器乎，為此兢兢焉，求其不妄知、不妄法者。

今就鄙見所及，略陳數案，不敢云以法治逆，遂能獲效也。實欲仰質高明教其不及，以庶幾活人之指耳。

以常法治常病，常則不必言，以奇法治奇病，奇則難以言，故二者不錄，祇錄其不離常法，而微寓出奇之意者，十有三案質之無累牘之厭。推之，又引類而申焉。

後述各案，但注姓而不注名，皆以某稱之者，蓋因年月未遠，若彰明較著，未免德色於病家，見嗔於同道，殊不便也。

**病案例：**李某初夏時醉飽，後入水捕魚，是夜發熱頭痛，四肢外逆內掣，腹中痛極，治以救表溫中，利濕之劑，兩貼頗覺安妥。三日後忽變一證，仰臥如屍，耳聾目直，呼之不應，口出痰涎，蹶然起舞，移時仍復僵臥，如是者一晝夜，診其脈，脈甚平和，惟兩天脈細滑，及詢致病之由，無有知者。

於是三處方，而三廢之，蓋為不得病也。良久其妻始云。昨日伊自服藥，或者因此，因覓在罐藥渣觀之，係地黃湯，加薄桂也。余借此著想，以二陳加細辛、豆豉投之，下嚥未及一時，病者嘆息，兩目合睫，假寐一刻，周身微微出汗，醒則病霍然矣。

按：余擬此證，本感寒濕起見，雖溫表利濕得安，餘邪尚未盡撤，乘伊妄服六味，引入腎陰，腎主骨，故仰臥如屍。陰則燥，故時起亂舞，腎不寧（原作宐，避諱道光皇帝，愛新覺羅・旻寧字），而子亦病，故目直耳聾。腎乃胃之關，腎有邪胃亦不利，故痰涎上吐。尺脈帶滑者，少陰伏邪之朕也，是用二陳以通陰陽和胃，豁痰加豆豉、細辛，提劫胃邪，胃通邪出，所以先嘆息，而後汗解耳。此證雖非大逆，然不明顛末，不察錯妄治法，決不如是，倘再妄施，又不知如何變證也。

述此一案，為粗知藥性，妄自調治者鑑，並見問之。一道醫家，切勿模糊強作能人，徒誤病證耳。

**病案例**：樂某初病時，其子因在藥肆，自投以羌活湯不效，既而某醫付以柴、葛、木通之劑，病愈劇，轉進桂、附之藥，尤覺不安，至第五日，延余診之，其脈澀滯時築築，然身睏倦，似熱不熱，頭眩重，似痛不痛，欲食而食不能多，欲臥而臥不得，穩舉步欲跌，不要人扶，開口欲言，微覺舌強，如狂如燥，不盡狂躁，舌上佈滿厚苔，中有一條黃色，似作渴狀，類乍醉者。

按：余擬此證，當因太陽高表，膻中陽氣被鬱，太陰近裡，脾經陰氣不宣，前進諸劑，失於啟發，是以不效，因用淡豆豉，以發太陽被鬱之表。草仁，以奪太陰不宣之裡，半夏和其陰陽，厚朴寬其實滿，橘紅、桔梗開壅消痰，香附、菖蒲破竅散鬱，茯苓則安神利濕，生薑以匡心去邪，囑投此劑，應可奏功，申刻服之，亥刻大汗，至次日寅卯而病已，如失不藥而起。

述此一案，以見藥不執方合宜而用，然配劑之間，又勿過涉奇詫品味，要洽情並見發汗溫中，何必定須羌、葛、桂、附，而無活法乎。

**病案例**：李某病瘧月餘，甫瘥數日，路遇風雨，夜即沉寐不語。某醫授以理中，一服而效。明日某複診之云：病已瘥，只索調理而已，付藥二劑，祇服其一，忽然腹脹如鼓，痛

不可忍，小便滴瀝，大便如墜不解，是夜仍延某醫，某至診訖云：無救矣，不藥而去。天明迫余往診，其脈關虛尺細而滑，詢其前由，理中極當，何以服調理藥？反致如此，因檢剩劑，乃柴胡加木通與麥冬也。

余擬此證，瘧後營衛不固，中虛欠補，上中之陽不強，不能御邪，反致邪犯中下。沉寐不語者，太陰、少陰之候也。某醫投以理中，治法極當，乃轉乎而付柴胡，伊以為先曾病瘧自合，和以小柴，陰已回，陽不妨清，以通麥豈知理中所溫者，溫在太少，初則對證取效，而柴芩通麥，不但於足少陽，手太陰添一蛇足，且於未盡之陰寒，復引之而立起，凝其土以冰其流，故致有腹脹痛，大小便之異變也。

余用五苓散，重桂尤而加升麻，一貼小便通腹痛止，大便亦不墜脹矣。蓋以二苓、澤瀉行其水，白尤培土以勝之，肉桂溫經化氣，並除柴芩通麥之寒，升麻則升其冷陷，提閘放水，水道通而寒氣除，中土健而濕自滲也。

述此一案，以見認病自有一定繩墨，不是妄自擬度之事。某醫前後臨證，不但效否懸遠抑，且言語逕庭，轉手之間，生死頓易，醫可漫然已哉。

**病案例**：薛某食量兼入，疊傷酒食，患脾胃壅滯之疾。凡枳、朴、楂、麴、萊菔、檳榔，消滯之藥無不盡劑，且雜以發表疏氣，羌、葛、香砂等，更仆數難，半年有餘，藥益進，病益進，臥不能起。余診之其脈洪數堅硬，身亢熱，舌焦黃，而齒燥枯，驚悸妄言，呻吟作渴，按及胸膈，偏近左脅處痞硬如盤，病家懇服補劑，以服消滯藥多，而今則臥困，若此不得畏葸也。

余擬其脾胃，本厚脈氣不衰，從前之藥，只可散其無形，安能奪其大聚，因用柴胡龍骨牡蠣湯加減，出入十餘貼，日下穢糞積約一桶，痞硬漸消，諸症悉可後，以和中之品調理告癒。

述此一案，以見病本可攻，而攻之不當，以致病家疑

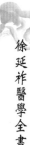

徐延祚醫學全書

122

畏，反欲用補，實實之禍，恆由於此，此處抉破方是眼力，方是擔當。

**病案例**：李某賈於蘇州，感證就診於張醫，張藥案云：濕熱阻滯脾胃不調，所用之藥，則茯苓、木瓜、陳皮、火香而已，兩服未效，仍往就診，因其門如市，挨候維難，坐久忽然暈仆，殆濕熱氣蒸久候，腹飢所致。張醫聞外嘈嘈，急出診云：證轉厥少二經，大虛大寒，速宜八味丸矣，乃扶歸服之，即刻驚狂譫妄。易某診之藥，則茯苓、神、棗、仁、黃連、綠豆皮，連進兩貼，狂甚至欲投河。復延張醫來診，張云：證例不治，趁速歸里，恐四日路程，生不待矣。是日買舟，即行途中，且阻風雨七日方得抵家，幸而無故。

余過診時，脈息弦滑，身熱咽乾，漱水不咽，小便赤澀，腹內微響，投以柴苓散，一服而身熱退半，次日舌苔蒼燥，脈近沉數，腹滿而作痛楚，因授大柴胡，溏穢黑糞，解約盈斗，解後漸寧（原作窜，避諱道光皇帝，愛新覺羅・旻寧），調理即癒。

述此一案，見張醫初則識病，只惜用藥輕淺，不能奏效。繼則懾於病勢，妄付八味，而某則徒知是熱，不辨何經？一味清火，豈知黃連，綠豆瀉非所瀉，及張再診，則計無所出，此則不以救逆為心，而特以支吾為事矣。以致病者身纏疾苦，囊罄銀錢，家外倉皇，婦兒悲泣。醫者於此，未必不有傷於陰騭（ㄓˋ，義為積陰功德）也。

**病案例**：一婦胃氣痛，醫以薑桂，香砂、查麴等治之，兩貼奏效。病者恐其復痛，再索訂方，醫者恃其前功，如方疊進，不料愈服愈痛，心膈如割，一晝夜昏絕十餘次，兩手亂抓，咬牙掉首。

余診其脈散聚不一，知因香燥通劑，胃氣反傷，而脾陰失媾故也。但益氣，則胃燥反不和陰，若養陰則血藥莫優，空膈非得潤而不濡，香而不燥者，無以善其治也。因搗松子仁二兩，飲以陰陽水，服之一劑痛止，人安不嗇，捷於影響，然後

調和胃氣，以得全可。

述此一案，以見徒據成效，不知變通者，幾為大害也。並見松子奏效，要有至理，非曰姑試小小機關，正可引人入勝也。

**病案例**：孫某患熱證，服於醫柴葛散數貼，肌熱已解，屢索食而禁與焉，以致病者，胃虛火僭（ㄐㄧㄢ丶，陰火越上），煩亂不寧（原作寗，避諱道光皇帝改），更進燈心、木通、銀花、澤瀉之劑，虛火被逼，忽然狂妄驚忤，漸至裸體咆哮，越野登山，嚼吞瓦片，譫語不休，胡然天帝。診之六脈全無，但見目紅舌紫，雖數人按捺，猶難伏也。

余以大劑六味加麥冬，肉桂投之，頃時狂躁頓止，頃與之粥，粥後再進前服，次日全安。

述此一案，以見醫無遠見，既病之癒與否，尚不能知，食可進而不進，中藏將槁，猶自妄投涼瀉，致變非常甚，可怪也。

**病案例**：周宅幼女甫二齡，患瘧不癒，醫曾以小柴胡重加首烏，服至三十餘劑，飲食不進，胸腹膩脹，左脅瘧塊益大，而跳悸不止，醫辭不治。

余診之，授以六君加肉桂、莪朮、木香、鱉甲，懼不肯服，謂莪朮過克，肉桂過溫也，勉令服之藥竟而癒。及末春，其女偶感風熱夾濕之症，幼科治以荊防清散之藥不效，更引水惡咽，下利溏黃。

余過診，見幼科之方，不為無理，即照方付藥兩貼，但加赤苓錢許，澤瀉數分，一服既癒。越日，周告余曰：小女兩次疾病，一重一輕，兩醫皆不能效，先生治瘧之方，與小柴懸隔，宜其三服而癒，何以昨治風熱，不另立方，只加苓澤而即癒乎！余曰：令愛，證感風熱，幼科之藥已對證矣。因遺卻利濕是以未效，不見惡水利溏，非濕病乎，加苓澤者，正使濕有去路耳，周憮然曰：不意藥味之別效否，大異有如是者，醫之為義不亦微乎。

述此一案，以明藥過劑，而疾以益增，見未到而病有遺治之誤，認病者，貴眼力清，而心思細也。

**病案例：**舒宅婦熱證，燒渴八晝夜，未進粒米，及更衣後，熱退身涼，猶不與食，越一日，身熱汗出，手顫頭搖，與粥反嘔，某醫不悟，反付以秦艽、川斷、萆薢、當歸、川芎、神麴等藥，服之即吐，更覺沉重，奄奄而已。

余至診之，知胃氣大乏，急宜穀保。夫云：聞穀則嘔，不下奈何？令置粥數杯坐視，徐徐挑灌，嘔出旋又灌之，灌至第五杯後，始咽不吐，頃即沉沉睡息，舉家愕然，無不涕泣，良連聲噫氣，呼親而醒。因問還食粥否？點首應之、與之兩盞，依然就睡，是夜醒即與粥，來日不藥，諸證霍然。

述此一案，非以示奇，乃見生死關頭，不須藥力，即在與食不與食矣。若不坐視挑灌，但以聞穀則嘔，而中止之，安能五杯方授，有來日之霍然乎。

**病案例：**費母感冒，頭痛寒熱，適程醫與從過門，因有親誼邀入診之，但雲風夾食，必須靜餓，劑則小柴胡也，及服劑徹夜不安，胸脅滿悶，明日仍用小柴胡加薑霜二錢，服之漸漸沉困，至三日程不能主，更邀與馬姓商酌。馬云：小柴極妥，只薑霜輕耳，因加倍投之。第四日便不言語，馬程同至愕然，又薦汪姓來診，汪用二陳、查、朴、薑霜五錢，迭相稱讚，以為所見皆同，即令守服三貼，第七日，病者抓心貫首，聲息全無，乃馳至來京，並寄各醫藥方。

余度其情，知被各醫所困，因囑來人，迅速回報，試以稀粥灌之，如可下嚥，或有生機，勻以藥為務也。來晨余親赴病家，時三醫適才診訖，余詢病家如何？同曰無救，見伊等勉酌藥劑，所用厚朴、火香、陳皮、枳殼，劑重三錢五分，外用黃耆幾片，石斛數咀，此則無可，如何強作支吾意也。

三醫去後，余入診之，脈已無有，但見兩目如薰，舌黃似漆，喊叫不聞，按胸畏痛，二便不通，周身烙熱，灌以清粥，受一二匙，因急以附子理中，枳實、茯苓，大劑投之，一

晝夜灌竟四貼。按覺六脈稍出如絲，第十日夜半時，腹內聲響，頃即大解黑穢，始聲息出，有醒意也。繼以調理湯藥，斟酌進之半月乃癒。

述此一案，見病本太陽而遽，用柴胡證未結胸，即妄投蔞實，逆而又逆，強病就我不至，禍人不止，何如勿藥之為中醫也。

**病案例：**孫宅婦患虛損，診至二十餘處，服藥三百餘劑，病日益甚。

余診之六脈洪大，虛溢出魚際，大肉枯極，髮落皮皺，氣促咳痰，骨蒸汗熱，晌午則兩顴游紅，杯粥亦不能下，加以抽掣便溏，臥床側席彌一月矣。病者告余曰：病至此，己自分必死，但是從前錯誤，追悔已遲，為今之計，尚可回生於萬一否。余曰：爾既自知無庸贅說，但是能息心靜慮，勿令藥劑亂投，或者轉禍為福亦未可知，乃以炙草湯限服十劑，清寧（原作宴，避諱道光皇帝，愛新覺羅·旻寧）膏晚服五匙，服至六日，諸證仍然反益煩悶。其姑欲令中止病者，誓言以一日不死，一日守服。及診其脈，溢出魚際者，退於肉矣，因囑其再服，服至九帖，忽身上颼颼（厶，涼，形容詞），是夜竟得稍寐，來晨諸證略輕，病者自信益堅，專心續服至十有六劑，證平大半，繼以養榮歸脾參酌為丸，晚服之。右歸六味時或早服，調理兩月，沉痾盡起，迄今八載，連生子女，有謂怯弱之證，九死一生者，余於此重有慨焉。

述此一案，以見求速效，而感多歧者，非徒無益，而又害之也。此證直到臨崖，方才勒馬，幸不遇加鞭者耳。

**病案例：**馮某第三子，年十四，自暮春微覺困頓懶食，治以建脾消導之劑，忽昏然沉睡，晝夜迷離，叫喚難醒，醒惟食粥一盞而已，如是逾夏經秋，服藥不可勝計，九月索診於余，其脈數如釜沸，余以大劑六味湯，投之十二貼，六脈始平，兩關變有滑象，又以溫膽湯投六帖，脈變虛軟，改授補中湯四帖，脈轉弦硬，便問日寒熱，與瘧無異，因酌逍遙散加鱉

甲、香附四帖，寒熱既痊，沉睡忽解，亦能飲食矣。

余擬此證，痰熱伏於肝膽，藥餌消傷脾胃，肝膽之實熱未除，脾胃之虛機續見，肝膽熱則好眠，脾胃虛更懶食矣。相火寄於肝膽，肝膽受痰熱之困，不能宣發相火，且相火與痰熱相搏，六脈數於釜沸，是其診也。故首用六味壯水之主，以鎮陽光，陽光得鎮，兩關變滑，乃肝膽脾胃現出證之真形，故投溫膽湯以平膽熱，膽熱平則滑脈去，而虛軟來。又以補中湯扶中氣，而升陰陽。脈轉弦硬者，肝膽久鬱，今得舒其本象也。

寒熱如瘧者，非瘧也，乃少陽中正之官，開其鎖鑰本氣之陰陽，得以往來，只為脾胃尚弱，未能承應，間作寒熱耳。治之以逍遙散加鱉甲、香附，乃以消散餘邪，滋養肝膽，調和脾胃，使臟腑攸平，土木調達耳。是以緒證悉除，起沉痾於一旦也。

述此一案，以見病知源之惟難，按脈究理之不易。程子曰：脈無不真，證無不假，三指之下，毋得受病欺瞞，被病恐嚇也。

**病案例**：許宅婦妊娠八月，仲夏日患亢熱燒渴，引水不欲咽，小便赤澀，濕熱之證，誤服枳朴消導諸藥，一帖胎墜，因延產科治之，三服芎歸以致悶絕，交晝備棺木，而化錢紙矣。因病者肌表熱甚，氣息未了，父母放捨不下，延余診之，六脈芤大無序，身直目閉，舌青額潮，腹滿指逆，見證雜沓。如此以胎前之熱在陽明，至今未解，當解肌，不解肌熱，不能退胎前之濕在太陽，至今未利，當利水不利水，濕不能消，產後脈大亙應泄熱，而未可輕瀉，則正氣隨亡。產後脈芤宜乎？補虛而未可驟補，防補則瘀熱滋甚，且脈之息數無序，表裡陰陽業經雜亂，欲投劑挽復諸難，非易事也。余斟酌至再訂桂枝柴胡湯加味，投之一劑，微汗而癒。

述此一案，以見救逆之際，索自望、聞、問、切中，辨認寒熱虛實，表裡陰陽，邪正上下，標本緩急，一一布算切治，然後斟酌藥性劑，訂補瀉溫涼可也。

# ｜草藥單方誤入說｜

　　學醫猶學弈也，醫書猶弈譜也，世之善弈者，未有不專心致志於弈譜，而後始有得心應手之一候。然對局之際，檢譜以應敵，則膠桂鼓瑟，必敗之道也。醫何獨不然執死方，以治活病，強題就我人命，其何堪哉！故先哲有言曰：檢譜對弈，弈必敗，拘方治病，病必殆。丹溪朱氏亦曰：古方新病，安有能值者，泥是且殺人。由是言之，世所傳經驗單方，往往僅標治某病，而不辨別脈證，其間和平淡之品，即不對證，試用尚無大礙，若剛暴猛烈之藥，用者尚其慎之。

　　余見一婦人，用密陀僧截瘧，一男子用蘄蛇酒治痛風，皆頃刻告殂（ㄘㄨˊ，死亡），與服毒無異。又張石頑曰：或向近世治黃疸病多，用草頭單方，在窮鄉絕域之可也，城廓愚民亦多效，尤仁鑑此，豈不痛哉。嘗見有服商陸根、苦誇包（俗稱瓢葫蘆）酒、過山龍、雪裡青、鹿蔥等汁，吐利脫元而死者，指不勝屈。

　　曾有孕婦病黃，誤用瓜蒂嗅鼻，嘔逆喘滿，致胎息上衝，慘痛叫號（ㄏㄠˊ，大哭）而死。設當此際，得何法以救之耶，答言是皆宿孽使然，與飛蛾觸火無異，欲救之者，惟廣行刊布，垂誡將來，勿蹈前轍，庶不失仁之用心。欲手挽已覆之車，吾惟如之何也。

　　**按**：此則草頭之方誤人，為禍尤烈。第瓜蒂嗅鼻，治黃是仲聖法，因不知孕婦應忌，而誤用致斃，拘方治病必殆，斯言詢不誣矣。至用商陸根等，猶舉其名，當其誤用時，或能知何藥之誤，尚可設法解救。特有一種以草藥治病，輾轉傳授，謬稱秘方，僅識其形狀、氣色之草藥，採而用之。在用者，自己尚不能舉其名，而且先揉搗之，使人莫能辨識，故神其說，以惑人治或得效，則群相走告。詫為神奇後，凡遇是病，業經試驗之方，放膽用之而不疑，一服未效，再服三服，殊不知效於此者，未必效於彼。

以病有淺深，體有強弱，證有寒熱虛實，斷不能執一病之總名，而以一藥統治之也。且草藥之用，往往為專而性猛，藥病偶或相當，其奏功甚捷，一不相當，亦禍不旋踵。深願世之明哲保身者，守未達不敢嘗之訓，萬勿以性命為試藥之具，並轉相勸誡，俾共和用藥治病，雖專門名家，尚須詳細體察，詎可輕服草藥，存僥倖之心，蹈不測之禍哉。

## | 血崩症效方 |

婁全善《醫學綱目》，治血崩類用炭藥，以血見黑則止也。香礬散用香附醋浸一宿，炒黑為炭，存性每一兩入白礬二錢，米飲空心調服。一法用薄荷湯更妙。許學士曰：治下血不止，或成五色崩漏，香附是婦人聖藥。此氣滯者，用行氣炭止之也。五靈脂散治血崩，用五靈脂炒，令煙盡為末，每服一錢，溫酒調下，一法每服三錢，水酒、童便各半盞，煎服，名抽刀散，此血污者，用行血炭止之也。荊芥散治血崩，用麻油點燈，多著燈心就上燒荊芥，焦色為末，每三服三錢，童便調下，此氣陷者，用升藥炭止之也。治崩中不止，不問年月，遠近用槐耳燒作炭為末，以酒服方寸匕，此血熱者，用涼血炭止之也。如聖散治血崩，棕烏梅各一兩，乾薑一兩五錢，並燒炭存性，為細末，每服二錢，烏梅酒調下，空心服，久患不過三服癒，此血寒者，用熱血炭止之也。棕櫚、白礬，煅為末，酒調服，每二錢，此血脫者，用澀血炭止之。

**按**：同一血崩證，同用炭藥，而條分縷晰，有如是治病用藥，首貴識證，可一隅三反矣。

## | 身內有三寶宜貴 |

《徹剩八編內鏡》曰：身內有三貴，熱以為生血，以為養氣，以為動覺，故心肝腦為貴，而餘為待命焉。血所由生，必賴食化，食先歷齒刀，次歷胃釜，粗細悉歸大絡。細者，可升至肝腦成血，粗者，為滓，於此之際，存細分粗者脾，包收

緒物，害身之苦者膽，吸藏本化者腎。脾也，膽也，腎也，雖皆成血之器，然不如肝，獨變結之更生體性之器，故肝貴焉。心則成內熱，與生養之氣，腦生細微，動覺之氣，故並貴也。或問三貴之生氣如何？曰：肝以竅體內，收半變之糧，漸從本力，全變為血，而血之精分，更變為血露，所謂性體之氣也。此氣最細，能通百脈，啟百竅，引血周行遍體。

又本血一分，由大絡入心，先入右竅，次移左竅，漸至細微，半變為露，所謂生養之氣也。是氣能引細血周身，以存原熱。又此露一二分從大絡升入腦中。又變而愈細愈精，以為動覺之氣，乃合五官四體動覺，得其分矣。

《主制群微》曰：人身濕熱，而已熱恆消濕，無以資養則膚焦，而身毀矣。故血者，資養之料也。血以行脈，脈有總曰絡，絡從肝出者二，一上一下，各漸分小，脈至細微，凡內而臟腑，外而膚肉，無不貫串，莫定其數，脈之狀似機，其順者，因血勢而利導之，斜者，留血母退，橫者，逆血使進也。脈之力，又能存血，不合則壞，血合於痰，乃克順流合於膽，乃免凝滯。合於體性之氣，乃啟諸竅導之，無閉塞也。從心出者，亦有二，大絡一上一下，細分周身，悉於肝絡，同所不同者，肝引血，存血，此專導引熱勢，及生養之路耳。

心以呼吸進新氣，退舊氣，直合周身。脈與之應，少間不應，輒生寒熱諸證，醫者必從三部躍動之勢，揣知病源，蓋以此也。腦散動覺之氣，厥用在筋第，腦距身遠，不及引筋，以達百肢，復得頸節，脊髓連腦為一，因遍及也。腦之皮分內外層，內柔而外堅，既以保存生身。又以肇始諸筋，筋自腦出者，六偶獨一偶，踰頸至胸，下垂胃口之前，餘存項內，導氣於五官，或令之動，或令之覺。又從脊髓出筋三十偶，各有細筋旁分，無膚不及，其與膚接處，稍變似膚，始緣以引氣入膚，充滿周身，無不達矣。

筋之體瓤，其裡皮，其表類於腦，以為腦與周身連接之要約，即心與肝所發之脈絡，亦有其體，因以傳本體之性於周

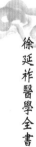徐延祚醫學全書

身。蓋心肝與腦三者，體有定限，必藉筋脈之勢，乃能與身相維、相貫，以盡厥職。否則七尺之軀，彼三者，何由營之、衛之，使生養動覺，各效靈哉。

吳又可注曰：此論以肝、心、腦、筋立言，是《靈》《素》所未發，以上二則，從抄本醫書錄出，未詳作者姓氏，其說與泰西所著《全體新論》等書，所言略同。而泰西諸書與王勳臣（王清任，字勳臣），所著《醫林改錯》所論亦略同。

**按**：泰西醫書與《醫林改錯》，為醫家所當參閱，以目稽勝，於懸揣也。然其言臟腑之功用，及氣機之流行，不無可議處。《重慶堂隨筆》評泰西書，信其可信，闕其可疑，兩言蘧矣。仁和徐然石書《醫林改錯》後曰：《易》曰：天地定位，山澤通氣，人身軀殼，以內物位之定也。飲食之化精、化液、化血、化大小便，氣之通也。信先生明位之定，而執之竅疑，先生未能擴氣之通，而充之也，此數言亦中肯。

## ｜頭汗出｜

《內經》言：胃中悍氣循咽而上衝，頭中外行諸竅，可知頭汗出者，濕熱隨胃中悍氣上蒸故也。又人逢飲食，輒頭汗出甚者，頭上熱氣蒸騰如煙霧，俗謂之蒸籠頭，此殆飲食入胃，飲氣、食氣，輒隨胃中悍氣上衝，是天稟然也。

## ｜煎藥用水說｜

何西池（何夢瑤，號西池）《醫碥》，煎藥用水歌曰：急流性速堪通便，宣吐回瀾水最宜，百沸氣騰能取汗，甘瀾勞水意同上，黃齏（ㄐㄧ）水吐痰和食，霍亂陰陽水可醫，新汲無根皆取井，除煩去熱補陰施，地漿解毒兼清暑，臘雪寒冰熱疫奇，更有輕靈氣化水，奇功千古少人知，堪調升降充津液，滋水清金更益脾。

**按**：甘瀾水，用水置盆杓揚萬遍，亦名勞水，古人言水性鹹，而體重，勞之則甘而清，取其不助腎氣，而益脾胃也。

又言：揚之萬遍，取動極而靜之義，愚謂後說近是。試取仲聖所用甘瀾水方，細繹之其義，自見氣化水者，以水蒸汗，如蒸花露法，一名氣汗水，一名水露。

《內經》謂：地氣上為雲，天氣下為雨，上為雲者，水化為氣也。下為雨者，氣化為水也。水化為氣，則津液上騰，可潤上燥，氣化為水，則膏澤下布，可滋下涸，用水蒸氣，氣復化水，有循環之妙理，得升降之元機，不但可取以煎藥，燥火證口渴者，取而飲之，不亦宜乎。

## | 豆腐漿雞蛋功用 |

吳渭泉治大便燥結，糞後便血，用生豆腐漿七分，荸薺汁三分，約共一茶碗，將豆腐熱滾，和冰糖少許沖荸薺汁，空心溫服。蓋荸薺甘寒而滑，開胃消食，除熱止血。豆漿乃清熱散血，下大腸濁氣。

又《雞鳴錄》治女人帶下，屬濕盛者，松石豬肚丸，每早淡豆腐漿，送服三錢。

又仁和何惠川輯《文堂集驗方》，治痰火年久不癒者，用飴糖二兩，豆腐漿一碗，煮化多服即癒。又雞蛋、豆腐漿沖服，久則自效。蓋雞蛋能去喉中之風也。

余治一幼童喉風證，與清輕甘涼法，稍加辛藥，時止時發，後有人教服，雞蛋頂上針一孔，每日生吞一枚，不及十枚病癒，不復發。此雞蛋能去喉風一症。

## | 噎膈妙治 |

《雞鳴錄》治噎膈方，用川黃連去毛，細切二兩，以水九碗，煎至六碗，再加水六碗，煎至三碗，下赤金，紋銀各一錠，每重二兩，浸湯內，大田螺五十個洗淨，仰置盤中，以黃連汁挑點螺靨（一ㄝˋ，海螺窩），頃刻化水，用絹濾，收半碗，將田螺水，同黃連汁，金銀共入瓷鍋內，煎至碗半，下蘆菔（即蘿蔔）汁小半碗，無蘆菔時，以蘆菔子煎取濃汁，用同

煎至碗半，下韭汁小半碗，次下側柏汁小半碗，次下甘梨汁小半碗，次下竹瀝小半碗，次下瑩白童便小半碗，俱以煎至碗半為候，將金銀取起，下釀白人乳一大碗，次下羊乳一大碗，次下牛乳一大碗，俱以煎至一碗為候，成膏入瓷罐內封口，埋土內一伏時，每用一茶匙，開水調服，極重者三服必癒。如湯水不能進者，將膏挑置舌上，聽其滲入咽喉，自能飲食，但癒後須食糜粥一月，方可用飯。此方清火，消痰去瘀下氣，養營潤燥。係京口何培元家秘傳，能挽回垂絕之證。故顧松園《醫鏡》名曰再丹。

按：《內經》曰：三陽結，為之膈。三陽結者，大腸、小腸、膀胱熱也。小腸結熱，則血脈燥，大腸結熱，則後不圊。膀胱結熱，則津液涸，三陽俱結，前後秘澀，下既不通，必返上逆，此所以噎食不下從下而逆上也。又昔人，指噎膈為血液枯槁，沉痼之疾，非大劑無濟於此事，此方製法頗精，煎膏釀厚，藥力甚大，正合嘉言喻氏所謂，能變胃而不受胃變之義，良工調劑之苦，心有如是夫。

## ｜木通慎用｜

《重慶堂隨筆》謂：木通味苦，故瀉心火，由小腸出。諸本草皆云：甘淡，或言微辛，豈諸君不但未經口嘗，且郯莬（ㄔㄨˊ ㄇㄠˊ，自己意見淺陋，謙虛說法）亦未詢手。

按：木通古名通草，今之通草，古名通脫木（通草的原植物名）。云：木通味甘淡，或通草之傳誤，未可知其實。今之木通，味極苦，且劣世謂黃連，是苦口藥，殊不知黃連之味苦而清，木通之味苦而濁。葉氏《醫案》以蘆薈入湯劑，徐氏批曰：請自嘗之方，知其苦，願以斯語移之木通。且木通性極迅利，不宜多用。

余友沈杏田言，曾見一小兒誤服，重劑木通湯藥，小便遂不禁，繼之以白膏如精狀，叫號慘痛而死，死後溺竅端，猶有精珠數粒。用木通者，其審慎之。

# | 結胸痞悶由於藥誤 |

人身內外作兩層，上下作兩截。而內外上下，每如呼吸而動相牽引。譬如攻下而利，是泄其在內之下截，而上截之氣，即陷內上，既空其外層之表氣，連邪內入，此結胸之根也。譬如發表而汗，是疏其在外之上截，而在內之氣跟出，內上既空，其內下之陰氣上塞，此痞悶之根也。識此在上，禁過汗在內，慎攻下之法。後讀仲聖《傷寒論》，結胸及痞塞諸證，則冰消雪化矣。

此高學山《傷寒尚論篇辨似》中，語自昔名醫，無不以陰陽升降，盈虛消長，而為劑量準。如上所云：誤下變結胸，是陽湊於陰也。誤汗作痞悶，是陰乘於陽也。蓋陰陽各有定位，升降自有常度。此盈者，彼必虛。此消者，彼必長。醫事之補偏，救弊變化，生心端在是矣。繆宜亭醫藥中，引盧氏之言曰：不得橫遍為豎，窮此二語甚妙。橫遍者，自內而外，由陰出陽也。豎窮者，直上直下，過升過降也。此陰陽升降，盈虛消長之理也。推此二語，為引申數言於後，質之高明，下既不通必反上逆，不得上達轉為橫格，上游塞阻，下必不通，中結者，不四布過，泄者必中虛。

# | 黃連厚腸胃辨 |

黃連厚腸胃之說，竊嘗疑之，以謂厚者，對待薄者而言者也。必使薄者不薄，始可謂厚。若謂黃連能除濕熱，即是厚腸胃，其厚之義，終未安也。迨歷臨痢證，往往滓穢來脂膜，以俱下名曰腸垢，亦名刮腸痢，乃恍然悟平人腸胃內，本有脂膜柔韌黏膩，貼於腸胃之四周，因病痢消爍，逼迫而下，因下而腸胃內，四周之脂膜漸薄，用黃連清濕熱，去其消爍，逼迫之源俾脂膜仍舊，緊貼腸胃之內，乃所謂厚耳。雖然腸與胃，原一氣貫通，但胃是胃，腸是腸，詎可混言。

痢疾下腸垢，未聞下胃垢也。有刮腸痢，未聞有刮胃痢

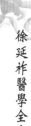

徐延祚醫學全書

也。而且腸勢盤曲，中空無幾，濕熱攪擾，易及周遭，或邪氣刮脂膜，而下行，或積穢泄脂，以下出。若夫胃體廣大，藏垢納穢，縱有濕熱，未必傷及邊際，剝及脂膜也。於是黃連厚腸胃之說，竊又疑之，疑胃字之未安也。

及考《別錄》則曰：調胃厚腸，益恍然悟黃連厚腸胃之說，係後人混而稱之，非《別錄》之本文也。黃連能除胃中之濕熱，使胃氣復其中和，故謂之調。黃連能除腸內之濕熱，使腸內脂膜不致消爍，逼迫而下，故謂之厚，於以知古人下語，一字不苟，其精切有如是。

## | 養齒須知 |

《千金方》言：凡人每患齒痛，多由月蝕夜餐飲之所致，識者深宜慎之。所認日月蝕未，平時特忌飲食。

**按**：此說知者不多，故為拈出。又養生家言：今人漱齒，每以早晨，是倒置也。凡一日飲食之垢積於齒縫，當於夜晚刷洗，則滓穢盡去，故云：晨漱不如夜漱。

## | 噎因神思間病論 |

《雞峰普濟方‧五噎諸氣論》曰：此病不在外，不在內，不屬冷，不屬熱，不是實，不是虛，所以藥難取效。此病緣憂思恚怒，動氣傷神，氣積於內，氣動則諸證悉見。氣靜則疾候相平，手捫之，而不得疾之所在，目視之而不知色之所因耳。聽之而不知音之所發，故針灸，服藥皆不獲，此乃神思間病也。

頃京師一士人家，有此病證，勸令靜觀內養，將一切用心力事，委之他人服藥，方得見效。若不如是，恐卒不能安，但依此戒兼之，灼艾膏肓與四花穴，及服藥可以必瘥。孫真人言，婦人嗜欲多於丈夫，感病倍於男子，加以慈戀愛惜，嫉妒憂恚，染著堅牢，情不自抑，所以為病根深，療之難癒。

**按**：神思間病、乞靈藥物，竊恐盧扁，亦謝不敏。凡遇

此等病，苟非其人，染著堅牢，總當諄切相勸，令其靜觀內養，推古昔仁人之用，心諒不僅書一紙方，便了厥事也。第靜觀內養四字，談何容易，惟夙具根器者，始能領略耳。

# ｜內養卻病｜

靜觀內養之法，仁和何惠川所輯《文堂集驗方》內一條，簡切易行，嘗舉以質諸，喜談心學者，謂條內自審此念，因何而起一語，妙諦無窮，卻病其小焉者也。

《集驗方》曰：凡虛損證，由勞力過度而成者，得安養藥食之功，尚在易治。若由偏性七情六慾而成者，藥力之功不過居其二三，惟靜養之功，方可回天。隨分忘其家業，住於安閒之所，清心寡慾，去其酒色，財氣之私心，清晨醒即起，物我相忘，安神靜坐，若有妄想，即徐步自審，此念因何而起，如何而止，與身心無益之念去之。靜則再坐，動則再步，如此行一炷香，少頃再行，必得心息相依，呼吸自然，坐時以口生津液，坐起周身筋骨舒暢為驗。工夫下手，由淺入深，總以不間斷為妙，即行住坐臥，皆要安神內守，行之半日，即有奇功，加以善願助之，可以希仙矣。若徒服奇藥，或逆氣閉息，非徒無益而有害。

# ｜膽倒治法｜

《續名醫類案》，許宣治一兒，十歲從戲台倒跌而下，嘔吐苦水，以盆盛之，緣如菜汁。許曰：此膽倒也，膽汁傾盡則死矣。方用溫膽湯加棗仁、赭石正其膽腑，可名正膽湯，一服吐止。昔曾見此證，不知其治，遂不救。

# ｜病輕藥重病重藥輕說｜

病證本輕，因藥而重，藥不對證，固令病重，即或對證，病輕藥重，亦令重也。

**病案例**：余治一婦人，噁心嘔吐，頭眩惡食，醫藥兩月

徐延祚醫學全書

降逆。如左金丸，旋覆代赭湯，代赭石，質重下墜，孕婦所忌。調氣如砂、蔻、烏、沉之類。補益如六君、四物等劑，轉見心胸煩滿，惡聞食氣，體重作痛，黃瘦倦臥，氣息奄奄。一醫謂血枯經閉，虛勞重證，囑病家治後事矣。

余診其脈，細弱之中，終有動滑之象，詳細詢問，腹雖不大，而時有動躍，斷為懷妊惡阻，本屬妊娠之常疾，因過藥傷胃，致現種種惡候，勸令停藥，不肯信，從乃立疏氣降逆、養胃清和、平淡之劑，服後胸膈稍寬，隨後出入加減，總以輕劑漸漸收功。數月後，竟舉一男。《金匱》原有醫者治逆，卻一月加吐，下者則絕之，之明訓。絕之者，絕止醫藥，俟其自安也，不肯絕藥，姑以輕劑與之。

## | 雪 羹 |

海蛇，一名海蜇頭。用一兩，漂淨加大荸薺，一名地栗，四個，水二鍾，煎八分服，名雪羹，見《絳雪園古方選注》注曰：凡肝經熱厥，少腹攻衝作痛，用以泄熱止痛，捷如影響。王孟英《歸硯錄》曰：海蛇，妙藥也。宣氣化瘀，消痰行食，而不傷正氣，以經礬鹽所制，入煎劑，雖復漂淨，而軟堅開結之勳固在也。故哮喘、胸痞腹痛、癥瘕脹滿、便閉滯下、疳黃等病，皆可量用。宜下之證，而體質柔脆，不能率投硝黃者，余輒重用，隨機佐以枳、朴之類，無不默收敏效。

海蛇，本水結成，故煮之仍化為水，人身之痰，有由火搏其水而成者，故為化火痰之專藥。其性寒涼，清水散結，不傷正氣，余每喜用之。若陽氣衰少之體，寒多濕勝之病，不相宜也。小兒疳病，由於火盛致口鼻，便堅腹脹，內熱者，令服雪羹屢數。

# 卷 四

## ｜治痿獨取陽明｜

《素問‧痿論》曰：治痿獨取陽明，陽明主潤宗筋，宗筋主束骨，而利機關也。王太僕註：宗筋，謂陰毛橫骨上下之豎筋也。上絡胸腹，下貫髖尻。又經於背腹上頭項，則宗筋不可以外腎言也。《厥論》曰：前陰者，宗筋之所聚，前陰外腎也，為宗筋之所聚，則宗筋亦可以外腎言也。

《痿論》又曰：思想無窮，所願不得意，淫於外，入房太甚，宗筋弛縱，及為白淫。玩繹此節經義，上有入房太甚句，下有及為白淫句，則中有宗筋弛縱句，竟作陽痿解可也，此節宗筋兩字。竟作外腎解也。

夫陽明腎府，位鎮中宮，上合於鼻，下合外腎，驗之於黴瘡，毒蘊陽明，或上發而鼻壞，或下注而莖靡，驗之於馬其鼻黑者，莖亦黑，鼻白者，莖亦白，陽明與外腎，關屬不更信，而有徵哉，是則治陽痿，當遵《素問》治痿獨取陽明之旨，弗徒沾沾於補腎壯陽可矣。

## ｜丸藥當考核方藥性功說｜

余合回生丹，以救難產，及治產後瘀血為患等症，屢建奇功，而獨不利於虛寒之證，以虛則當補寒，則當溫也。

**病案例：**一婦產後，甫（剛剛）兩日，惡露不行，腹痛作嘔，服回生丹一丸，嘔不除而轉增泄瀉。乃邀余診，面青唇淡，舌苔白滑，脈則右弦緩，左沉澀疠（ㄐㄧㄠˇ，絞）痛，作嘔泄瀉不爽，為疏半夏、代赭石、肉桂、琥珀、黑薑炭、延胡索、桃仁、炙甘草等溫行之品，嘔止痛緩，而惡露亦稍行，左脈漸流利。再二劑，瘀行痛緩，瀉亦止，胃口不開，體甚睏乏，改用扶元和胃，溫行血氣，小劑緩調，數劑胃能納穀，形

色亦漸轉，惟左小腹有塊如拳大，不時攻觸作病，萬仿大黃蟅蟲丸法。前方去半夏、代赭石，加當歸、炙穿山甲、酒醉地鱉蟲，即蟄蟲為末，搗入醋熬大黃膏，白蜜煉為丸，如桐子大，早晚每服三錢，不匝月塊漸小，痛亦漸除。後與通補奇經，溫養肝腎，病竟脫，氣體復充，此證血因寒瘀，而上衝於胃。沖胃者，為產後三沖急證中之一，回生丹治三沖急證，本有專功，然能迅推瘀血下行，而不能治因寒凝結之瘀。

凡用合成丸藥，必須考核方藥性功能，參合脈證，倘若耳食某丸可治某證，而恣意用之，總屬得失參半，此古人所以有先議病，後議藥之訓。

## | 腳氣論治 |

水鄉農人，多患腳氣，俗名大腳風，又名沙木骽（ㄊㄨㄟˇ，同腿），一腫不消，與尋常腳氣，發過腫消者迥殊。此因傷絡瘀凝氣，亦阻瘅風濕熱雜入之邪，襲入而不能出也，故病起必胯間，結核而痛，憎寒壯熱，而漸以下行，至足初起，宜用蔥白，杵爛加蜜，蔥蜜相併，至毒殺人，切勿入口。胯核痛處，再用海蛇（海龍），地栗（翻白草）同煎，俟海蛇化盡，取湯吞當歸龍薈丸三錢，能即消散為妙。

若已成者，以黃柏酒炒研末八兩，海龍八兩勻漂煎化，加蔥鬚自然汗和勻，為丸綠豆大，茅根湯日送三錢，外用杉木鏇花煎濃湯，入皮硝一兩頻洗，日以藍布浸鹽，束之，以鹽滷，善清濕熱，散風毒。凡洗鵝掌風，及腳氣並良也，忌一切辛熱發物，尤忌蠶蛹，雖癒後，宜忌食蠶蛹數年。

## | 暴厥卒中救急須知 |

凡暴厥卒中，癇癲（ㄧㄢˇ，驚叫）及跌墜，暈仆諸病，其身中氣血擾亂未定，切勿張皇喧鬧，妄為移動，以致氣絕不返，總宜在原處置證，設法可以得生。如閉證，宜取嚏（ㄊㄧˋ，打噴嚏）服玉樞丹、蘇合丸之類以開之。虛證，用炭醋薰之，

或令人緊抱，以口接氣、再灌以參湯，薑湯，童便之類。按證施治，俟其甦醒，然後歸臥室可也。俗不知，往往扶掖他走，多致不救。總由不知古法，贅此，冀存心仁厚者，傳播於世也。

**按**：何氏《濟生篇》曰：中暑悶亂，不可便與冷水，及臥冷地，得冷則死。據此則止，可移至陰處，斷不可移至冷地，究竟救之，醒後再移，方不至魂失所歸。

## ｜臨診辨症細心從事案｜

醫事難矣哉，學識荒陋者，無論矣其在術精名重，日診百十人，精神不逮，大意處輒復誤人。蓋晨夕酬應，無少息時，索索無精思，昏昏有俗情，雖賢哲不免也。

徐悔堂《聽雨軒雜記》云：乾隆壬申（1752年），同里馮姓館，於風橋蔡姓家，夏日蔡自外歸，一蹶不起，氣息奄然，因以重金急延薛生白先生診至，則蔡口目悉閉，六脈皆沉，少妾泣於旁，親朋議後事矣。

薛曰：虛厥也，不必書方，且以獨參湯灌之，遽拱手上輿而別，眾相顧莫敢決。再延一符姓醫人視，符曰：中暑也，當服清散之劑，參不可用，眾以二論相反，又相顧莫敢決。馮曰：吾聞六一散，能祛暑邪。盍先減之，乃以葦管灌之，果漸蘇。符又投以解暑之劑，病即霍然。

夫薛氏為一代之名醫，祇以匆匆一診，未遑細審，並致疑於少妾之在旁，誤以中暑為虛脫，幾傷其生，醫事不識難手！其難哉。

又《類案》載：曾世榮先生，治船中王氏子，頭痛額赤，諸治不效，動即大哭，細審知，為船篷小篾（ㄇㄧㄝˋ，竹子劈成薄片）刺入顱上，皮內鑷去即癒。苟不細心審視，而率意妄治癒，治癒壞矣。

是故醫家，臨診辨證，最要凝神定氣，反覆推彰，慎勿相對斯須，便處方藥也。

# 諸藥蒸露於胃有益說

熊三枚《泰西水法》云：凡諸藥係草木、水果、蓏（ㄌㄨㄛˇ，指瓜類果實）谷菜諸部。具有水性者，皆用新鮮物料，依法蒸餾得水，名之為露，以之為藥。勝諸藥物何者？諸藥既乾、既久，或失本性。如用陳米為酒，酒力無多。若以諸藥煎為湯，飲味故不全，間有因煎失其本性者，若作丸、散，並其渣滓下之，亦恐未善。然峻厲猛烈之品，不得不丸以緩之。

凡人飲食，蓋有三化：一曰火化，烹煮熟爛；二曰口化，細嚼緩咽；三曰胃化，蒸變傳化。二化得力，不勞於胃，故食生冷，大嚼急咽，則胃受傷也。胃化既畢，乃傳於脾，傳脾之物，悉成乳糜，次乃分散，達於周身。其上妙者，化氣歸筋，其次妙者，化血歸脈。用能滋益精髓，長養臟體，調和營衛。所謂妙者，飲食之精華也，故能宣越流通，無處不到。所存糟粕，乃下於大腸焉。

今用丸散，皆於藥合成，精華已耗，又須受變於胃，傳送於脾，所沁入宣佈，能有幾何？其餘悉成糟粕，下墜而已。若用諸露，皆是精華，不待胃化，脾傳已成，微妙且蒸餾所得，既於諸物，體中最為上分，復得初力，則氣厚勢大，不見燒酒之味，釀於他酒乎！

**按**：古人丸、散、湯飲，各適其用，豈可偏廢。諸藥蒸露，義取清輕。大抵氣津枯耗，胃弱不勝，藥為者最為合宜。其三化之說，火化、口化，不必具論，胃化一言，深可玩味。蓋飲食藥物入胃，全賴胃氣蒸變傳化，所以用藥治病，先須權衡病人胃氣，及病勢輕重，此古人急劑、緩劑、大劑、小劑之所由分也。如驟病胃氣未傷，勢又危重，非用大劑，急劑不可杯水車薪，奚濟於事，一味穩當，實為因循誤人。倘或病人胃氣受傷，無論病輕、病重，總宜小劑、緩劑，徐徐疏瀹（ㄩㄝˋ，疏通），庶可漸望轉機。以病人胃氣已傷，藥氣入胃，艱於蒸變

轉化。譬如力弱者，強令負重，其不顛踣者幾希。

## | 續藥露說 |

上條言諸藥蒸露，為輕清之品，氣津枯耗，胃弱不勝藥力者，最為合宜。請更申其說，馬元儀曰：陰虛有三：肺胃之陰，則津液也；心脾之陰，則血脈也；肝腎之陰，則真精也。液生於氣，惟清潤之品，可以生之。精生於味，非黏膩之物，不能填之。血生於水穀，非調中州不能化之。是則人身中津液、精血，皆屬陰類，津液最輕清，血則較濃，精則更加厚矣。讀《內經》腠理開發，汗出溱溱是謂津，穀入氣滿，淖澤注於骨，骨屬屈伸，泄澤補益腦髓，皮膚潤澤是謂液，則知津與液，較液亦略為濃厚矣。竊謂津液者，雖屬陰類，而猶未離乎陽氣者也，何以言之？

《內經》云：三焦出氣，以溫肌肉充皮膚，為其津，其流而不行者為液。豈非液則流而不行，液則猶隨氣流行者乎。《內經》又云：上焦開發，宣五穀味，薰膚充身澤毛。若霧露上溉是謂氣，霧露所溉，萬物皆潤，豈非氣中有液者乎？驗之口中氣，呵水愈足，徵氣津之不相離矣，氣若離乎津，則陽偏勝，即氣有餘便是火是也。津若離乎氣，則陰偏勝，即水精不四布，結為痰飲是也。蒸露以氣上蒸而得露，雖水類而隨氣流行，體極輕清，以治氣津枯耗，其功能有非他藥所能及。

泰西贊謂不待胃化，脾傳已成微妙。余謂病人胃弱，不勝藥力者，最為合宜，其力甚薄，頻頻進之可也，其氣亦易泄，新蒸為佳。余治傷陰化燥證，清竅乾澀，每用之獲效。《內經》謂九竅者，水注之器，清竅乾澀者，病人自覺火氣從口鼻出，殆津離乎氣，而氣獨上注歟。

## | 瘟毒發斑脈證論治 |

時毒瘟疫，口鼻吸受，直行中道，邪伏膜原，毒凝氣滯，發為內斑，猶內癰之類。其脈短滑，似燥非燥，口乾目

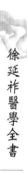

赤，手足指冷，煩躁氣急，不欲見火，惡聞人聲，耳熱面紅，或作寒噤，昏不知人，鄭聲作笑，治宜宣通氣血，解毒化斑為主。得脈和神清，方為毒化斑解。

但其斑發於胃腸，嗌膈之間，因肌膚間，不得而見，往往不知為斑焉，而誤治者多矣。

## ｜雪梨薑汁法治痰有驗｜

治痰氣壅塞，雪梨汁一杯，生薑汁四分之一，蜜半杯，薄荷細末一錢，和勻，器盛重湯，煮一時，任意與食，降火如奔馬，此方出《幼幼集成》，甘寒辛潤，邪襲於肺，泄肺降痰，試用良驗。

## ｜痰阻脈塞宜變法推治｜

滑脈多主痰，以津液凝結故也。然有頑痰阻閡氣機，脈道因之不利反見澀脈者，開通痰氣，脈澀轉滑，見之屢矣。又現證脈象是痰證，而病人言無痰，服藥後漸覺有痰，亦見之屢矣。

**病案例**：閱《孫文宿案》，治龐姓遭跌骨痛。服行血散血藥多劑，痛不少減。孫診脈左弦右滑數，曰此痰火症也。龐曰：軀體雖肥，生平未嘗有痰。徒以遭跌，積瘀血於骨間作痛耳。孫曰：痰在經絡間，不在肺故不咳嗽，而亦不上出。脈書有云：滑為痰，弦為飲，據脈實痰火也。如瘀血，脈必沉伏，或芤，或澀也，面色亦必帶黃。前醫以瘀血治者，皆徇公言，不以色脈為據耳。乃用大瓜蔞帶殼者二枚，重二兩，研碎，枳實、甘草、前胡各一錢，貝母二錢。

初服腹中轆轆有聲，逾時大瀉一二次，皆痰無血痛，減大半再服，又下痰碗許，痛全止。三服腹中不復有聲，亦不瀉，蓋前由痰積瀉也。今無痰故不瀉，此則診病，雖須詳問。又當色脈後參，不可徇病人之言，為其所惑。又嘉言喻氏，亦謂痰到胃，始能從口吐出，到腸始能從下瀉出。

# 五味子功能輔相成方說

《本經》曰：五味子，氣味酸溫，無毒，主益氣，咳逆上氣，勞傷羸瘦補不足，強陰益男子精。盧子繇《承雅半偈》曰：五味俱全，酸收獨重，故益降下之氣。咳逆上氣者，正肺用不足，不能以上而下，以順降入之令，勞傷羸瘦者，即《內經》云：煩勞則張，精絕使人煎厥內鑠也。此補勞傷，致冷止不足，與補中益氣之治，不能升出者相反，能降便是強陰，陰強便能益精。設六淫外束，及肺氣煎滿，餌之不引邪入臟，永無出期，縱得生全，須夏火從中帶出，或為斑疹，或為瘡瘍，得汗乃解。倘未深解病情，願言珍重。

**按**：此則，五味子之功能的在降入，凡病情之涉宜升，宜出者，視為戈戟矣。蓋肺統五臟六腑之氣，而主之腎，受五臟六腑之精而藏之。腎氣原上際於肺，肺氣亦下歸於腎，一氣自為升降者也，故上而咳逆，上氣由六淫外束耳。此則，外邪不特不能升，不能出，直引之及腎，而漸成虛損。倘同熟地、麥冬等用，酸而兼膩，不啻錮而閉之，是以前論中，所謂不虛做成虛，不損而做成損者，此類是也。若六淫七氣，有以耗散之，致肺失其降，而不歸肺之氣，因耗散而日虛，腎之精因不藏，而日損，此際不用五味子，而誰用乎？五味子，能收肺氣入腎，肺氣收自不耗散，入腎則五臟六腑之精，腎得受而藏之矣。

雖然論藥，則得一藥之功能，論方則觀眾藥之輔相。凡藥皆然試，即於五味子，發其凡可乎？五味子之功能，在降入病情，宜升宜出者不可用，固已第執此說，以論藥則可。若執此說以論方，則《金匱要略》中，射干麻黃湯、厚朴麻黃湯、小青龍加石膏湯等方，之用五味子，其說遂不通，殊不知古人治病，用藥每於實中求虛，虛中求實，不比後人之見虛治虛，見實治實，補者一味補，攻者一味攻也，故雜。

五味子於麻黃、細辛、桂枝、生薑諸藥中雜。五味子於

射干、紫菀、款冬、杏仁、半夏諸降氣，降逆藥中雜。五味子於石膏、乾薑諸寒熱藥中雜。五味子於小麥、白芍、甘草、大棗諸安中藥中，不嫌其夾雜。而於是表散藥得五味子，不至於過散。降氣、降逆藥，得五味子，更助其降令，而且寒熱藥得五味子，寒不傷正，熱不劫津。安中藥得五味子，相得益彰。

綜而言之，用五味子，意在保肺氣，不使過泄。然皆輔相成方，非君藥也。至於桂苓味甘湯之，治氣衝加減者，四方苓甘五味薑辛湯，苓甘五味薑辛半夏湯，苓甘五味薑辛半夏杏仁湯，苓甘五味薑辛半杏大黃湯。以小青龍方中，雖有五味子輔相之，究竟辛散之力，大能發越外邪，亦易動人衝氣，衝氣者，衝脈之氣也。衝脈起於下焦，夾腎上行者也。氣既衝矣，非斂不降，桂苓能抑衝氣，甘草坐鎮中宮，而斂降之權，當屬之五味子矣。

何以四方減去者，惟桂枝而加味，以治咳滿，以去其水，以治形腫，以治胃熱衝面。至於五味子，收斂腎氣，屹然不動，不使其氣復衝，苓甘若為輔相者，終不易也。以是知一藥，有一藥之功能，一方觀眾藥之輔相，不識藥性，安能處方，不識方義，安能用藥。凡藥皆然，豈特一五味子哉，試即以五味子，發其凡詞，費之諵奚辭哉。

## ｜五味子乾薑同用之妙｜

鄒潤安《本經疏證》，論五味子與乾薑同用，設為問答曰：《傷寒論》中，凡遇咳總加五味子、乾薑，不嫌其表裡無別耶。曰《經》云：脾氣散精，上歸於肺，是故咳雖肺病，其源主於脾，惟脾家所散，上歸之精不清，則肺家通調水道之令不肅。後人治咳，但知潤肺消痰，殊不知潤肺，則肺愈不清，消痰則僅能治脾，於留肺者，究無益也。乾薑溫脾，肺是咳逆之來路，來路清則咳之源絕矣。五味使肺氣下歸於腎，是開咳之去路，去路清，則氣肅降矣。合兩物而言，則為一開一闔，當開而闔，是為關門逐賊，當闔而開，則恐津液消亡，故小青

龍湯，小柴胡湯，真武湯，四逆散之兼咳者，皆用之，不嫌其表裡無別也。

**按：**此論頗透徹，嘉言喻氏謂乾薑、五味子能收肺氣之逆，是渾而言之。陳修園不論虛實證，遇咳輒用五味、乾薑，是渾而用也。《金匱》桂苓味甘加乾薑、細辛，乾薑為熱藥，服之當遂渴，乾薑為熱藥，仲聖已有明文矣。外感之由，於暑燥火內傷之涉於陰虧，雖同五味，或相輔藥，終不宜用也。

考《金匱》，五味同乾薑用者，七方皆有咳滿證，不同乾薑用者，二方射干麻黃湯證，亦見咳而上氣，雖不同乾薑，而同生薑，用其義仍在治肺，獨桂苓味甘湯方，治氣衝，其義在治腎。然肺與腎一氣，自為升降者也。治肺即所以治腎，治腎即所以治肺，不過因病處方，注意或在肺，或在腎耳，或曰黑地黃丸，五味、乾薑並用治在肺。歟曰：論《金匱》方，用五味意義，大抵如此。至後人用五味，其方不可勝數，豈能一一印證。

若五味並熟地用，焉得謂不治腎。黑地黃丸，乃治脾濕腎燥方，一剛一柔，一潤一燥，熟地、五味治腎燥，蒼朮、乾薑治脾濕，此分頭治法也。熟地、蒼朮益腎，而兼運脾陽，蒼朮、五味流脾濕，即以潤腎燥，此交互治法也。

嘉言喻氏謂此方，超超元箸（ㄓㄨˋ，古同著），豈虛譽耶。若不綜觀全方，尋繹意義，徒沾沾於某藥入某經，某經某治某病，則自窒靈機矣。

## ｜江湖散醫須知｜

錢塘趙恕軒，名學敏，一字依吉，撰《利劑十二種》，其《串雅》一種書，分內、外兩編，類皆草澤醫所傳諸方法。世所謂走方，手持虎刺，遊食江湖者，是也。虎刺一名，曰虎撐，以鐵為之形，如環盂虛其中竅，置鐵丸，周轉搖之有聲。相傳始於宋，李次口行山，逢虎齧（ㄋㄧㄝˋ，咬義）刺於喉，求李拔置此器，於虎口為拔去之，其術乃大行流傳。至今其

術，治外以針刺、蒸灸，治內以頂串、禁截，取其速驗，不計萬全。

藥上行者，曰頂，下行者，曰串頂。藥多吐，串藥多瀉頂，串而外則曰截。截，絕也，如絕害。然走醫以頂串，截為三大法，末流妄定有九頂十三串，七十二截等目。外又有九種十三根等法，能拔骨體諸毒外出。

然不肖瘍科，每竊以取利，種毒留根，變小成大，為害不淺。又有禁法，禁法之大，莫如水法，次則祝由，近於巫覡，且有變法。如約脾丸中，用木瓜露以閉溺竅。掩月散中，用鯉脊鱗以遮瞳神。取貝母中之丹龍睛以馳髓脈，剔刺蝟中之連環骨以縮骨筋。外科則用白硃砂以種毒蛇蕈（ㄒㄩㄣ、，高等菌類）灰，以種瘡，即九種十三根之類。

更有合扁豆膏以留瘰，曼陀酒以留癲，甚則醉獸散之可以病馬牛，金針丸之可以困花木，種種不仁，愈降愈甚，良由操技，不精欲藉此，遂其罔利之心耳。

恕軒取其所授，為芟訂之名曰《串雅》，不欲泯其實，並欲矯奇，而俾歸於雅也。且謂此書，雖盡削其不經之法，而不能盡絕其傳，故述其大概，如是業醫者，不可不知《串雅》中方，多有散見於諸書者，如《內編》首列韓飛霞黃鶴丹，青囊丸，推為遊方之祖方云。

## | 醫痘活法 |

相傳天士葉氏，治痘多活法。一子病痘閉，諸醫束手，先生命取新漆桌十餘張，裸兒臥於上，以手轉輾之桌，熱即易，如是殆遍，至夜痘怒發得。又嘗於肩輿中，見一採桑婦，先生命輿人往摟之，婦大怒詈其夫，將扭輿人毆，先生曉之曰：汝婦痘已在皮膜間，因氣滯閉不能出，吾特激之使怒，今夜可遽發，否則殆矣，已果然。

又一人，壯年患痘閉，先生令取雞屎若干，以醇酒熱調如糊，徧塗其身面手足，越宿雞矢燥裂剝落，而痘已出矣。

又先生之外孫，甫一齡，痘閉不出，母乃抱歸求救。先生視之甚逆，沉思良久，裸兒鍵置空室中，禁女弗啟視，迨夜深始出之痘，已遍體粒粒如珠，因空室多蚊，借其嘬膚以發也。此雖神而明之，之治第尋繹，其意旨之所在，轉輾於漆桌者，火閉也。激之使怒者，氣閉也，血閉也。咸有分別之妙義焉，錄之亦可發人之慧悟。

## ｜白濁治驗｜

孫文垣先生，治潘姓患白濁，精淫淫下，三年不瘥，脈來兩寸短弱，兩關滑，兩尺洪，滑日疾易瘳，第必明年春仲，一劑可痊。

問故曰：《素問》曰：必先歲氣，毋伐天和，所患為濕痰下流證也。而脈洪大，見於尺部，為陽乘於陰，法當從陰引陽。今冬令為閉藏之候，冬之閉藏，實為來春發生根本，天人一理。若強升提之，是逆天時而煅元氣也。後醫者，接踵迄無效，至春分，孫以白螺螄殼，火鍛四兩為君，牡蠣二兩為臣，半夏、茜根、柴胡、苦參各一兩為佐，黃柏一兩為使，麵糊為丸，名端本丸，令早晚服之，不終劑而癒。

**按**：古名醫治病，無不以陰陽升降為劑量準。前論已具言之，此案端本丸方義固佳，其持論則深明，天人合一之理。讀《內經》，冬月此為閉藏，使志若伏、若匿，若有私意，若己有得逆之則奉生者，少若伏者若抱雛養蟄也。若匿者，若隱避蹤跡也。若有私意者，恐敗露也。若己有得者，韜晦無缺望也。凡所認重藏精也，有冬月之閉藏，然後有來春之發生，一味發揚，而無翕聚之本，譬諸無源之水，其涸可立而待。

## ｜白芥子功用｜

白芥子，氣味辛溫，善能利氣豁痰。觀治冷哮，用白芥子末塗肺俞、膏肓、百勞等穴，塗後麻瞀疼痛。防痘入目，用白芥子末塗足心，引毒歸下。外用功效，如是其性烈，從可知

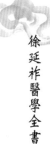

矣。其末水發，擂入食品，食些少輒，食人目淚，鼻涕交出，其性開發走液，亦從可知矣。

繆仲醇《本草經疏》云：能搜刮內外痰結，及胸膈寒痰，冷涎壅塞者。然肺經有熱，與陰火虛炎，咳嗽生痰者，法在所忌，奈世醫狃（ㄋㄧㄡˇ，拘泥），於三子養親湯一方，不論燥證、火證，動輒用之，甚且用至數錢，其意原在利氣豁痰，殊不知辛烈之品，爍液劫津，耗氣動火，其害甚大。

余嘗見風溫咳嗽證，用白芥子致動血見紅，甚至喉痛聲啞，但罔有歸咎於白芥子者，損人而不任過。白芥子抑何幸歟！《本草》均云：肺經有熱，虛火亢者忌用，豈末之見耶。

## | 隨症立方 |

古人隨症以立方，非立方以待病。詳審用藥，味味與病針鋒相對，無濫無遺，適至其所，如寫真焉。肖其人而止，不可以意增減也。千變萬化之中，具有一定不易之理，活潑園機，有非語言、文字所能解說，在學者，心領神會而已。其所以設立方名，規矩準繩，昭示來學，非謂某方，一定治某病，某病一定用某方也。

古方多矣，豈能盡記，而未能變通。雖多奚益，既如桂枝湯一方，加桂枝分兩，名曰：桂枝加桂湯；加芍藥分兩，名曰：桂枝加芍藥湯；去芍藥，名曰：桂枝去芍藥湯；桂枝、甘草二味，名曰：桂枝甘草湯；芍藥、甘草二味，名曰：芍藥甘草湯；甘草一味，名曰：甘草湯。

信手拈來，頭頭是道，一方可分為數方，數方可合為一方，增一藥之分兩，即所以減他藥之分兩，而另名為一方，取一味、二味即名為一方。

藥隨病為轉移，方隨症為增減，因物付物，何容心焉。設懸擬一方，以治一病，印定後，人眼目天下，豈有呆板之病症，待呆板之方藥耶。奈何張景岳《新方八陣》及《黃元御八種書》內，自製之方，不一而足。豈以古方為不足，用而有待

於新制乎。集數味藥，輒名一方，方不可勝窮，徒眩人意耳。

## | 調息法 |

王龍谿先生，調息法有四種，一風，二喘，三氣，四息，前三為不調相，後一為調相，坐時鼻息出，入覺有聲，是風相也。息雖無聲，亦無結滯，而出入不細，是氣相也。坐時無聲，不結不相，出入綿綿，若存若亡，神資沖融，情抱豫悅，是息相也。守風則散，守喘則戾，守氣則勞，守息則密，前為假息，後為真息。欲習靜以調息，為入門，使心有所寄，神氣相守，亦權法也。

調息與數息不同，數為有意，調為無意，委心虛無，不沉不亂，息調則心定，心定則息愈調，真息往來，呼吸之機，自能奪天地之造化。

心息相依，是謂息息，歸根命之蒂也。一念微明，常惺常寂，范圍三教之宗，我儒謂之燕息，佛氏謂之反息，老氏謂之踵息，造化闔闢之元機也。以此徵學，亦以此衛生，了此便是徹上徹下之道。

閱智顗（一ˇ，安靜，多用古人名）大師，小止觀中有坐禪調息法，其說與龍谿先生同。汪訒庵《醫方集解》《勿藥元詮》內，亦載調息法。

余竊謂以藥療病，弗計其功，先防其弊，蓋弊無，則其功乃為真功，修養何莫不然。

調息法之功效，在行之者，自知之，豈容懸揣。若言流弊，則斷斷無之，何也？出於自然，不出於勉強也。至《勿藥元詮》內，載小周天法，閉息運送，苟無口訣真傳，不可依法亂做，恐稍不得法，流弊無窮。

嘗見妄做丹道，工夫多有致痰者，或發癰疽，或結癥瘕，或疝，或淋，或癲，或狂。蓋以人身氣血，升降出入自然，而盲修瞎練，矯揉造作，精氣拂亂，必隨其所傷，而致種種疾苦耳。惟得名師良友的真傳，乃為有功無弊。

# | 熱入血分病案 |

**病案例：**《三世醫驗》（全名，陸氏三世醫驗），陸祖愚（陸士龍撰）先生，治董姓因傷食納涼，睏倦熟寐，致頭痛身熱，骨節煩痛，胸腹痞滿，醫以丸藥下之，表證未除，胸滿兼痛。一醫又行表汗，頭痛瘥，胸痛更甚，似此或消導，或推逐，其痛漸下病將兩月。陸診脈澀數，面色黃白，舌脈灰黑。按其胸腹柔軟，臍下堅硬，晡時發熱，夜半退，小便自利，大便不通，此畜血證也。用桃仁承氣湯，下嚥後，滿腹攪刺，煩躁不安，求死不得。父母痛，其決死，深咎藥過，哭泣詈罵。陸心知其無妨，然再三解說，終不信會。

天暮不得進城，下榻樓上，夜將半，聞步履聲，其父攜燈至榻前，笑謂曰：適才大便所去黑糞邲（ㄅㄟ、瘀血）血約若干，腹寬神爽，誠再生之恩也。後飲用調理之劑，半月漸癒。

**病案例：**又某醫治一人，邪熱表裡充斥，病勢頗重，乃仿三黃石膏湯，意為兩解之令，服一劑，次日病者之兄來轉方，述服藥後大渴大汗，至床蓆皆淋濕。某以為邪熱在陽明經，白虎湯證也，竟與以白虎湯，隔日病人忽發狂，乃急邀診至，則病大變，身重舌黑，如狂見鬼，大便不解，胸腹硬痛，脈沉數促澀，模糊不清，時時發厥。某大駭異曰：何至此乎？乃兄曰：昨述汗流臥蓆，歸後細詢家人，乃小便，非汗也。某頓足曰：誤矣、誤矣，小便多，豈得作大汗治哉。

此等重症，本不能懸擬處方，況又誤述乎！營熱未透達，服白虎湯，逼入血分矣。所以證現如狂見鬼，小便自利，大便不通也。因以犀角地黃湯，合桃仁承氣湯與之。方內大黃用醋拌炒黑，翌日則便解，疹透神清矣。蓋服藥才半杯，胸腹驟痛不可忍，促飲之盡一杯，則目瞪口噤，肢厥僵臥，奄然氣盡，家人哭泣環守之半夜，忽大喊便堅，黑糞纍纍，目開身略動，至天明遍身發疹，胸背無隙地，便神清思飲，診其脈則數

滑，至數分明矣。後與清熱養陰之品，逐全癒。

## | 秘製藥水宜慎 |

蕭山一士人，因戒鴉片煙癮，而求似續購服秘製藥水，極靈驗，不但煙癮除，胃口勝常，精神煥發，陽事倍於平時。未幾，與友人立談，悠覺下身無力，頓跌仆，後遂廢月餘告斃。其所服藥水中，大抵有硫黃等霸道藥，所以得效甚捷，禍不旋踵。凡服些少藥，輒得驟效者，切須留心。

蓋非霸道藥服些少，豈能得驟效，謹勸世人，慎勿誤為仙丹妙藥，為其所惑，致禍發莫救。閱《微草堂筆記》云：藝花者，培以硫黃，則冒寒吐蕊，然盛開之後，其樹必枯，蓋鬱熱蒸於下，則精華湧於上，湧盡則立槁耳。觀此則服藥後，種種靈驗，正診所謂盡根拔也。

## | 驗方亦須慎用 |

《經驗良方》，刊刻印送，救人疾苦，此城仁人之用心也。第所集者，雖皆試驗之方，而用方者，未能確辨其證，往往檢方試病，不效則更方再試，輕證輕方，當無大礙。若病涉深，重藥屬猛烈，其堪屢試乎！如近今《驗方新編》，不脛而走，幾至家置一編，其中不無厭雜，間有峻歷之方意，編書者，似於醫事，未嘗有精詣也。然善化鮑氏，費二十年心力，彙集諸方，校讎不倦，活人濟世之心，正足令人欽仰。原在用方之人，自己斟酌，去取耳。

昔李明之先生，嘗言《蘇沈良方》，猶唐宋類詩，蓋言不能詩者之集詩，猶不知方者之集方也。一詩之不善，誠不過費紙而已。一方之不善，則其禍有不可勝言者。夫試驗方，豈有不善，不對證，或適與證相反，乃為不善耳。願集方者，遇峻屬方可刪，則刪之，萬不可刪，則於方下詳細註明，病情現證，如何者可用，如何者不可用，庶幾用者，可以對證檢方，不致輕試浪投，亦是古人慎疾之意。

## 蛀蟲宜改用

古人治血積，每用虻蟲、水蛭，以其善吮血，然其性極毒，人多患之，不若改用夜明砂（原名天鼠屎，為蝙蝠類動物乾燥糞便），以其食蚊而化者也。蚊之吮血，不減蛀蟲，本草稱其能下死胎，則其能攻畜血明矣。此說出於《不居集》，錄出備採。

## 蟲 欬

陸氏子欬（ㄎㄞˋ，咳嗽）失音，醫治殆遍不得效，烏程汪謝城孝廉（古代選拔人才科目，明清兩代對舉人的稱謂），司鐸（主管教育官職）會稽（今紹興別稱），因求診曰：此蟲欬證也。為疏殺蟲方分量頗輕，並令服榧果，旬日全癒。失音嘠證不出，金實無聲，金破無聲之兩途，為醫林中別開一法門也。

## 煎藥法（原目錄缺，今據書中補）

古人煎藥，各有法度，表藥以氣勝，武火驟煎，補藥以味勝，文火慢煎，有只用頭煎，不用第二煎者，取其輕揚，走上也。有不用頭煎，祇用第二煎，第三煎者，以煮去頭煎，則燥氣盡，遂成甘淡之味，淡養胃氣，微甘養脾陰，為治虛損之秘訣。（出《慎柔五書》）

又煎藥，宜各藥各銚（ㄉㄧㄠˋ，古代煎或燒水用的器具），恐彼煎攻伐，此煎補益，此煎溫熱，彼煎清涼，有大相反者，譬如酒壺沖茶，雖不醉人，難免酒氣也。

## 醫由神悟而成

周慎齋，名子干。宛平太邑（今北京盧溝橋東鄉）人，生正德（明 1506—1520 年）年間。中年患中滿，疾痛楚不堪，遍訪名醫無效。復廣搜醫方，又不敢妄試。一夕強坐，玩

月傶（ㄕㄨ，極快地）為雲。閉悶甚，少頃，清風徐來，雲開月朗，大悟曰：雲陰物也，風陽物也，陽氣通暢，陰翳頓消，吾病其猶是乎。遂製和中丸，服一月而安，後成名醫。

嘗閱《本草鉤元》卷首曰：自明以來，江南言醫者，類宗周慎齋，慎齋以五行制，化陰陽升降，推人臟氣，為劑量準。雍正以後，而宗張路玉，則主於隨病立方，遇病歷輒試以方，迨試遍，則束手。於是購求慎齋先生書，見《醫學粹精》五種。《周慎齋三書》查了，吾正陽篇。《胡慎柔五書》《陳友松脈法》解，附《陳友松筆談》，其《慎柔五書》，已見於《六醴齋叢書》脈法，亦是慎齋所著，陳友松加解而已，查了。吾胡慎柔，俱為慎齋先生弟子，三書者，皆先生弟子口授耳，傳記錄成編者也。其自製丸方錄後。

## 和中丸（原目錄缺，今據書中補）

治鼓脹神效，用乾薑四兩，冬炒焦，夏炒黑，一兩用人參，一兩煎湯，拌炒一兩，用青皮三錢煎湯，拌炒一兩，用紫蘇五錢煎湯，拌炒一兩，用陳皮五錢煎湯，拌炒肉桂二兩一分，用益智仁五錢煎湯，拌炒一分，用澤瀉五錢同煮一分，用小茴香三錢，同煮一分，用破骨紙五錢，同煮吳茱萸一兩一分，用苡仁一兩煎湯，拌炒一分，用鹽五錢同浸，炒，右為末，紫蘇煎湯，打神麵糊為丸，如桐子大，每服，因證輕重，隨證做湯送。

## 紅麴丸（原目錄缺，今據書中補）

治瀉痢日久，用此補脾健胃。紅麴三錢炒，鍋巴一兩燒存性，松花三錢炒褐色，右為末，入白糖霜和勻服，紅痢加曲，白痢加松花。

## 蔻附丸（原目錄缺，今據書中補）

治元氣虛寒，及臟寒泄瀉。肉荳蔻麵裹，煨白茯苓，各

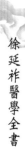

二兩，木香一兩五錢，乾羌泡附子，煨，各五錢，右為末，薑汁糊為丸，蓮子湯下。

## 通神散（原目錄缺，今據書中補）

治嘈雜，胸中割痛，三服即癒。白朮四兩，黃連四錢，陳皮五錢，右為末，神麴糊為丸，臨臥津咽三四十丸。

## 診脈辨順逆

診脈，以辨病證之順逆，脈書言之詳矣。大抵是病應得是脈者，為順，不應得是脈者，為逆。此實為診脈，辨證之要訣。閱查了吾先生述慎柔（字住想，明僧人，從周慎齋習醫，著有《慎柔王書》傳世）和尚師訓曰：凡久病人，脈大、小、洪、細、沉、弦、滑，或寸、浮、尺、沉，或尺、浮、寸、沉，但有病脈，反屬可治。如久病，浮、中、沉俱和緩，體倦者，決死，且看其面色光潤，此精神皆發於面，決難療矣一節，實獲我心，不禁撫案稱快。

蓋平人得和緩，為無病之脈，惟病久體倦，不應得此脈，而竟得之，是為正元大漓之象，故決其死也。至若滿面精神，豈久病人所宜，有世俗謂病人，無病容者大忌，亦是此意。

## 古方宜變通

《醫學讀書記》，尤在涇補中益氣湯，六味地黃湯合論曰：陽虛者，氣多陷而不舉，故補中益氣，多用參、耆、朮、草，甘溫益氣，而以升柴辛平，助以上升。陰虛者，氣每上而不下，故六味地黃多用熟地、萸肉、山藥，味厚體重者，補陰益精，而以茯苓、澤瀉之甘淡，資之下降。氣陷者多滯，陳皮之辛，所以和滯氣。氣浮者多熱，丹皮之寒，所以清浮熱。六味之有苓瀉，猶補中之有升柴也。補中之有陳皮，猶六味之有丹皮也。其參、耆、歸、朮、甘草，猶地黃、萸肉、山藥也。

法雖不同。而理可通也。

此論方義，上下升降頗精，而薛立齋、趙養葵數先生，專以六味、八味，補中益氣等數方，統治諸病，則失之執滯呆板，無怪為徐靈胎、陳修園諸先哲所抵論。周慎齋先生，書中亦每以六味，八味補中益氣，數方治病。

蓋先生嘗就正於立齋先之門，猶不能脫薛氏窠曰：然三書言補中益氣湯，若欲下達，去升柴，加杜仲、牛膝。

又言：六味丸腎虛火動之藥，丹皮涼心火，萸肉斂肝火，澤瀉利腎經之火，從前陰而出。若火不甚熾者，只用山藥、茯苓、熟地，單滋腎水，而補脾陰，乃知慎齋先生能變通，用藥不執死方，以治活病。

## ｜脈見歇止分別辨認｜

脈見歇止，為病所大忌，人盡知之。然余見痰食阻中，及婦人懷孕間見歇止脈，俱無大礙。蓋以有形之物，阻滯脈道，故有時歇止也。周慎齋先生生脈法云：凡雜病傷寒，老人見歇止脈者，俱將癒之兆，唯吐而見歇止脈者死。

陳友松解曰：歇止有結、促兩種。結者，遲而止也。病後陰血，方生陽氣，尚未充足，不能協濟其陰，故有遲滯之象，緩行略止俟。陽氣一充，全體皆春矣。促者，數而止也。以陽氣猶旺，陰分少虧，不能調變其陽，故有奔迫之勢，急行一止。俟陰血漸生，則五臟自然暢達矣。此皆將癒，未癒之時，故見此疲睏之象，待癒後即無。是脈所以雜病傷寒，庸醫誤治久之，元氣藉穀氣以生，輒見此等之脈，乃陰陽漸長之機，非氣血全虧之候。至老人年力就衰，或病後見歇止之脈，不過陰陽兩虧，非空脈也。

可見諸脈，俱不妨於歇止，惟嘔吐一證，胃氣逆而上行，將胃中有形之物，盡情吐出，此時脈若平和，猶可保元降氣，倘見歇止，是腎氣已絕於下，不能上供其匱乏，雖用藥，胃必不納，故知其必死。

按：陳友松所解非是，凡脈見結促，皆屬凶候，豈可目為將癒之兆。慎齋先生所言，乃是和平脈，中見歇止，方為近理。

## | 肌肉可驗生死 |

病人大肉已落，為不可救藥，蓋以周身肌肉瘦削殆盡也。余每以兩手大指、次指，後驗大肉之落與不落，以斷病之生死，百不失一病人。雖有骨瘦如柴，驗其大指、次指之後，有肉隆起者，病重可醫。若他處肌肉尚豐驗，其大指、次指之後，無肉隆起，而見平陷者，病不可治。

周慎齋先生《三書》云：久病形瘦，若長肌肉，須從內眥眼下胞長起，以此處屬陽明胃，胃主肌肉故也。此言久瘦漸復之機，又不可不知。

## | 肝風證 |

**病案例**：有婦人患肝風證，周身筋脈拘攣，其脈因手腕彎曲，作勁不可得，而診神志不昏，此肝風不直上巔腦，而橫竄筋脈者。余用阿膠、雞子黃、生地、製首烏、麥冬、甘草、女貞子、茯神、牡蠣、白芍、木瓜、鉤藤、絡石藤、天仙藤、絲瓜絡等，出入為治八劑癒。

病人自述，病發時，身體如入羅網，內外筋脈牽絆拘緊，痛苦異常，服藥後輒覺漸漸寬鬆，迨後不時，舉發覺面上肌肉蠕動，即手足筋脈抽緊，疼痛難伸，只用雞子黃兩枚煎湯，代水溶入阿膠二錢，服下當即痛緩，筋脈放寬，不服他藥，旋發旋輕，兩月後竟不復發。

按：阿膠雞子黃法，本仲聖黃連阿膠湯。《傷寒論》曰：少陰病得之二三日，以上心中煩，不得臥，黃連阿膠湯主之。以熱入至陰，用鹹苦直走陰分，一面泄熱，一面護陰，陰充熱去，陽不亢而心煩除。陽交陰，而臥可得也。第彼此以熱邪，故兼苦寒清之，此則液涸筋燥，單取阿膠雞子黃二味、血

肉有情，質重味厚，以育陰熄風，增液潤筋，不圖效驗。若斯古云：藥用當，而通神信哉。

吳鞠通先生，曰（原作目，今據文義改）雞子黃為定風珠，立有大定風珠，小定風珠二方，允推卓識。古方用雞子黃，俱入藥攪勻，亦有囫圇同煎者。余用是物，每令先煎，代水取其不濁，蓋一經煎過，則其味盡出故也。

## ｜痢症用木香亦宜慎說｜

治痢症用木香，以去鬱滯，升降諸氣，誠為佳品。然其氣香而竄，其味苦而辣，宜於實症，而不宜虛症，宜於寒濕，而不宜於暑熱。其有濕熱黏滯，稍加木香作佐，使宣通氣液，未始不可獨怪。近世治痢，不辨脈證，視木香為家常便飯，幾至無方不用，甚至形消骨立，舌絳而光，陰涸顯然，猶復恣用不已，浸至不救，目擊心傷，特為拈出，醫家，病家，切須留意。吳鞠通先生言，近世以羌活代麻黃發汗，不知羌活之更烈於麻黃，試以羌活一兩煮，於一室兩三人，坐於其側，其氣味之發泄，弱者輒不能受。

余謂煎劑中，有木香在銚（煮水用的器具）內，則滿室皆聞木香氣，如此雄烈之品，虛弱人燥熱證曷克？當之一人患痢月餘，更加食人作嘔，閱前方，統計服過木香六七錢。余用甘寒養胃，加旋覆花、代赭石、人參、石蓮肉等，先止其嘔，繼仿駐車丸法，以除痢。《本草》言：陰火衝上者，忌木香，此證以多用木香，致胃火上衝作嘔，可不慎歟。

## ｜邪入包絡血脈說｜

《內經》曰：心者，君主之官，神明出焉。又曰：心者，生之本神之變也，是故心不受邪，受邪即死。凡外感證之病，涉心者，皆在心包絡與血脈也。蓋包絡為心主之宮城，血脈為心主之支派，邪入包絡，則神昏，邪入血脈，亦神昏，但所入之邪有深淺，所現之證有輕重，如邪入包絡，包絡離心較

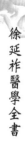

近，故神昏全然不知人事，如人血脈，血脈離心較遠，故呼之能覺，與之言亦知人事，若任其自睡，而心放即昏沉矣。有邪在血脈，因失治而漸入包絡者，此由淺而入深也。有邪在包絡，因治得其法，而漸歸血脈者，此由深而出淺也。又有邪盛勢銳，不從氣分轉入，不由血脈漸入，而直入心包絡者，陡然昏厥，其證最凶，緩則不過一日，速則不及一時，當即告斃。以其直入包絡，而內犯心，犯心即死耳。

　　章虛谷《傷寒本旨》，有神昏沾語辨謂，得之經歷，古人所未道及，厥功甚大，蓋邪閉血脈外感病，每多是證，醫者未識，其故因而誤治者多也。其論治法邪閉血脈者，必須溫通重用桂枝，則太執著矣。

　　溫熱暑濕證，現邪閉血脈，設遇熱盛之證，其可重用桂枝乎！即使佐以涼藥，亦難困也。虛谷未始不見及於此，祇以必須溫通重用桂枝，兩語橫居胸中，是以上文云：如風寒等邪，而不提出溫熱、暑濕者，亦以重用桂枝，有所窒礙，未免自相矛盾，而姑以風寒等邪混言之耳，下一等字以包括溫熱、暑濕耳，不然上文仲聖《傷寒論》中之神昏沾語，已辨之矣。此處何必再言風寒耶。總之閉者通之，此對待法也。

　　桂枝可以通血脈之閉，桂枝究非熱證所宜，但取能入血脈，而具流利之品，或佐以辛溫，加意防其閉遏，血脈則得之矣。倘醫者遵信虛谷執著，必須溫通重用桂枝之說，以治熱證何異？抱薪救火，特為辨之，不敢為先輩諱也。

## | 治疫要言 |

　　余到粵以來，日與士大夫遊，有談及去年春夏之交，羊城有瘟疫之症，病情雖屬不一，無不頭痛，惡寒發熱，或作嘔吐，胸腹痛滿等狀，而以頸項及四肢發有毒核者，為最多，症亦最重，間有朝發夕死，醫治不及等語。夫朝夕死者，即上條之邪入包絡也。結毒核者，即上條之邪入血脈也。血脈為邪所中，則鬱結不行，聚而成毒。既《溫病條辨》之所謂血結癥

也。宜急服涼血解毒之品，並用《靈樞》針法，以瀉出毒血，則邪從此解，而病自癒。若服氣分苦寒之藥，冰閉血邪，則不可救矣。

而粵居南方，屬火溫病最多，即按《內經》運氣之理推之，由同治至今，當燥火司天之令，凡患時疫者，皆屬火毒，況南方屬離，為文明之地，精於醫者，想必不少。竟聞有遵李東垣之法，專主溫補者。又有江湖散醫，指血結為標，蛇服食鮮草藥，並曲兩指，向遍身經穴之處，盡力鉗之，謂之捉蛇者。夫散醫之捉蛇，尚可癒病，蓋血脈為邪毒所鬱結一經，鉗捉則血脈流行，病之輕者，即時毒消病癒矣。若病之重者，雖暫時獲救，轉瞬仍必告斃，以邪已深入，不可專恃外治之法也。然鉗毒一法，獲效甚速，自必信從者眾，仍屬有益無損。至若專主溫補者，余不知其殺人幾許矣。

殊不知李東垣之主溫補，專為大雪之後，勞役飢飽，脾胃虛寒而設。吳又可之主攻伐，專為邪入膜原，陽明燥熱而設。所以李東垣動用參耆，又可輒用大黃，皆因病立方，並無固執成見。

閱崇禎甲戌（1634 年）篇，載治疫一條云：大兵之後，人民流離，元氣餒弱，忽值大寒，暴雪寒疫之病，日見其多類，皆面赤髮燒，口渴神離。因以參附而奏效者，指不勝屈。又談往載崇禎十六年（1643），有疙瘩溫，羊毛溫等名，呼病即亡。不留片刻，八九兩月，疫死數百萬。十月間有閩人，曉解病由，看膝灣後有筋突起，紫青無數，紅者，速刺出血可活。至霜雪漸繁，勢亦漸殺。

余謂此疫，即前條所云：邪盛勢銳，直入心包絡，內犯心主之證，所以呼病即亡，危期極速也。考嘉興王肱枕《蚓庵瑣語》，及桐鄉陳松濤，《災荒紀事》皆云：崇禎十四年（1641）大旱，十五、十六經年，亢旱通國奇荒，疫癘大作。據此則其病，由暑燥熱毒，深入血分可知，所以霜雪繁，而病勢殺，刺筋出血，而其人可活也。

刺筋出血者，《經》云：血實宜決之，之旨也。邪入較淺，筋色尚紅，速刺出血，則血脈鬆動，便有活路。筋紫則血脈凝瘀已極，縱刺之血，亦不出，為無救耳。此證神色必然昏沉，其脈亦必澀滯模糊，或促，或伏。若用藥，亦當遵血實宜決之，之經旨通利血脈，主治必使血脈漸漸鬆動，不致內犯心，主走死路，方為得法。

近時痧證，亦有頃刻告殂者，亦有刺舌底黑筋，刺兩臂灣、兩膝灣等處，出血而癒者，但不若談往所載，既甚且多為非常之疫癘耳。

總之治疫之法，必須明運氣，司天之令，方土之冷暖，時令之寒燠，並人身臟腑之虛實寒熱，認證既真，則用藥不誤。雖夏日陽升陰降之候，仍有以臟寒，而患寒病者，冬日陰升陽降之候，仍有以臟熱，而發熱者，病勢雖多，總不外細心認症之一法，是在行道者，神而明之。

## | 痢疾奇症 |

《潛村醫案》，乾隆時，西吳楊雲峰乘六著。姚繩其病痢，腹痛後重，膿血並見，繼而便孔中，解出便腸一段，長半尺許，延楊診，楊曰：此非斷腸也。

若斷腸則上下斷頭必垂，而不舉，上下斷口必閉，而不張，所斷之半尺許者，何能進直腸而出肛門耶？且腸既斷矣，何其人猶活？而便中之膿血，仍相繼而不能絕耶。不知此乃腸內，滑膩稠結如脂、如膏，黏結腸上之一層也。是即所謂陰也，臟氣大傷，陰難維繫，不為邪毒所壓而下，其形外圍中空，有似乎腸，實非腸也。

試以棒拔之必腐，若真腸雖爛，而斷拔之不腐，家人拔之果腐。進診面無神氣，脈甚細數弦勁，舌如鏡面，胃氣將絕，無救逾數曰果歿。多與前論同，一痢下脂膜，第整段而下，實為罕有之症。

# 用藥輕重須視胃氣

藥氣入胃，不過借此調和氣血，非入口即變為氣血，所以不在多也。有病人粒米不入，反用膩膈酸苦腥臭之藥，濃煎大碗灌之，即使中病。尚難運化，況與病相反，填塞胃中，即不藥死，亦必塞死，小兒尤甚。此洄谿徐氏，目擊心傷，所以《慎疾芻言》有製劑之說也。

即余屢言用藥，治病先須權衡胃氣，亦此意也。乃醫家、病家，往往不達此理，以致誤藥，傷生可慨已。《洄溪一案》備錄於後，足為世鑑焉。

**病案例**：郡中朱姓有飲癖，在左脅下，發則脹痛嘔吐，始發甚輕，醫者每以補劑療之，發益勤而甚。余戒之曰：此飲癖也，患者甚多，惟以清飲通氣為主，斷不可用溫補，補則成堅癖，不可治矣。不信也，後因鬱結之事，其病大發，痛極嘔逆，神疲力倦。醫者乃大進參附，熱氣上衝，痰飲閉塞，其痛增劇，肢冷脈微。醫者益加參附，助其閉塞，飲藥一口，如刀箭攢心，哀求免服，妻子跪泣求曰：名醫四人合議立方，豈有謬誤。人參如此貴重，豈有不效。朱曰：我豈不欲生，此藥實不能受，使我少緩痛苦，死亦甘心耳。必欲使我痛極而死，亦命也。勉飲其半，火沸痰壅，呼號婉轉而絕。

大凡富貴人之死，大半皆然，但不若是之甚耳。要知中病之藥，不必入口而知，聞其氣即喜樂欲飲。若不中病之藥，聞其氣即厭惡之，故服藥而勉強，苦難者，皆與病相違者也。《內經》云：臨病人問所便，此真治病之妙訣也。若《尚書》云：藥不瞑眩，厥疾不瘳，此乃指攻邪破積而言，非一例也。此案載王孟英《歸硯錄》，自注云：余編《洄溪醫案》，漏此一條，迨刻竣，始知之不便補鐫，故錄於此。

**按**：《洄溪醫案》為王孟英所編，刻其中疑有託名者，然觀古人書，立論處方，平正通達，便足師法，否則即使真本，亦難信從，正不必辨其真偽也。

# | 治病有神異 |

單方治食羊肉成積，煮栗殼湯飲之立效，殼用外層有毛刺者。閱《白雲集》，錢塘張繡虎賁著。載姑蘇錢禹功之父，守默療病多神異。長洲王司寇二子，對食羊肉，腹膨脹氣垂絕，令沸酒一石，徐沃其腹，飲栗殼湯立癒。粟能令羊瘦，羊系栗下，食其殼則羸瘦，出雜誌中，本草所無也，乃知單方亦有來歷。

又治一貴人患癇，笑不止，令滿堂陳紅氍毹（くㄩˊㄕㄨ，毛織地毯，舊時候演戲多用於鋪地，代稱舞台），五色繪以相樂，頃之，一傖夫（粗俗人）突入，滿身垢盡污之，貴人大怒起，逐傖夫繞堂走逸，去不可得。貴人力備，鼾臥三日，夜乃起，疾竟脫。貴人病在脾，性素悍激，其怒以肝勝之也。

二案推究，物理人情，深得古人，治病遺意。後一案，不特激肝怒以治脾病，且使勞動之動則陽生，所以治陰滯也。正《內經》逸者行之，之旨也。

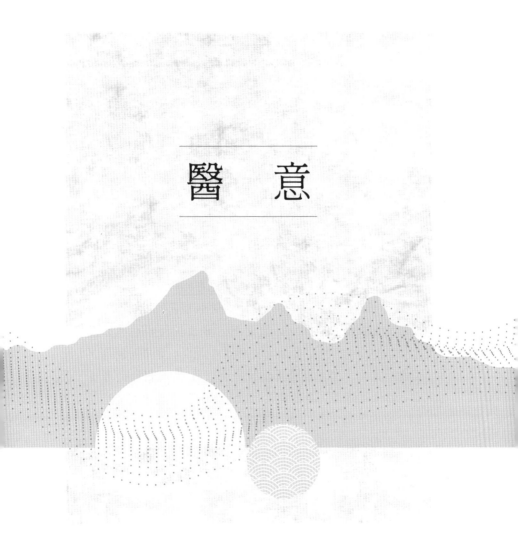

# 醫　意

# 序言

天下有佳山水處，其間必產異人，此古今之大較也。余弱冠歲，家大人之任遼東道，出榆關❶，遍歷錦、廣諸邑。見醫巫閭山，綿亙數百里外，煙發霞披，玉筍瑤簪，攬騰登臨，偉然雄鎮，而大小凌川，又復瀠回曲抱，浩瀚無極，雲秀所聚，心竊賞之。及檢校諸士才藝，果以嫩邑為最，地靈人傑，其信然歟。歲乙（1895 年）未返里，適同年太史雨農有事於羊城，常調之間得與。

齡臣先生，遇聆其言，論挹其丰采，知為有道之士，遂訂交焉。然初猶未識其精於岐黃也，先生以名世才，懷經世略。居帝京者，垂二十餘年，凡朝政之利病，與民生之疾苦，久已默窺其微。乃欲出宣公活人之技，而終不可得於是。南下自燕，而齊、而吳、而閩、而粵，遨遊於八千里中，以期快意而適志，齗可概矣。日前以手撰《醫粹精言》四卷，見贈受而讀之，見其條分縷晰，沿流溯源，非三折肱者不辨。嗣又出《醫意》二卷，問序於余。夫余門外漢也，書中精義為唉，汪瑤祇知其美，莫名其味獨怪，先生來穗❷不數月而著書，盈尺心如淮陰將兵，多多益善，以是嘆，先生之才，之奇也。

然先生錦人也，得山川靈秀之氣，而又承靈胎家學，術藝精到，亦固其所大丈夫，不為良相，終為良醫。先生之志將毋同，是為敘。

光緒丙申六月鐵嶺弟談國桓❸拜敘並書於四十四聲齋

---

❶ 榆關：即今河北東北境山海關地界。

❷ 穗：今廣州市的別稱。

❸ 談國桓：業儒通醫理，光緒年間舉人，曾任廣州駐防，宣統二年解職，時為奉天名儒。曾為名醫景仰先生，著《醫學從證論》及《醫案》作序。

徐延祚醫學全書

# 自序

　　夫刻舟，不可以求劍，膠柱不可以調索，夫人而知之矣，即醫亦何獨不然。顧醫之理深而微，非有天聰者，莫窺其奧。醫之書多而雜，非有定識者，莫宗其是。昔龐安時，治疾無不癒，自言心解，不由人授，善乎！醫之貴有心解也。子華子曰：醫者理也，理者意也，蓋必通其理，而後以意會之。斯為不負，然其事，未可以一蹴幾即其功。不容以躐等❶進。

　　余苦初學之，未得其門，而又慮率爾操觚者❷，之流毒於人也。爰擇臟腑、經絡、病機、脈候、識症、治法之顯而易見者，筆之於書，以作引光之奴❸。夫童子勝衣就傳，必先教以禮、樂、射、御、書、數之文，示以灑掃，應對進退之節。況醫之變化萬端，死生俄頃者乎！故余集前編，而名以《粹》者，欲人詳內治之方，撰是編而名以《意》者，欲人明外治之法，庶幾本末，兼該源流悉澈。即由眾而進於良，由良而入於神，不難也。《易》曰：「引而伸之，觸類而長之。」又曰：「神而明之，存乎其人，其斯之，謂與世之。」知我者幸，無視為老生常談也可。

光緒二十二年仲夏遼西齡臣氏徐延祚書於羊城旅邸

---

❶ 躐等：躐讀 ㄌㄧㄝˋ，踰越等級，不按次序。

❷ 率爾操觚者：比喻輕率書寫古代木簡。

❸ 引光之奴：奴，表示自卑稱呼，比喻引路之人。

# 卷 一

## ｜不藥爲中醫｜

醫者意也，藥者療也，醫不能活人，雖熟讀《金匱》玉室之書，無益也。藥不能中病，雖廣搜橘井、杏林之品，無當也。在昔集驗之論《傷寒》則曰：傷寒症候難辨，慎勿輕聽人言，妄投湯藥。濟眾之論《瘟疫》則曰：瘟疫不懼於胗，古方今多不驗，弗藥無妨。

又如養葵所著《嵩厓所輯》，謂咳嗽、吐衄，未必成疾也，服四物，知柏之類，不已則疾成矣。所謂非癆，而治成癆是也。胸腹痞滿，未必成脹也。服山楂、神麴之類，不已則脹成矣。而面浮胕腫，未必成水也。服泄氣滲利之類，不已則水成矣。氣滯痞塞，未必成噎也。服青皮、枳殼之類，不已則噎成矣，不獨此也。

《千金》云：消渴三忌，酒、色、鹽，便不服藥亦可。漢卿云：痘疹諸症，以不服藥為上。諺曰：服藥於未病，此攝生之旨，甚言疾之，可以不藥也。

## ｜攝生要言｜

按：《攝生要言》謂：髮宜多梳，面宜多擦，目宜常運，耳宜常彈，舌宜抵顎，齒宜數叩，津宜數咽，濁宜常呵，背宜常暖，胸宜常護，腹宜常摩，穀道宜常撮，足心宜常擦，皮膚宜常乾，沐浴、大小便宜常閉口，勿言數事，人人可能，且行之有效，實治未病之良方也。又有四要：一慎風寒，汗浴當風，衝犯雪霜，輕為感冒，重則中傷；二節飲食，酒毒上攻，薰灼肺金，厚味膏粱，變生大疔；三惜精神，多言耗氣，喜事煩心，名利熱中，房勞喪精；四戒嗔怒，肝木乘脾，必生飧瀉，男忿嘔血，女鬱不月，此非養生空言，實病之外感，內傷悉因於此。

## 內外因意治

至於七情之病，當以情治恐，可治喜，以遽迫死亡之言，怖之悲，可治怒。以愴悴苦楚之言，感之喜，可治憂。以謔浪褻狎之言，娛之怒，可治思。以污辱欺罔之言，觸之思，可治恐。以虜彼忘此之言，奪之慾遂，則病自已。

而用藥則熨摩、針灸，尚焉。藥熨如用蜀椒、乾薑、桂心，漬酒中浸，以棉絮布巾，用生桑炭炙、巾熨，寒痺所刺處是也。膏摩如風中血脈，而用馬脂以摩其急，以潤其痺，以通其血脈，更用白酒和桂，以塗其腹，以和其營衛，以通其經絡是也。燔針，焠針，見《素問》、仲景謂之燒針，今之太乙雷火等針，即是。

## 太乙針法

**按**：太乙針，樊觀察所刻，范氏者為最著。治風氣，及一切內外百病。

寒者正治熱者，從治用艾絨三兩，硫磺二錢，麝香五分，冰片七分，乳香、沒藥、丁香、松香、桂枝、杜仲、枳殼、皂角、細辛、白芷、川芎、獨活、雄黃、山甲各一錢，火紙捲藥末，糊桑皮紙六七層，如爆竹式，長五寸，徑圍一寸五分，雞蛋清刷之，陰乾密收，臨用燭火上燒紅，放紅布上，按穴針之，正人穴二十一，百會、神庭、上星、臨泣、客主人、天突、肩髃、期門、上脘、中脘、下脘、曲池、手三里、天樞、氣海、中樞、關元、風市、內庭、大敦、行間也；伏人穴，翳風、大頭、肺俞、身柱、膏肓、脾俞、命門、腎俞、環跳、會陽、足三里也。如不知穴，即針患處。

## 雷火針法

內府雷火針，只用艾三錢，丁香五分，麝香二分，捲紙點燒，吹滅乘熱，墊紙捺於患處，此法較捷。

## 陽燧錠法

內府陽燧錠，治風氣並腫毒。硫磺一兩五錢，銅勺化開，照次序入川烏、草烏、蟾酥、硃砂各一錢，僵蟲一條，冰片、麝香二分，攪勻，傾鎔瓷盆內，蕩轉成片，收藏臨用。取瓜子式一片，先以紅棗擦患處，粘藥於上，燈草蘸油，燒三五壯畢，飲醋半盞，候起小泡，挑破出黃水，貼萬應膏。俞原云：用鐵烙駭人，故變而為此，然則今之火針，無可變也。

## 觀音救苦丹

觀音救苦丹，治小癤等。即陽燧錠、硫磺、硃砂、麝香三味等分，蕩片燒後，連灰掩於肉上，不痛亦不潰膿。亦治風寒濕氣，流注作痛，手足蜷攣，小兒偏撞，口眼喎斜，婦人心腹痞塊，攻疼之症。

## 百發神針

百發神針，治偏正風、漏肩、鶴膝、寒濕氣、半身不遂、手足癱瘓、痞塊、腰痛、小腸疝氣、癰疽發背、對口痰核、初起不破爛者。並妙用生附子、川烏、草烏、大貝母、乳香、沒藥、血竭、檀香、降香、麝香各三錢，母丁香四十九粒，艾綿作針。

## 神火針

治癖火神針，蜈蚣一條，木鱉仁、靈脂、雄黃、乳香、沒藥、阿魏、三棱、蓬朮、甘草、皮硝各三錢，鬧羊花、硫磺、山甲、牙皂各二錢，甘遂五錢、麝香三錢、艾絨二兩，作針。

## 陰症散毒針

陰症散毒針，用羌活、獨活、川烏、草烏、白芷、細辛、牙皂、靈脂、玉桂、山甲、雄黃、大貝母、乳香、沒藥、

硫磺、蟾蜍、麝香等分，艾絨作針。

## 薰藥法

薰藥法，治風氣痛，用川烏、草烏、千年健、降香、鬧羊花、鑽地風、陳艾、麝香、捲紙筒糊緊，烏金紙包，燃薰病處，痛則病出。

## 藥紙薰法

藥紙薰法，硫磺五兩，化開，入銀朱，硃砂、明雄各三錢、川烏、草烏各二錢，半生大黃，黃柏一錢，麝香一分，攪勻，傾紙上，再蓋一紙，壓扁，每紙一寸，裁取十塊，點著，放粗草紙上，移熨，治風氣閃挫，熱透自癒。

## 桑枝針

有用桑枝扎把，燒薰者，名桑枝針。補陽氣虛弱，散腫潰堅妙，或用桃枝削針，此亦一法也。

## 神火照法

神火照法，硃砂、雄黃、沒藥、血竭各三錢，麝香五分，捲紙拈蘸麻油點燒，自外而內，周圍照之，可以散毒氣，治痘並一切腫毒。亦針法之變，凡寒痹、陰疽、痞塊，閃挫，用針甚效。如嫌製針費事，或點穴難準，可貼膏藥，隨意捲針藥為筒，或捲紙拈薰於膏上亦可。

## 古方變通

古方時行疫癘配紫金錠。《洗冤錄》以蘇合丸印成香，配今蘇州同仁堂刊送辟瘟散，配方皆岐伯咽金丹解疫法也，蓋改咽而為配矣。《集驗良方》治一切癥瘕、水腫、氣腫、四肢腫，用大麥拌硃砂，餵雄雞，取其矢，澄清熬膏貼，乃岐伯及峨眉僧，飲雞矢醴法也，蓋改飲而為敷矣。

《金匱》方，頭風，以炮附子為散，加鹽摩疾上。腳氣衝心，礬石貳兩，以漿水一斗五升，煎三五沸，浸腳，良後有加硫磺三錢煎，浸者，又有再加杉木片二兩煎，浸者，二方皆仲景所製，為外治組方也。

又《寶鑑》方，治傷風、頭風，川芎茶調散，用川芎、白芷、羌活、防風、荊芥、薄荷、細辛、生甘草研末，茶調服。《濟眾新編》云：以蔥涎調，貼太陽穴甚妙，或照方加菊花、蟬蛻、僵蟲；或照方加生地、白芍、歸身；或照方去細辛，易香附；痰加半夏，熱加石膏。

又方：肺熱鼻塞，加黃芩、梔子；巔頂加藁本、蔓荊子，俱可按此方。亦可油熬黃丹，收貼。又《寶鑑》鬚蔥白、生薑、淡豆豉、白鹽作餅，烘熱掩臍上，散風寒，理積滯，兼治二便不通，氣通即癒。此即蔥豉湯加味。又《本草》附方小兒便秘，用蔥豉敷。

## | 傷寒傳經 |

傷寒傳經，由表入裡，初起在太陽膀胱經，則頭痛、惡風寒、發熱，腰脊強，繼傳陽明胃經，則目痛鼻乾，不臥，唇焦，皆在表，宜汗。再傳少陽膽經，則目眩耳聾，胸滿脅痛，口苦，寒熱往來，屬半表半裡，宜和解。失治則傳入三陰矣。傳太陰脾經，則腹滿痛、咽乾、自利。傳少陰腎經，則口燥、舌乾、痛利清水，目不明。傳厥陰肝經，則小腹滿，舌捲囊縮，厥逆，皆屬裡，宜下。亦有不傳三陰，而傳入太陽膀胱腑者，則口渴、溺赤，宜利小便。傳入陽明胃腑者，則譫語狂亂，燥渴便閉，失氣，自汗，不眠，宜下。凡三陽，三陰之脈，皆環繞於胃腑，處處可入，一入胃府，則無復傳，故陽明為裡中裡。以上為傳經傷寒，因寒化火也，熱症也。其有初起直中三陰者，寒症也。其症腹冷，吐清沫，利清穀，蜷臥肢冷，囊縮吐蚘，舌黑而潤，宜溫。

又寒之傷人，必先皮毛。外則寒慄，鼻塞。內則咳嗽，

短氣，是傳肺也。舌苔昏亂，是傳胞絡也。泄瀉閉便，是傳太陽也。癃閉，是傳小腸也。痞滿上下不通，是傳三焦也。《經》云：藏府俱病，而傳變，不及手經者，省文也。

傷寒傳經，前三日，在陽分，後三日在陰分，一日一經，七日傳遍，病自轉，此常序也。壯實人，不藥自癒。故古有不藥，是中醫之說，其有越經傳表裡，傳首尾，傳巡經得度，傳並病，合病兩感等名，乃屬變症，俱詳《傷寒》書。

## | 傷寒頭疼 |

傷寒頭疼，為邪在經，三陽皆頭痛，三陰惟厥陰有頭痛，少陰間有頭痛。

## | 傷風頭痛 |

傷風頭痛，發熱鼻塞，惡風有汗。傷寒發熱，惡寒頭項痛，腰脊強，身足痠疼，晝夜不歇，而無汗。

## | 傷風感寒 |

傷風感寒，頭目不清，川芎、火香、胡索、丹皮各二錢，雄黃、白芷、皂角各四錢，硃砂一錢，研吹鼻。凡感從鼻入者，多是宜吹鼻，不獨頭痛為然也。凡外治見患，治患捷於服藥，均如此。

## | 重傷風 |

重傷風，鵝不食草，研吹鼻，涕淚出，即清爽。冬月可代痧，藥如塞鼻、塞耳、貼目，可治眼翳。並星，即移星草也。加川芎、青黛、冰片，亦治頭風，再加細辛、辛夷，兼治鼻中諸病。

## | 頭痛引經藥並外治法 |

古法治風寒頭痛，川芎為君，太陽羌活，陽明白芷，少

陽柴胡，太陰蒼朮，少陰細辛，厥陰吳萸，巔頂藁本為引經藥。若雜症頭痛，血虛四物，氣血四君，濕痰二陳，宿食平胃，其法不一。

真頭痛，為腦空不治。而外治，亦有外感內傷諸法。則風寒頭痛，有麻黃去節研，同杏仁搗泥，貼太陽法，或加白附子、川烏、南星、乾薑、全蠍、硃砂、麝香入酒，調貼。

又有川芎、南星、蔥，搗貼太陽法，加辰砂，酒調，並治夾腦風。小兒貼囟門。三陽頭痛，不敢見日光，有置水頂上，宜汗、吐、下法。受暑頭痛，有嗅皂角，取嚏法，並治卒頭痛。有蒜泥塞鼻法，或加川芎、細辛、青黛、蔓荊子。全如太陽症加羌活、防風、赤豆。外寒內熱者，有草烏、梔子、蔥汁調，貼太陽法，此方並治疝。

諺云：頭疼當疝，醫非無因也。大熱者，有大黃、芒硝、並泥調，貼太陽法。有朴硝，塗頂法。有葶藶子，煎湯，沐頭法。腦熱有硝石，搐鼻法。大寒犯腦者，有蒸吳萸作枕法，煎吳萸，浴頭法。寒濕頭痛，有紫蘇、川芎、花椒、蔥白、細茶煎，薰法。亦治風寒痛。寒濕逢陰雨，即發者，有桂心酒調，塗額角及頂上法。久不除者，有皂角、麝香，紙包放頂上，炒鹽熨貼。

濕氣頭痛，有瓜蒂末，松蘿茶，搐鼻取黃水法。有川芎、半夏、白朮、甘草末、搐鼻法。並治挾痰者，亦有用羌活勝濕湯，藥料研末，搐鼻法。宿食不消，飽則濁氣燻蒸，致頭長痛者，有平胃散搐鼻法。熱痰痛，有牛蒡子搗汁，加鹽酒熬膏，頻擦太陽，使透法。血虛頭痛，有當歸、川芎、連翹、熟地，煎湯，置壺中吸其氣法。

氣虛頭痛，有川烏、南星，加氣藥貼太陽法。有煎補中益氣，加羌活、防風薰法。肝風有霜桑葉煎薰法。有石決明、草決明塗太陽法，並預防壞眼，亦有作枕法。腎厥頭痛，有附子、艾葉，揉嗅法。頭痛目眩者，川芎、芒硝、薄荷、雄黃、蒼耳子、藜蘆，膽星、瓦楞子研，搐鼻。清熱化痰，頭痛兼眉

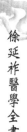

徐延祚醫學全書

棱骨痛，狀熱不止，大黃、木香解毒，生地漿水調，貼太陽。

時病初癒後，毒氣攻注，頭腦脹痛，紫金錠、蔥汁酒磨，塗太陽。頭痛連眼者，穀精草末，調糊，塗腦頂。頭痛，連眼珠者，韭菜子、薑汁，調塗太陽，或用麻黃、灰盆硝、冰片、麝香，吹鼻。頭痛有用醬薑，貼太陽，燒艾一炷法。有用川芎、枳殼和艾，火酒噴曬乾，加麝香為條，燒嗅法。或用乾蚓糞、乳香，捲筒燒，吸菸法，此即火法也。

有冷水熨法，此即水治也。有蓖麻仁，同大棗搗泥，塞鼻，貼太陽法。有斑蝥，去頭足翅，裝蜆殼內，掩痠痛處過夜，起泡挑破法，此拔毒法也。蓖麻仁，或用麻油熬，炒黃丹收，加麝香，貼斑蝥，或用豬油，熬松香，黃蠟收貼均可。並拔一切毒。西醫斑毛硬膏，即此貼患處，能引病外出，貼腿足能引病下行也。然是峻藥，須量用。

## | 太陽膏 |

頭痛膏，用青黛、黃連、決明子、黃芩、桑葉、歸身、紅花、生地、防風、蘇葉，貝母各等分，小磨麻油，熬黃丹十分之七，硃砂十分之一，同青黛收，臨用摻黃菊花末，左痛貼右太陽，右痛貼左太陽，雙痛雙貼效。

## | 傷寒時疫外治法 |

傷寒時疫感冒，通治點眼，取汗，麻黃去節二錢零四釐，甘草二錢五分，琥珀一錢零五釐，牛黃一錢，冰片六分。又方：雄黃四分，辰砂二錢，牙硝四分，麝香一分，金薄五分。頭痛發熱，口渴身痛，男左女右，點大眼角，名發汗散，二方並用，亦妙。

傷寒時疫感冒，通治麻黃膏，黃連膏。兩膏各用一錢，和勻入膽礬、牛黃、冰片五分，青魚膽一錢拌，蘸點眼角，此內外通治，為雙解也。曾試點過，麻辣流淚，毛骨悚然，是腠理開之，驗也。

又呂真人，治瘟疹用麻黃、犀角、山慈姑、朴硝、血竭各一兩，薑汁拌濕，烏金紙包十八分，紅棗肉搗泥和丸，砂盆煨成黑炭，去紙取藥，加冰片十分之一，銀簪蘸香油，點兩眼，男左女右，如瘟疫日久不汗，先吹鼻，後點眼，汗後食米湯、稀粥，此方兼解毒法。眼主五臟，流通甚捷，勿謂點之，無驗也。

## | 發汗外治法 |

風寒發汗，蒼朮、羌活、明礬、生薑汁、製丸。握手心，夾腿間，側臥，暖蓋取汗，不汗，熱湯催之。

**按**：古有熱湯澡浴法，有熱水浸腳，擁被安睡法，有熱水抹身法，皆汗。

又方：並治頭瘟，蒼朮、枯礬、良薑、蔥白炒熱，塗手心，掩臍靜臥，手須窩起，勿使藥著臍，一手兜住外腎前陰，女子亦如之服，綠豆湯催汗。心主汗，掌屬心，故發汗。一手掩臍，一手兜腎，丹訣也。

又方：醋炒香附，擦背，如治風襲經絡疼痛，即擦患處，均效。傷寒感冒，生薑、蔥白、核桃、細茶、黑豆煎湯，衝薰頭面，名五虎茶，得汗解。

又方：生薑搗爛，棉裹，擦天庭，並治中風痰厥。又令兩人，各持薑渣一團，擦兩手足心，兩臂彎、前胸後背，得汗解。並治夏月霍亂，寒中三陰，麻腳痧等，俱效。

## | 腹痛外治法 |

腹痛，蔥白炒，覆臍上，砂壺盛熱湯熨之，或切蔥白，如碗粗一束，高寸許，放臍上，熨斗熨之，蔥爛再易，先放胡椒末，或麝香、丁香末，於臍上，再熨更妙，並治陰症。

## | 結胸外治法 |

傷寒結胸，中氣虛弱者，薑、蔥、蘿蔔子炒、熨，自然

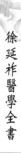

滯行邪散，胸即開豁，冷加酒烹。風寒結痛，薑蔥、橘皮炒、熨。食結，生薑、水菖蒲根，陳酒糟，鹽炒，熨，或作餅，貼胸。熱結，生薑勿炒，和蚯泥，薄荷汁，蜜水，井水調，揉心口，或加冰片。痰結，生薑、茶葉煎湯，調銀朱，明礬，塗胸口，或搗薑渣，和竹瀝擦胸口。

## | 風痛外治法 |

風痛，薑蔥、紫蘇、陳皮、搗爛，加飛麵，用菜油煎餅貼，或薑蔥，糯米飯加鹽搗敷。若兩足痛，如刀割，不紅腫者，生薑蘸香油擦，隨用生薑燒熱，搗爛敷之。

風襲經絡，筋攣骨痛，或虛怯，人肢體生腫塊，或痛，或不痛，用炒蔥白布包熨，腫痛自止，為散血，消腫，定痛之良法。即刀械殺傷，氣悶絕者，炒蔥偏敷，自醒。又腫毒，用菜油煎蔥敷，自消乳癰，炒蔥白敷，炭火盛瓦罐，逼之汗癒，皆良法也。

生薑、蔥白各一斤，麻油熬黃丹收，貼風寒瘰癧，皆炒。亦可隨症，調藥末用，如古湯頭之用，薑蔥為引也。

## | 七寶膏 |

七寶膏，用生薑、蒜頭、槐枝各一斤，蔥白八兩，花椒二兩，麻油熬黃丹收，可貼百病，癰疽發背，消腫定痛，潰膿生肌，皆效。

又方：加韭白八兩，白鳳仙一株，花莖子葉全用，亦名七寶膏。或再加柳枝、桑枝各一斤，桃枝半斤，名十寶膏，亦可調藥。

## | 陰寒症取汗法 |

傷寒不汗，胡椒、天麻、銀朱、棗肉製丸，握掌心，或胡椒、丁香、蔥白、塗兩掌心，夾腿內側，取汗治陰寒症，皆宜。

## | 治染病人氣息 |

凡聞病人，汗氣入鼻透腦，即散佈經絡，初覺頭痛，即用芥菜子末，溫水調稠，填臍內，隔衣，以壺盛熱湯熨之，汗解，傷寒時疫俱妙，亦治急肚痛及小腹痛。西醫有白芥敷法，用麵粉滾水攪和，貼腹可隨症參。

## | 風濕腫痛 |

風濕腫痛，生芥子末同蘇子、香附子、蘿蔔子、山楂子也。風寒發散並痰食結胸，氣膈、噎塞、鼓脹俱治，共炒研細末，調入七寶膏用，甚妙。

## | 風寒頭痛 |

風寒頭痛，醋炒蕎麥，為兩餅，更換覆額上，取汗以收風毒，或用黃蠟為兜鍪（讀ㄉㄡ ㄇㄡˊ，古代作戰時戴的頭盔）式，覆額上；或胡椒、蔥白、百草霜搗丸，納臍中，取汗百草霜，和中溫散，並治寒腹痛；或圍爐塗黃丹於身；或硃砂亦可。

按：瘧疾發汗，有黃丹拿法，用生黃丹五錢，生礬三錢，研胡椒分半，麝香五釐，臨發對日坐定，醋調藥，男左女右，敷手心。無日用火烘腳，年老人弱，怕服藥者，最妙。

## | 急救中風 |

傷寒中風，癱瘓，掘地坑如人長，以桑柴火燒透，掃灰噴酒，酌鋪蠶沙，或桃葉、松柏枝、菊花、稻草之類，布席蓋，臥取汗，再以溫粉撲之，自癒。

按：溫粉即川芎、白芷、藁本各一兩，米粉三兩，棉包撲於身上。沈金鰲云：寒厥暴亡，尤宜煅坑法，最古漢蘇武用之。《南史》徐文伯治范雲傷寒。《宋史》，王克明治安道風噤用之，然是劫法。

又按：頭項強硬，燒坑布桃葉，臥以項著坑上，蒸汗

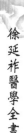

徐延祚醫學全書

178

癒。天行餘毒，手足腫痛，煆炕著屐居坑上，以衣壅之，勿泄氣。

又治痔瘡，煆坑沃酒，納吳萸，坐治附骨疽，煆坑沃小便，坐坑中，薰使腠理開，氣血通暢而癒。

又治刑傷，煆坑醉飲麻油、熱酒，臥一夜，如故。昔有被毆者，醫用此法，遂不成訟。

又癱瘓，酒炒蠶沙，鋪床上臥，間日一作。或醋蒸黑大豆，鋪床上臥，取汗亦可。

## | 邪傳裡 |

凡病人，自欲吐者，不可止，不當下者，無妄攻，如少陽寒熱往來，如瘧搗柴胡，擦背即周身，取汗，所以治表也。如邪傳裡，必先胸以至心腹，入胃胸，在半表半裡間，邪將入裡，而未入裡，故胸滿而腹未滿，是氣而非物也。已下者，為痞氣，未下者，為少陽。硬痛者為結胸，硬而不痛者，為痞氣，此熱邪宜苦瀉。若雜症，則辛散。

少陽兼胸滿節菴，以小柴胡、對小陷胸，一服豁然。更煎黃連水，拓胸，所以治裡也。

陽明經病傳腑，蒸熱自汗，口渴飲冷，宜石膏等清之。腑症潮熱譫語，腹滿便秘，宜大黃、枳實等攻之。便秘，枳實、麥皮、鹽炒熨，即承氣法也。大便結實不下，將烈火煮竹葉一鍋，乘熱傾桶內，撒綠礬一把，坐薰之，或用蘿蔔葉亦可。又結胸脹痛，大蒜搗爛，黏貼即散，並治一切腹脹。若繞臍硬痛，此燥屎症必轉失氣，尿不利，用桔梗蘸油潤肛門，或麻油灌肛門，若蓄血，則少腹滿急，必嗽，不咽，尿清，宜煎蘇葉湯，布浸鋪腹上，以手摩之，或麻根搗貼陰際。

## | 傷寒熱邪傳裡 |

傷寒熱邪傳裡，皮硝化水，用青布浸拓胸口；或用雞子清，蜜調敷熱，甚加大黃。若傷寒直中三陰，初無頭痛發熱，

面青腋冷，小腹絞痛者；或男女由房事後，飲食生冷，致成陰症，腹痛者；或霍亂，吐瀉腹痛者，用吳萸一升，即二兩五錢也，酒拌蒸絹包，熨臍下，足心。一加蔥白、麥麵、食鹽炒、熨同。

又冷極唇青，厥無脈，陰囊縮者，亦用此熨並艾灸臍中，及氣海關元，各三五十壯。而手足不溫者死。或用吳萸同硫磺，大蒜調，塗臍下，蛇床子炒，布包熨之。

**按**：回陽救急湯治中寒，並傷寒陰症，陰毒等用。黨參、白朮、茯苓、甘草、附子、肉桂、陳皮、半夏、五味子、乾薑、生薑各一兩，此方麻油熬黃丹收，備貼甚妙。

又方，只用附子、白朮、甘草末、生薑汁，調蘇合丸。和用者，其用蘇合丸法，可加入貼，受寒腹痛，立癒。

## | 健陽丹 |

健陽丹，治傷寒陰症，用胡椒、枯礬、火硝、黃丹各一錢，丁香五分，醋為團，握掌心，被蓋取汗，忌喫茶水。一方無火硝，用四味填臍，蓋理中膏，並治房勞。

## | 中寒填臍法 |

中寒，附子、川椒、薑汁、飛麵和鹽，填臍。或用乾薑、附子、川烏、良薑、吳萸、官桂醋丸，納臍。此方並可用麻油，熬黃丹收，臨糝（ㄙㄢˇ，指煮熟的米粒。）川椒末貼。

## | 陰 疽 |

**按**：治落頭疽、骨槽、風耳、後銳毒、陰對口、陰發背、乳巖、惡核、石疽、失榮、鶴膝風、魚口、便毒、瘰癧、流注、諸陰疽。即前健陽丹，去丁香、易麝香，用胡椒一兩，明礬、火硝、黃丹各三錢，麝香一錢，蜜調兩丸。病在左，握左手，在右，握右手，在中，分男左女右。若病在腰以下，傳腳心，亦分左、右、中，布扎不鬆不緊，不可移動，六時一

換。不論如何腫痛潰爛，數丸總能收口生肌，用過丸埋土中，忌口並房事一年。

此蒙古族人名醫秘方，貴重無價。其實即陰症之方，推之耳，乃知治病能通陰陽之理，則諸方皆可移借，不必拘某症、某方、某經絡、某部位也。善悟者，其參之。

## | 傷寒蛋熨法 |

傷寒不能分陰陽，目瞪口呆，身熱無汗，便秘，不省人事，煮雞蛋，砌臍四旁。或用老油松節七兩，胡椒照病人年紀，每歲七粒，煮蛋乘熱，切頂殼三分，覆臍眼，面作圈護住，冷易視蛋黑為驗，收盡陰氣，自癒。一用煮雞蛋去殼，乘熱滾擦，亦能變陰為陽，名蛋熨法。如發斑用銅錢，於胸背四肢刮透，即於傷處用蛋滾擦，此苗人秘法也。

## | 寒結熱結 |

寒熱俱實者，服白散陷胸等方。外治寒結，用巴豆飛麵研，調敷。

熱結用大黃、芒硝、蔥白搗敷。又傷寒食積，冷熱不調者，一云腑熱藏寒者，用巴豆、大黃，唾和餅，貼臍，艾燒數炷，熱氣入肚即住，拭去藥毒。如畏艾灸，以熨斗熨之。

**按**：食停腸胃，冷熱不調，腹脹氣急，痛滿欲死，及中惡卒暴諸病，用大黃，巴豆，乾薑，名備急丸。

又方：巴豆痛黃連，如前法，先滴薑汁於臍內，再炙關格，霍亂皆宜。

陰陽二毒，結胸症，古方陽用地龍，陰用破結丹。辰砂、附子、黑丑、醋熬膏，入礞石、葶藶、肉蔻、巴豆、桂心、木香、麝香等分，製丸，輕粉薄衣，可參敷。

## | 陰陽假症 |

幾內真熱，外假寒症，厥冷昏迷，然口渴便閉，身不欲

衣，指甲紅，此假陰症也。不敢用三黃石膏湯，以井水撲其胸，除熱，如覺心快，則內火息，而外之，顫慄頓失矣。若下真寒上假熱症，煩躁面赤，或渴，然不欲冷，便利身欲衣，指甲青黑，足冷，此假陽症也。不敢用八味丸，先用力擦其足心，冷熱以吳萸、附子、飛麵、麝香調敷湧泉穴，引熱下行，則下一身熱，而上部之火，自息矣。凡虛火上炎症，即偏陽於上之假症，與一切疑症皆可，仿此推用。

## | 傷寒衄血 |

傷寒衄血，須分表裡。

按：汗為心液，熱則變紅，越出上竅。傷寒失汗，成必衄為紅，汗不可止，衄久宜止，用井水磨黃芩、白及，塗山根；或白及磨，本人鼻血塗；或紙浸白及水，貼眉心；或切白及片貼之；或茶調，決明貼胸，以清肺熱；或用延胡塞耳，左衄塞右，右衄塞左；或用青苔，搭囟門，頸後，即脊上等血路；或三棱敷脊五椎，或醋和黃土，塗腎囊；或黃酒浸足，如衄久，牛膠蕩軟，貼山根髮際。

## | 傷寒吐血 |

傷寒失汗，熱入臟吐血，即一切吐血，煎白芷、黑梔，熨胸以清胃熱；或醋調大黃，以掩臍；或鬱金、韭汁、童便以擦背；或蒜泥裹足，引熱下行；或以紫蘇、香附，煎水磨陳墨、燈草，蘸塞鼻；或藕汁；或雞蛋清；或韭汁磨黑，塗胸口；或用大生地二兩，白芍、黃芩、黃柏、黑梔、甘草各二兩，丹皮、犀角各五錢，麻油一斤，熬黃丹七兩，石膏四兩收，衄血貼眉心，吐血貼胸口，蓄血貼臍下，隨症酌用。

## | 舌 苔 |

傷寒初起，邪在表，舌無苔。半表半裡，白滑苔。入裡則粗白厚膩，不滑而滿，熱傷津液也。若熱聚於胃則黃，或生

芒刺，或黑色，則熱甚也，多危陽症。舌黑乾燥，無津液，宜硝黃下之。陰症舌黑而潤，宜附桂溫之。又冷滑如淡黑者，無根虛火，宜化痰降火。或淡黑一二點，補腎降火。

舌苔黃赤乾澀，井水浸青布拭之，生薑擦之，一切舌苔用薄荷水浸，青布拭之，生薑擦之。如生芒刺，刮不去者，熱毒深也。舌生紅栗，用竹瀝調紫雪丹，塗之效。舌上厚苔，退而舌底紅色者，火灼水虧也，生地切片貼之。無苔而紅絳者，磨犀角，塗胸口自癒。舌瘡，硃砂、雄黃、黃柏、薄荷、硼砂、冰片摻之。舌爛，黃連塗之。舌出，珍珠、冰片敷之。舌脹出口外，雄雞血浸之，自縮。

## | 斑　疹 |

傷寒汗下不解，耳聾足冷，煩悶咳嘔，即是發斑之侯。又失下，或下早，熱邪傳裡，熱甚傷血，裡實表虛，則發斑。輕如疹子，重如錦文。紫黑者，熱極胃爛多死，不可發汗，重令開泄，以豬膽汁，調芒硝，雞毛掃之。

輕者先噴淡薑汁，再用青黛水掃之。或用紋銀一塊，放臍上，以燕泥搗融，用雞蛋煎成一餅，敷數次，可癒。天行發斑，升麻水掃之。陰症發斑，但出胸背，手足稀少，如蚊蚤跡，乃無根，虛火上薰於肺，非斑，宜溫腎。

## | 發　黃 |

傷寒表未解，寒邪挾濕，身目發黃，濕盛於熱，則黃色晦，熱盛於濕則黃色明。晦為陰，明為陽，用生薑汁和茵陳汁點眼。偏身黃者，並擦胸前，四肢周身汗解，或用煨薑絞汁，和香油點眼全。

又方：濕熱發黃，昏沉不省，雄雞破背，待毛血合胸。

**附方：**發黃，赤小豆、瓜蒂、黃米研，吹鼻，或棉裡塞鼻各竅，出黃水癒。但勿深入於太陰，肺為標，脾為本，發黃，掘新鮮百部根洗淨，搗爛，覆臍上，以糯米飯一升，拌酒

水各半,合揉軟蓋藥上,包紮一二日,口內作酒氣,水從小便出,腫自消。陰黃、丁香和茵陳擦,如上法。

## | 痄腮發頤 |

傷寒發散未透,餘毒積於經絡,其症耳後紅腫,頭重體倦,名發頤。在腮,曰穿腮。在地角,曰穿喉,皆痰熱之毒也,南星熬膏敷。

又方:痄腮發頤,黎洞膏用紫花地丁、蒲公英、豨薟草,加苦參各三兩,象貝、赤芩、川萆薢、甘草各一兩五錢,陳橘核各五錢,山甲片炮用二兩五錢,麻油熬黃丹收,並治一切風毒及癧癭痰核。

**按**:腮內痠痛者,曰痄腮。不痠痛著,曰發頤。輕者,靛花,磨鹿角搽,赤小豆,側柏葉,雞清搗塗。或絲瓜燒存,雞清敷。重者,皂角、南星、糯粉、薑汁敷。或大黃、五倍、白及、雞清塗,醋調壁土敷。

## | 中　風 |

中風有內生、外中二因。內生則因胃濁生痰,志極動火;外中則因形氣不固,感召風邪。所以內生者,必痰迷不語,火發神昏。外中者,必筋骨不用,口眼喎斜,單發易治,雙發難治。

口眼喎斜,肌膚不仁,絡也。左右不遂,筋骨不用,經也。昏不知人,便溺阻隔,府也。神昏不語,唇緩涎出,藏也。經絡淺,藏府深,府必歸胃,藏必歸心。凡中風牙關緊閉,兩手握固者,是閉症。若口開心絕,手撒脾絕,眼合肝絕,遺尿腎絕,聲如鼾肺絕,更有吐沫,肉脫,髮直,搖頭,目上竄,面赤如妝,汗出如珠者,皆是脫症,多不救。

中風之來,必有先兆,如大指,次指麻木不仁,或手無力,或肌肉微瘈,此營衛交邪,外中之先兆也。如上盛下虛,頭眩腳軟,神短言語失常,此痰火將發,內生之先兆也。

徐延祚醫學全書

預防外中，有羌活癒風湯，即十全大補，加羌活、獨活、防風、白芷、麻黃、細辛、柴胡、前胡、秦艽、蔓荊子、菊花、薄荷、蒼朮、厚朴、枳實、半夏、黃芩、熟地、知母、枸杞、杜仲、石膏、地骨、防己也。

預防內生，有清熱化痰湯，即六君加南星、木香、黃芩、黃連、麥冬、枳實、菖蒲、竹茹也。

曾治如前先兆者二人，因其人不耐服藥，令其二方熬膏常貼，皆無恙。然治法，有解表、攻裡、行中道三法。內外證俱有者，先解表而後攻裡。外感重，先祛外邪。內傷重，先補中氣。風症皆痰為患，首宜開關化痰，急則祛風，緩則順氣，久則活血，氣順則痰消，宜烏藥，血行風自滅，宜歸芍。若諸香、防耗真氣，羌活、獨活、烏藥、附子、防風、涸營耗衛，牛黃、冰片、麝香，恐引邪入內。

凡中風，中痰，中寒，中惡，將兩手中指對合縛之，艾丸灸兩指中間五壯，重者並灸頭頂百會穴，中腕臍下氣海穴，三處神驗。口噤，用開關散、烏梅、生南星、冰片，擦牙，或用薑蘸南星、冰片擦牙，其噤自開，此《醫宗金鑑》本治小兒口噤神方也。

## | 痺 |

痺亦中風之一，痺者，閉也，閉於經絡也。風、寒、濕三氣雜合而成病。風勝為行痺，古稱走注，今名流火。寒勝為痛痺，即痛風，白虎曆節風。濕勝為著痺，即麻木亦有在皮，在脈，與肉筋骨之殊，忌辛斂，宜辛散行氣。

## | 痿 |

痿者，筋脈緩縱，足不任地也。由血虛火盛，肺焦傳之五藏，又陽明虛，宗筋弛縱，帶脈不引，故痿，忌風藥及香燥，溫補。

**按**：痺外感，痿內傷。痺多痛，病久入深，或不痛。痿

軟，而不痛。痺多寒，痿多熱，痺實，痿虛。程子曰：醫家以手足痿痺為不仁，蓋統言也。

# ｜識臟腑｜

《經》云：鬲肓之上，中有父母。又云：三陽為父，三陰為母。

**按**：醫當識五臟六腑，茲於醫書摘其要者，以便初學觀覽。如入學者，先識字。出門者，先問路耳，至於自得之後，則此固所棄也。

五臟，肝、心、脾、肺、腎，皆屬陰。六腑，膽、胃、大腸、小腸、膀胱、三焦，皆屬陽。

五藏，藏精、神、氣，魂、魄，六腑化水穀，而行津液。

形臟四者，頭角、耳目、口齒、胸中也。奇恆之府六者，腦、髓、骨、脈、膽、女子胞也。

肺氣通鼻，肺和則鼻能知香臭。心氣通舌，心和則舌能知五味。肝氣通目，肝和則目能辨五色。脾氣通口，脾和則口能知五穀。腎氣通耳，腎和則耳能聞五音。五臟不和，則九竅不通，六腑不和，則留結為癰。

五臟不平，六腑閉塞之所生也。頭痛耳鳴，九竅不利，腸胃之所生也。

肺合大腸，心合小腸，肝合膽，脾合胃，腎合膀胱。少陰屬腎，腎上連肺，故將兩臟。三焦者，屬膀胱，是孤之腑也，是六腑之所與合者也。

心與膽通，肝與大腸通，脾與小腸通，肺與膀胱通，腎與三焦通。如心病怔忡，宜溫膽。膽病顛慄，癲狂，宜補心。肝病，宜疏通大腸。大腸病，宜平肝。脾病，宜瀉小腸火。小腸病，宜潤脾。肺病，宜清利膀胱水。膀胱病，宜清肺。腎病，宜調和三焦。三焦病，宜補腎。

百病之始生也，必先於皮毛，邪中之，則腠理開，開則

徐延祚醫學全書

入客於絡脈，絡脈滿，則注於經脈，經脈滿則入舍於臟腑。善治病者，治皮毛，次肌膚，次筋脈，次六腑，次五臟。治五臟者，半死半生也。

臟病者，止而不移，其病不離其處。腑病者，彷彿賁響上下，行流居處無常。

欲得寒，而欲得見人者，腑病欲得溫，而不欲得見人者，臟病。

臟病難治，逆傳其所勝也。如肺傳肝，肝傳脾，脾傳腎，腎傳心，一臟不再傳，故言次傳者死。腑病易治順傳，其所生也。如心傳脾，脾傳肺，肺傳腎，腎傳肝，肝傳心，子母相傳，週而復始，故言生也。

間臟著，如肝病乘土當傳脾，乃不傳脾，而傳心，則間其所勝之臟，而傳於所生之臟矣。脈反四時，及不間臟者難，已間臟者生。

勞症，男自腎傳心，而肺，而肝，而脾。女自心傳肺，而肺，而脾，而腎，傳盡則死。凡病，男自下而上，女自上而下，皆逆反是可治。

病有相移者，如肝移邪於肺，則右脅痛，肺位在於右也。

有臟相移者，腎移寒於脾，脾移寒於肝，薄其勝己也。肝移寒於心，傳其所生也。心移寒於肺，乘其所勝也。肺移寒於腎，亦傳於所生也。脾移熱於肝，肝移熱於心，心移熱於肺，肺移熱於腎，腎移熱於脾，仿此。

有六腑相移者，胞移熱於膀胱，膀胱移熱於小腸，小腸移熱於大腸，大腸移熱於胃，胃移熱於膽，膽移熱於腦也，症皆詳《內經》。

凡人之病，真臟不病，則五行相生，相制，以適於平，雖不服藥亦癒。如火極傷金，則有水以制之，有土以生之，是也。

臟病，分虛邪，實邪，賊邪，微邪，正邪。如心病中風

得之，為虛邪。傷暑得之，為正邪。飲食勞倦得之，為實邪。傷寒得之，為微邪，中濕得之，為賊邪。余仿此，推詳見《難經》。

犯賊風虛邪者，陽受之。飲食不節，起居不時者，陰受之。陽受之，則入六腑，陰受之，則入五臟。入六腑則身熱，不時臥立，為喘呼。入五臟則瞋滿閉塞，下為飧瀉，久為腸澼。

五臟，正經自病，憂愁思慮，則傷心。形寒飲冷，則傷肺。悲怒氣逆，上而不下，則傷肝。飲食勞倦，則傷脾。久坐濕地，強力入房，則傷腎。

## ｜水火分治歌｜

肝膽由來從火治　三焦胞絡都無異
脾胃相將濕處求　肺與大腸同濕類
腎與膀胱心小腸　寒熱臨時旋商議

**按**：詳張子和書，損其肺者，益其氣。損其心者，調其榮。損其脾者，調其飲食。損其肝者，緩其中。損其腎者，益其精。

五臟有陰陽之性，可因其類而取之。如心實生熱者，當益其腎，腎水滋則，熱將自除矣。腎虛生寒者，當補其心，心火降，則寒將自除矣。

又如肺實，而瀉腎實，則瀉其子也。肺虛而補脾虛，則補母也。又母病必及其子，子虛必盜母氣也。

又如肝實而肺虛者，瀉其火，並補其水，令火勢衰微，金得平其木也。

又如見肝之病，將傳於脾者，當先實其脾，補肝用酸，助心用焦苦，益脾以甘，俾土旺則水弱，水弱則火盛，火盛則金不行，肝木自癒。此治肝補脾之要妙也。

又九虛候五臟者，肺心有邪，其氣留於兩肘，肝有邪，其氣流於兩脅腋，脾留於兩髀股，腎留於兩膕。

又五臟，各有合病，久而不已，則內舍於其，合如肝，合筋筋，痺不已，內舍於肝也，餘臟仿此。

頭病取足，陽病，取陰也。足病取上，陰病，取陽也。中病旁取中者，脾胃，旁者，甲膽。如胃中濕盛，而成泄瀉，宜助甲膽風勝，以克之也。凡五臟皆可類推。

胸腹者，臟腑之廓也。膻中者，心主之宮城也。胃者，太倉也。腎者，胃之關也。脾為胃行其津液，於四肢者也。腰脊者，身之大關節也。

肝惡風，心惡熱，肺惡寒，脾惡濕，腎惡燥。

肝苦急，心苦緩，肺苦氣上逆，脾苦濕，腎苦燥。

肝欲散，心欲耎（ㄖㄨㄢˇ，軟弱，怯懦），脾欲緩，肺欲收，腎欲堅。

諸風眩掉皆屬肝木。諸痛癢瘡瘍皆屬心火。諸濕腫滿皆屬脾土。諸氣膹鬱病痿皆屬肺金。諸寒收引皆屬腎水。

諸暴強直，支痛緛戾（ㄖㄨㄢˇ ㄌㄧˋ，指筋肉拘急短縮，肢體展曲扭轉），裡急筋縮，皆屬於風，厥陰風木乃肝膽之氣也。

諸病喘嘔，吐酸，暴注下迫，轉筋，小便混濁，腹脹如鼓，癰疽，瘍疹，瘤氣，結核，吐下，霍亂，瞀鬱腫脹，鼻塞，鼻衄，血溢，血淋，泄閉，身熱惡寒，顫慄驚恐，悲笑譫妄，衄衊血污，皆屬於熱少陰君火，乃真心小腸之氣也。

諸痙強直，積飲，痞膈中滿，霍亂吐下，體重胕腫，肉如泥，按之不起，皆屬於濕。太陽濕土，乃脾胃之氣也。諸痙強直者，濕過極則反，兼風化制之，然兼化者，虛象而實，非風也。

諸熱瞀瘛，暴瘖冒昧，燥擾狂越，罵詈驚駭，浮腫疼酸，氣逆沖上，禁栗，如喪神守，嚏嘔，瘡瘍，喉痺，耳鳴及聾，嘔湧，溢食不下，目昧不明，暴注瞤瘛，暴病暴死，皆屬於火，少陽相火之熱，乃心包絡、三焦之氣也。

諸澀枯涸，幹勁皴揭，皆屬於燥。陽明燥，金乃肺，與

大腸之氣也。

諸病上下，所出水液，澄澈清冷，癥瘕、㿗疝，堅痞腹痛，急痛下利清白，食已不飢，吐利腥穢，屈伸不便，厥逆禁固，皆屬於寒，足太陽寒水，乃腎與膀胱之氣也。

喜傷心者，不可疾行，不可久立。怒傷肝者，上氣不可忍，熱氣蕩胸，短氣欲絕，不可息。憂傷肺者，心系急上焦閉，榮衛不通，夜臥不安。思傷脾者，氣留不行，精聚中脘，不得飲食，腹脹滿，四肢怠惰。恐傷腎者，上焦氣閉不行，下焦回還不散，猶豫不決，嘔逆噁心也。又心為喜，喜發於心，而成於肺。脾為思，思發於脾，而成於心，過節則兩臟俱傷。肺為憂，又為悲，又心虛則悲，又肝虛而肺氣並之，則悲。腎為恐，又肝虛則恐，又心虛而腎氣並之，則恐。又胃熱則腎氣微弱，故恐肝為怒，怒則肝木克脾，脾傷而四臟俱傷矣。又悲傷心胞者，善忘不識人，置物在處，還取不得，不意而迫。

按：五藏不可見，然有諸內者，必形諸外，不獨筋肉，皮骨也。凡色、聲、味、脈之類，皆望、聞、問、切之，原至於風熱，燥濕，寒之。外感喜、怒、悲、憂、恐之，內傷各有形症，又不待言矣。

## ｜四時月日所主｜

如肝主春，足厥陰少陽，主治其日甲乙。心主夏，手少陰太陽，主治其日丙丁。足厥陰、少陽肝膽也。手少陰、太陰心小腸也。餘仿此推。

脾主長夏四季，長夏六月也，四季中土，各旺十八日。足太陽、少陽、陽明，應正月、九月、五月，足太陰、少陰、厥陰，應十一月、十月、三月也。

五臟積，各以月日得者，如肺病傳肝，肝當傳脾，脾季夏適，王王者不受邪，肝復欲還肺，肺不肯受，則留結為積，故肝積，得以季夏。

瘻作於午未申月。

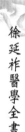

徐延祚醫學全書

190

邪之客身，以勝相加，至其所生而瘉，至其所不勝而甚，至其所生而持，自得其位而起，如肝病瘉，於下甚，於秋持，於冬起，於春餘，仿此。

人一日分為四時，朝為春，日中為夏，日入為秋，夜半為冬。朝則人氣生，病氣衰，故旦慧。日中人氣長，長則勝邪，故安。夕則人氣始衰，邪氣始生，故加。夜半人氣入臟，邪氣獨居於身，故甚。有相反者，一臟獨主其病，必以臟氣所不勝時，甚如脾病，不能勝旦之木，肺病不能勝晝之火也。所以勝時起，如肺氣能勝旦之木，腎氣能勝晝之火也，是不能應一日，分四時之氣者也。

肝病平旦慧，下晡甚，夜半靜。心病日中慧，夜半甚，平旦靜。脾病日昳（ㄅㄧㄝˊ，義為日過午偏斜）慧，日出甚，下晡靜。肺病下晡慧，日中甚，夜半靜。腎病夜半慧，四季甚，下晡靜。

**按**：日仄（ㄗㄜˋ，日西斜）曰昳，未土旺也。因其慧靜甚，而知其為臟之病，亦可辨症五臟，受氣於其所生，傳之於其所勝，氣舍於其所生，死於其所不勝。如肝受病氣於心，傳於脾，舍於腎，至肺而死，此言氣之逆行也。一日一夜，五分之所以，占死生之早暮也。五分謂：朝甲乙寅卯，晝丙丁巳午，晡庚辛申酉，夜壬癸亥子，四季，戊己壬戌丑未。

凡人身之氣流行，每子時，自左腳心湧泉穴起，陽循左足，腹脅、手而上，至頭頂囟門而止。午時自頂門，循右手、腹脅、足而下，至右腳心而上，是坎離為陰陽，消息也。

又腎至靜，惟子時，濁氣一動而已。

**按**：治遺精者，多在子時即五更，腎氣開時，可推。

手太陰肺，本臟經絡，每朝寅時，從華蓋旁，胸乳上，中府穴起，循臂下行，至手大指外側少商穴止，傳手陽明大腸。

手陽明大腸，卯時自少商穴起，循臂上行，至鼻孔旁迎香穴止。

足陽明胃，辰時自迎香穴，交於眼下承泣穴，上行至額角頭維穴，對人迎循胸腹下，至足大次指屬兌穴止。

足太陰脾，巳時在足附上衝陽過，交與足大指隱白穴，循腿腹上行，至腋下大包穴止。

手少陰心，午時大包交於腋下極泉穴，循臂下行，至手小指內側少衝穴止。

手太陽小腸，未時自少衝交與手小指外側少澤穴，循肘上行至耳前聽宮穴止。

足太陽膀胱經，申時自聽宮，交於目內眥外一分睛明穴，循頭頸下背腰臀腿，至足小指至陰穴止。

足少陰腎，酉時自至陰，交於足心湧泉穴，循膝上行至胸腧府穴止。

手厥陰心包，戌時自腧府，交於腋下乳後一寸天池穴，循臂下行至手中指端，中衝穴止。

手少陽三焦經，亥時自中衝，交於小次指外側關衝穴，循臂上行至耳門穴止。

足少陽膽，子時自耳門，交於目銳眥瞳子髎，循頭耳側脅下，行至足小指、次指端外側，竅陰穴止。

足厥陰肝，丑時自竅陰，交於足大指外側大敦穴，循膝股上行至乳旁一寸半，直下一寸半期門穴止。

此每日氣血所注，詳《靈樞經》。

傷寒胃熱，潮熱，多在日晡，陽明旺於未也。若寅卯時者，少陽已午時者，太陽。

陰虛元氣不足，春夏劇，秋冬瘥，又陰虛火動，多在午後交陰分起，至夜半而止，肺熱日西甚，脾熱夜間甚，腎熱亥子時甚。

瘧分三陽三陰，又子至巳為陽，午至亥為陰。亂者，為陰陽不分，又卯至午為邪在外，午至酉為邪在內，酉至子為邪在血分。

脅痛在午後發者，肝經瘀血也。

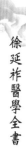

黃病日晡，當發熱，反惡寒，知其為陰黃，女勞也。

木生於亥，旺於卯，絕於申，至酉戌衰甚，及寅卯乃復旺，故肝疳雀目者，暮暗而曉，復明也。又木絕在申，水土即長，生於申，故雀目多變，黃脹也。五臟可類推。

肺病，早間咯血者，寅卯為木旺，生火時也。殺肺蟲者，須在初四初五，蟲頭向上日。

## 五臟各位

五臟皆通於心，而心亦通五臟。心系上，繫於肺。其別者，自肺葉中曲折向後，貫脊髓通於腎，與膀胱並行，而之溲尿處，乃下極部分也。肺有二系，一系上通喉嚨，一系曲折向後。

脾為中州，上心下腎，脾與胃以膜相連。肝之系自膈下，著左脅肋，上貫膈入肺中，與隔膜相連。

兩腎二系相通，下行其上，則與心系相通，而為一所，謂坎北離南，水火相感也。

**按**：腎應兩腰，介其間者，命門與臍，相對象坎中一畫，所謂水中之火也。胃中蒸化穀食，全賴此火，火衰則胃氣衰。

膽主腋，兩腋缺盆，皆膽之絡。

胃號太倉，咽門至胃長一尺六寸，胃居心蔽骨，與臍之中。

小腸當臍右，大腸當臍左。

膀胱在小腹之內。

**按**：心肺居胸背，故心熱則肺熱，肺熱則背熱，肝膽居脅，膽附於肝，腎居腰，胃居臍上，腸居臍下，其熱亦然，化症即此可推。

心在肺下，肝上巨闕，心募也。又期門肝穴，在兩乳旁，各開一寸半，直下一寸半，期門下五分，即膽穴中府肺穴也。在乳直下三肋間，脾居中脘，中脘一穴，胃募也。季肋章

門，脾募也，在臍上二寸旁，各六寸帶脈所起也。命門，即腎穴也，關元小腸穴，在臍下三寸，天樞大腸二穴，在臍旁各開三寸，中極膀胱穴，在臍下四寸。

膻中，為上焦中脘，為中焦臍下一寸，陰交穴，為下焦背後，自大椎起至尾骶骨止，共二十一節，平肩為大椎，即百勞穴也。二風門，三椎肺俞，四即膏肓也。五心俞，九肝俞，十膽俞，十一脾俞，十二胃俞，十三三焦俞，十四腎俞，十六大腸俞，十八小腸俞，十九膀胱俞，皆在椎下兩旁，各開一寸五分。

腹陰背陽，募在陰俞，在陽，陰病行，陽治俞，陽病行，陰治募。

## ｜見　證｜

肝病《難經》曰：外證，善潔面青，善怒。內證，臍左有動氣，按之牢，若痛。其病胸脅滿悶，淋漓便難，轉筋有是者，肝也。無是者，非也。《素問》兩脅下痛，引小腹，令人善怒，虛則目荒，荒無所見，耳無所聞，善恐，如人將捕之。氣逆則頭痛，耳聾頰腫。又肝病，皆青肝熱者，色蒼耳爪枯。《靈樞》足厥陰肝，絕則筋急。筋者，聚陰器而絡。舌本筋急，則引舌與卵，故唇青舌捲，卵縮庚日，篤辛日死。

**按**：面青者，肝色。臍左者，肝位。巔頂，耳目，頰舌，胸脅，小腹陰器，均肝膽所至。筋爪，肝所主，恐與怒，肝之志也。

心病外證，面赤口乾，善笑。內證臍下，有動氣，按之牢若痛，其病煩心，心痛掌中熱而啘。又胸中痛，脅肢滿，脅下痛，膺背肩胛間痛，兩臂內痛，虛則悲，胸腹，大脅，下腰，背相引而痛。又心病，舌捲短，顴赤，心熱者，色赤而脈絡溢。又手少陰，心絕則脈不通，血不流，色不澤。仲景云：形體如煙煤，直視搖頭者，為心絕。

**按**：心小腸脈皆循臂，小腸脈循臂，繞肩甲，交肩上。

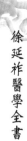

脾病外證，面黃，善噫，善思，善味。內證，當臍有動氣，按之牢若痛，其病腹脹滿，食不消，體重，節痛，怠惰嗜臥，四肢不收。又身重，肌肉痿，足不收行，善瘈，腳下痛，涇溲不利，虛則腹滿腸鳴，飧瀉。又脾病唇黃，脾熱者，色黃，而肉蠕動。又足太陰脾絕，則肌肉軟，舌痿，人中滿，脈弦口冷，足腫腹熱，臚（腹前肌肉）脹泄利，不覺出時無度。

肺病外證，面白善嚏，悲愁不樂，欲哭。內證，臍右有動氣，按之牢若痛，其病咳喘，灑淅寒熱。又喘咳逆氣，肩背痛汗出，尻陰，股膝，髀腨，胻、足，皆痛。虛則少氣，不能報息，耳聾，嗌乾，又肺病鼻張。肺熱者，色白而毛敗。又手太陰肺絕，則皮毛焦，爪枯，毛折，又汗出發潤，喘不休。

**按：**肺主皮毛，氣逆於上，則痛連肩背，而汗出。肺為腎母，母病則子亦受邪，氣逆於下，故下部皆痛。肺絡會耳中，腎脈入肺中，循喉嚨，虛則腎氣不能上潤，故耳聾，嗌乾，腨音，善足肚也。

腎病外證，面黑，善恐，數欠。內證，臍下有動氣，按之牢若痛，其病氣逆，小腹急痛，泄如下重，足脛寒，而逆。又腹大脛腫，喘咳身重，寢汗出，憎風，虛則胸中痛，大腹、小腹痛，意不樂。

又腎病，顴與顏黑，耳焦枯，腎熱者，色黑，而齒枯。又足少陰腎絕，則骨枯齒長，而垢髮無澤，仲景溲便遺失，狂言目反，直視者，腎絕脈浮而洪，身汗如油，喘不休，水漿不下，形體不仁，乍靜，乍亂者，命門絕也。

膽病者，善太息，口苦嘔，有苦沫，心中澹澹，恐如人將捕之。嗌中吩吩然，善唾。又膽虛，不勇敢，亦不唾，實則勇敢，而多唾。

胃病者，腹䐜脹，胃脘當心而痛，上支兩脅，膈噎不通，飲食不下。又胃實，則能食不傷，過時不餓，或脹虛則泄。

小腸病者，小腹痛，腰脊控睪而痛，當耳前熱，苦寒若

獨肩上熱。

大腸病，腸中切痛，而濯濯冬月重，感於寒則泄，當臍而痛，不能久立。

膀胱病者，小腹偏腫而痛，以手按之，即欲小便而不得。肩背熱，若脈陷及足，小指外廉，脛踝後皆熱。又熱結下焦，小腹苦滿，胞轉，小便不利，令人發狂，冷則濕痰上溢，而為多唾，小便淋漓，或遺尿。

三焦病者，腹氣滿，小腹尤堅，不得小便，窘急，溢則水留為脹。又上焦不散，則喘滿，中焦不利，則留飲，久為中滿，下焦不利，則腫滿。

## ｜ 驗　脹 ｜

鼓脹者，炒鹽布包，放臍上。水鼓，鹽化水；食鼓，鹽紅色；血鼓，鹽紫色；氣鼓，鹽黑色；氣虛中滿，鹽本色不變。

## ｜ 驗肺腸癰 ｜

肺腸癰，皆吐臭痰，棉花捲竹葉，燈上蘸油，燒之。令病人看兩個火頭者，肺癰一個火頭者，腸癰以肺有兩葉，腸只一個條也。

## ｜ 驗孕男女 ｜

遣孕婦南行，急呼之，左顧男，右顧女。蓋男左女右，勢有偏重，回顧時，就其所偏重也。

此法頗驗，又摸腹如覆盆者男，如肘頸參差女，又左乳有核男，右乳有核女。

## ｜ 辨寒熱 ｜

喜涼者熱，喜溫者寒。又《齊書》載一傖父，冷病積年，重茵累褥床下，設爐火，猶不差，冬月令其裸身坐石上，

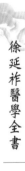

以百瓶水，從頭自濯（ㄓㄨㄛˊ，義為洗），須臾，體出氣如雲蒸。徐嗣曰：此大熱病也，此事參觀，可識真假矣。

## | 辨虛實 |

喜按者虛，據按者實。《內經》言風雨之傷人也實。實者外堅充滿，不可按，按之則痛。寒濕之中人也虛，虛則氣不足，按之則氣足，以溫之，故快然而不痛。

## | 心藏神 |

臟者，藏也。《經》云：氣血精神奉生，而固性命是四者。人之本，臟腑之主也。痰者，氣之所結。汗者，血之所變也。《經》所謂津液，與精氣血脈，並行者也。

心藏神，統攝七情，酬酢萬變。又五臟，藏七神。心藏神，肺藏魄，魄者，肺之神也。肝藏魂，脾藏意，腎藏志，又脾藏意與智。腎藏精與志，是為七神。又神者，經氣之化成也。又心所憶，謂之意，意之所存，謂之志，因慮而處物，謂之智也。

心怵惕思慮，則傷神，恐懼自失，又恐懼流淫而不止，脾憂愁不解，則傷意悗亂，四肢不舉，又氣閉塞，而不行。

肝悲哀，動中則傷魂，狂忘不精，不精則不正，當入陰縮而筋攣，兩脅骨不舉，又竭絕而失生。

肺喜樂，無極則傷魄，傷魄則狂，狂者意不存人，又神蕩散，而不藏。

腎盛怒，而不止則傷志，喜忘其前言，腰脊不可俛仰屈伸，又迷惑而不治，恐懼而不解，則傷精，骨痠痿厥，精時自下，又神蕩，散而不收。

驚悸，大概屬血虛與痰，有時心跳，亦是血虛，時作時止者，痰因火動。蓋心膽經病，怔忡者，心中躁動，惕惕如人將捕。一曰悸，即怔忡心虛，而停水則胸中滲漉，虛氣流動，水即上升，心火惡之，故不安也。怔忡久則健忘，由心脾血

少，亦有痰者。

癲癇，屬痰火驚。丹溪曰：五志之火，鬱而成痰，為癲狂。癲屬陰，狂屬陽，一曰癇，宜吐，狂宜下。癲則宜乎，養血安神，兼降痰火。

先貴後賤曰脫營，先富後貧曰失精，雖不中邪，病從內生，血為憂煎，氣隨悲減，令人飲食無味，神倦肌瘦。

**按**：神病最難治，古云：惟賢者能之，神兼七情，病亦匪一，如悗亂四肢不舉，氣閉塞不行，及筋攣骨痿等症，往往與雜病相類，苟不求其致此之故，雖百藥不效，拙者或誤下藥，遂致危殆，不可不慎。

## ｜肺藏氣｜

周流乎一身，以為生者，氣也。氣者，精神之根蒂也。元氣與血循環，按精、神、氣、血四者之中，又以氣為貫通之主。

天地之道，氣化則生，變則易，盛則旺，弱則衰，正則和，亂即病絕則死。

肺主氣，又肺藏氣，膻中為氣海，宗氣之所積也。膻中，肺室也。又腎主氣，一曰腎納氣，臍下丹田，實為生氣之原，五臟六腑之本，十二經脈之根，呼吸之門，三焦之原，謂腎間動氣也。凡人病劇，候臍下動氣未絕者，猶可生，諸病痛，皆因於氣，凡治氣者，須肺與腎兼治。

五氣。風傷氣為疼痛，寒傷氣為顫慄，暑傷氣為熱悶，濕傷氣為腫滿，燥傷氣為秘結。

七氣，喜、怒、憂、思、悲、恐、驚也。喜、恐、驚，屬心腎膽，過則耗散真氣，怔忡，健忘，失志不足之症作。怒、憂、思，屬肝肺脾，過則鬱遏，邪氣癲狂，膈噎腫脹，疼痛有餘之症作。

又九氣者，怒則氣上，喜則氣緩，悲則氣消，恐則氣下，寒則氣收，笑則氣泄，驚則氣亂，勞則氣耗，思則氣結。

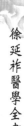

氣鬱者，多因名利失志，公私失情。

氣滯上焦，心胸痞痛。氣滯中焦，腹脅刺痛。氣滯下焦，腰痛疝瘕。氣滯於外，周身走痛。

上氣者，肺有餘，則喘咳上氣。

逆氣者，氣自腹中，時時上衝也。病人自覺冷氣，自下而上者，非冷也。上升之氣，無寒乃火極，似水也。

氣逆而亂者，清氣在陰，濁氣在陽，榮氣順脈，衛氣逆行，清濁相干，亂於胸中，是為太悗。故氣亂於心則煩，心密默俯首，靜伏亂於肺，則俯仰喘喝，按手以呼。亂於腸胃，則為霍亂。於臂脛則為四厥，亂於頭，則為厥逆，頭重眩仆。

少氣者，氣不足，則息微也。又腎虛則少氣力，言吸吸骨痠懈惰，不能動。

短氣者，氣急而短促也。有結胸停水，風濕氣虛之分，大抵心腹脹滿者，為邪在裡，心腹濡滿者，為虛，為邪在表。

下氣者，心脈不及，下為氣泄也。又腸胃鬱結，穀氣內發，而不能宣通，於腸胃之外，故善噫，而或下氣也。但傷食下氣，臭穢清氣，下陷不臭穢。

大凡邪之所在，皆為不足。上氣不足，腦為之不滿耳，為之鳴，頭為之傾。中氣不足，溲便為之變，腸鳴下氣，不足，痿厥心悶。

凡五虛之症，在上則吐痰不止，在下則泄瀉不止，皆死以氣脫，無所管攝也。氣脫者目盲。

東垣云：凡治雜病，先調其氣，若血受病，亦先調氣。

《入門》云：散火之法，必先破氣，氣降則火降矣。

丹溪曰：氣無補法，世俗之言也。氣怯不補氣，何由行。又曰：肺受火邪，氣得炎上之化，有升無降，燻蒸清道，則生諸疾，若用辛香燥烈，是以火濟火也。

《直指》曰：氣結則生痰，痰盛則氣愈結，故調氣必先豁痰。

凡愛噁心等症，皆胃病，而總由肝氣沖逆，阻胃之降而

然，古人胃病治肝以此。

六字氣訣，肝噓，心呵，脾呼，肺呬，腎吹，三焦嘻，其法以口吐鼻，取能去痰延壽。又肝若噓時，目爭睛。肺知呬氣，手雙擎。心呼頂上，能叉手。腎吹報取，膝頭平。脾病呼時，須撮口。三焦客熱，臥嘻行。法分四時，行功忌出聲。

氣虛宜四君，實宜小鳥沉，火多合黃連，解毒痰合二陳，積合平胃之類。若用氣藥不效者，宜故紙、茴香、乳香、納氣歸腎，餘不備錄。

## | 腎藏精 |

精者，身之本。體者，骨之充也。精滿則氣盈，氣盈則神旺。內則五臟敷榮，外則肌膚潤澤，容顏光悅，耳目聰明，若真精耗散，疾病即生。如肝經不足，目眩無光。腎精不足，腰疼脛痠是也。精傷則陰虛，精脫者耳聾。

六極，一曰精極，五藏皆有精，並無停泊於其所。腎主水，受五臟六腑之精，而藏之。凡人未交感，精涵於血中，慾火動甚，而周身流行之血，至命門變精，以泄也，宜祕密。

精之主宰在心，藏制在腎，夢而遺者，相火盛，而迫之也。不夢而遺者，心腎虛弱，不固也。又夢泄屬鬱，屬經絡熱，屬濕痰滲者，宜辨。

濁由敗精流注者，多由濕熱，滲入膀胱者少。

## | 肝藏血 |

凡人動則血運於諸經，靜則歸於肝，以肝位血海，主藏血故也。人身經絡，氣運之而不閉，血濡之而不枯，故得周流不息。邪由外入，先氣兒後血，血隨氣為升降，氣病傳血，血亦因之病焉。血生於心，統於脾，藏於肝，宣佈於肺，疏泄於腎，灌溉於一身，以入於脈。人非節慾以謹養之，必至陽火盛熾，真陰內損吐衄妄行於上，便溺滲溲於下，而百病生矣。凡目能視，耳能聽，掌能握，足能步，臟能液，腑能傳，皆賴於

血，血盛則形盛，血衰則形衰。

凡熱皆出於心，熱甚則傷血，諸見血皆熱症，又見血熱，則行其色，鮮見寒則，凝其色瘀。

凡口鼻出血，皆係陽盛陰虛，有升無降，血隨氣上，法當補陰抑陽，氣降則血歸於經也。

七情皆能動血，暴喜傷心，不能生血，暴怒傷肝，不能藏血，積憂傷肺，過思傷脾，失志傷腎，亦然。

內傷亦能失血，卒燃多飲食，則脹滿，起居不節，用力過度，則陽絡受傷，血外溢而衄，陰絡脈傷，血內溢而下。

衄血者，勞傷元氣，陰虛火動，氣歸於肺，或陽明熱鬱。咳血者，火乘金位，肺絡受傷也。先血後痰，陰虛火動，痰不下降，宜滋陰降火。先痰後血，是積痰生熱，宜降痰火。痰涎帶血者，是脾家蓄熱，有紅點尤甚。

唾血者，鮮血隨唾，而出屬腎，有帶紅絲者，是肺痿，不嗽而咯血屑者，出於心，或血疙瘩，或咯不出，或帶紅絲，此精血枯竭。

嘔血，出肝大怒，及傷力為多。重者從夾脊而下，如潮之湧，此皆瘀血難止之，亦不歸經，須聽其出。

吐血無聲出胃，又心肝火旺，逼血上行，亦吐血。

吐血，分三因：風、寒、暑、濕、燥、火，外因也；過食生冷，好啖炙煿，醉飽無度，外之內也；喜、怒、憂、思、悲、恐、驚，內因也；勞心好色，亦內因也；跌撲閃挫，傷重蓄血者，不內外因也。

凡吐血，宜降氣，不宜降火，氣降火自降矣。宜行血，不宜止血，行則自循經絡，止則凝而作痛矣。宜養肝，不宜伐肝，肝生血氣，亦主藏血氣。凡吐血色紫黑者，皆瘀也。以出為妙，未盡以大黃、桃仁、紅花、生地、丹皮，行之轉逆為順，若過用涼藥，氣血傷而脾敗矣。

**按**：吐血有氣虛夾寒，陰陽不相為守，血亦妄行，蓋陽虛陰必走也，然必有虛冷之狀，方是勿誤。

胞移熱膀胱痛者，為淋血，出尿竅，心移熱小腸，不痛為溺血，出精竅，一曰溺血不痛，下元虛冷也。

腸風，有腸胃濕熱鬱積，甚至脹滿，而下血也。便血者，陰氣內結，不得外行，血無所稟，滲入腸間也。於腸風不同，又便血，內因濕熱，酒色，七情，外感六淫，氣血逆亂。又腸風，由邪氣外得，色鮮在糞前近血，屬大腸氣臟。毒由熱毒內積，色暗在糞後遠血，屬小腸血臟。腸澼，由長夏濕熱，血與水穀齊出。沈金鰲云：腸風臟毒，便血，腸澼症相似，而各有辨。

下血紫黑不痛者，濕毒宜黃連。鮮紅痛者，熱毒宜白芍，下血不痛者，寒宜乾薑、桂枝。

蓄血，有上、中、下三部，喜怒發狂，身黃屎黑為重，但小腹滿，小便不利為輕，治以去瘀為先。

通治諸血症，脾肺之血，係氣虛，以補氣益脾為主。肝血係勞傷，以滋陰降火為主，吐血首宜清瘀，然後止之，以歸其經補之，以還其元，此正治也。凡血逆行難治，順行易治，吐嘔變而下行，為惡痢，順也，邪慾去也。陽盛則身熱多渴，陰盛則身涼不渴，然血陰也身涼易癒。潮熱脈大者，難治，邪勝也。

**按**：血為氣配，故言男調氣，以養血，女調血，以養氣。又補血以養榮，非順其則血凝，補氣以助衛，非活血則氣滯，可悟陰陽補瀉之道。繆仲醇，治吐血，用炙草治肝。麥冬、薄荷、橘紅、貝母、枇杷葉，清肺。薏苡仁、山藥，養脾。韭菜、降香、蘇子，下氣。青蒿、鱉甲、丹皮、地骨皮、銀柴胡，補陰清熱。棗仁、茯神，養心。山萸、枸杞子、牛膝，補腎，可以為法。

又曰：陰無驟補之法，病家欲速其功，醫士張皇失主，百藥雜試，往往殞命。此語亦可佩若勞損已極，神走精亡，則吐如蛋白者，名曰白血，難治。

凡陰虛不能制火，火炎於上，則為潮熱，咯血火動於

下，則為遺精，泄瀉。凡治陰血火炎，咳嗽者，二六時中，常以舌抵上顎，令華池之水充滿，以意目力送至丹田，口復一口，此真水補真陰法，可代腎氣丸，如夜間不寐，或口乾津液不上升，用此亦妙。

## ｜脾　胃｜

脾在胃下，主消磨五穀，按脾胃陽氣有餘，陰氣不足，則熱中善飢。陰氣有餘，陽氣不足，則寒中腸鳴腹痛。又欲食自倍，脾胃乃傷，薄滋味，所以養血氣也。凡內傷調補之法，淡食並摩腹，甚妙。

## ｜痰｜

痰者，津液之異名，潤養肢體者也。肺曰痰，脾曰涎，胃曰飲。

按：痰原於腎，動於脾，客於肺。水生火降，脾胃調利，痰何從生。蓋痰與飲，別稠濁為痰，清稀為飲。痰由肺虛火上炎，薰灼而成，故稠濁。飲由脾虛，水停不散而成，故清稀。痰宜降氣，清熱，益陰滋水。飲宜燥濕利水，行氣健脾。肺喜涼潤，惡溫燥，以二母、二冬、地黃、桔梗為要藥。脾喜溫燥，惡寒潤，以二朮、南星、半夏為要藥。

痰有十風，痰寒、痰濕、痰熱、痰鬱、痰氣、痰食、痰酒、痰驚、痰也。寒痰清，濕痰白，火痰黑，熱痰黃，老痰膠，風痰青，而光陰虛，多黏痰。

飲惟清水，或青、黃、黑、綠、酸、辣、腥、燥、鹹、苦，皆是飲。有五流於肺為支飲，肝為懸飲，心為伏飲，經絡為溢飲，腸胃為痰飲也。懸飲，亦謂流飲，又有留飲，癖飲，總有由飲食，水漿乘時失度，所致令人咳逆，倚息短氣，不得臥。形如腫脅間，動搖轆轆有聲，咳嗽引痛，膈滿嘔吐，喘咳發熱，惡寒，腰背痛，目淚出，或身惕潤，體重背冷，四肢歷節痛。

凡痰症初起，頭痛發熱類，外感表症，久則朝咳夜重類，內傷陰火，痰飲流注，肢節疼痛。又類風症，但痰症，胸滿食減，肌色如故，脈滑不勻，不定為異。凡有痰者，眼皮及眼下，必有煙灰黑色。痰症與火症別處，痰有形，火無形，腫而痛者，痰痛而不腫者，火也。

# ｜汗｜

水穀之清氣，依脾而上升於肺，其至清而至精者，由肺而灌溉乎四體，而為汗液、津唾，助血脈益氣力生，生不已，其清中之濁者，下入膀胱，而化為水也。

腎主五液，入心為汗，又汗為心液，心動則汗出。又云：諸汗心腎兩虧病也。然有風寒暑濕之邪，有五臟之虛，宜辨。

汗即血也，故古云：奪血者無汗，奪汗者無血。

風傷衛，故有汗。表氣虛，亦多汗。風濕多自汗，暑病多自汗，濕與熱合邪汗出不休，而身軟。又火氣上蒸，胃中之濕，亦能作汗。

寤而汗出曰自汗，屬胃陽，虛宜補陽固衛，寢而汗出曰盜汗，屬腎虛有火，宜滋陰降火。

凡熱邪，乘陰虛出者，汗熱，寒邪從陽虛出者，汗冷。又痰症，冷汗自出，津津浹背。

又有頭汗，分部位看，額心、鼻脾、頦腎、左顴肝、右顴肺、若齊額而還，血證，又手足汗，屬胃熱，心口獨有汗，屬心勞過度。

柔汗，絕汗也。

**按**：陳修園曰：衛外之陽不固，而自汗，則用黃耆、附子。脾之陽過鬱，而自汗，則用白朮、附子。腎中之陽浮游，而自汗則用人參、附子。若陰虛火擾之汗，則倍用黃耆，加當歸、生地、熟地、黃連、黃柏、黃芩，可以為法。

# 卷 二

## ｜摩浴導引諸法｜

《內經》摩之、浴之，摩即按摩，浴即蒸浴之。《類經》又曰：上取、下取、內取、外取，以求其過能勝毒者，厚藥不能勝毒者，薄藥上取頭面胸喉也，下取少腹脛足也，內取切脈虛實也，外取形色也。一曰：按摩針灸也，一曰：漬形為汗也。

上病上取下通也，病下取上升也。病中傍取謂病在中，而經絡行於左右，針灸熨藥旁取之，如病腰取膕也。《經》云：風寒客於人，毫毛畢直，皮膚閉而為熱，當適時可汗而發也。或痺不仁腫痛，當是時可湯熨，及火灸刺而去之。弗治病人舍於肺，名曰肺痺，發欬上氣。弗治肺傳肝，名曰肝痺，一曰厥脅痛，出食可按若刺耳。弗治肝傳之脾，名曰脾風，發癉腹中熱，煩心，出黃可按、可藥治。弗治脾傳之腎，名曰疝瘕，少腹熱而痛，一曰蠱，可按、可藥治。弗治腎傳之心，病筋脈相引而急，名曰瘛，可灸、可藥治。滿十日，法當死，腎因傳之心，心即反傳而行之。肺發寒熱，三歲死。

其猝發者，不必治於傳，或其傳化有不以次者，憂恐悲喜怒，令不得以其次，故有大病。因而喜大虛則腎氣乘矣，怒則肝氣乘，悲則肺氣乘，恐則脾氣乘，憂則心氣乘矣。

**按**：風寒為外感，故傳之緩，曰三歲者，亦大略言之也。憂恐悲喜怒為內傷，此五志之火，獨發無常故病加重，喜為心志，腎氣乘虛克之，水剋火也，餘仿此。

又急傳者，是大氣入臟，如心病先心痛，傳肺咳，傳肝脅肢滿，傳脾閉塞不通，身痛體重，傳不已，不滿十日死。肺病先咳，肝病先脅滿，皆仿此推。

《經》又云：痛始可刺其盛，可待衰而已。其有邪者，

漬形以為汗。其在皮者，汗而發之。其剽悍者，按而收之。其實者，散而瀉之。血實決之，氣虛宜掣引之。

漬形如布，桃枝剪湯液，以蒸浴也。按收、按摩、收引也。決當是決，刺掣引疑，即導引之謂。

此《經》言外治也。曰上取、下取、內取、外取，曰按摩、曰蒸浴、曰湯熨、曰火灸、曰針刺，統外感內傷之症。汗下補瀉，先後緩急，虛實寒熱之治，無不畢備其中，是誠萬古不易之常道，與湯藥相輔而行者也。引而伸之，足盡醫學之變，今人專主湯藥，故特詳錄，以俟後之闡發者。

又按：《史紀‧扁鵲對桓侯》問云：疾居腠理，湯熨之所及也。在血脈，針石之所及也。其治虢太子死，令弟子子陽厲針砭石，以取三陽五會，有間太子蘇，乃使子豹為五分之熨，以八減之劑（古方名）和煮之，以更熨兩脅下，太子起坐，是熨法不獨治腠理也。扁鵲非虛試史公，非妄載也。

今人用針而不用熨何也？至太子起坐後，更適陰陽，服湯二旬而如故，則病後調攝之法也，外治之不足以起病亦明矣。至云：越人非生死人，當生者能使之起耳，此直抉醫之真諦也，見醫無可矜之功，即諺藥醫不死病之說也。然則人果當生，外治亦能取效，人不當生，雖日服藥何濟乎！毋自我而死可矣。

按摩補五臟法，熱摩手心，熨兩眼，每二七遍，使人眼目自然，無障翳，明目去風。頻拭額上，謂之修天庭，連髮際二七遍，面上自然光澤。又以中指於鼻梁兩邊，揩二十三遍，令表裡俱熱，所謂灌溉中州，以潤於肺。以手摩耳輪，不拘遍數，所謂修其城廓，已補腎氣，以防聾瞶，亦治不睡。

按：氣血流通即是補，非必以參耆為補也。

## 導引去五臟風邪積聚法

肺臟正坐，兩手據地，縮身曲脊，向上五舉，亦去心肝邪，或反拳槌脊，蓋脊肺位也。

徐延祚醫學全書

心臟正坐，握拳用力，左右互相等，或一手按腕上，一手拓空如舉重石，或兩手相叉，以腳踏手心。

脾臟大坐，伸一腳，屈一腳，以兩手放後反掣，或跪坐兩手據地，回顧用力虎視。

肝臟兩手抱項，左右宛轉，或兩手相重，按左膝左捩身，右膝右捩身。又膽腑平坐，合兩腳掌，以兩手挽腳腕起，搖動為之。

腎臟握拳拄兩肋，擺撼兩肩，或以足前後踰。

又引導諸法：一以兩手掩耳，將第二指壓中指，彈腦後骨，去頭腦疾。一兩手握拳，以鼻收氣，運至泥丸，即向天託起，隨按頂上，或左右膝上，一閉一口氣，將左手伸直，右手作攀弓式，以兩眼看右手，左右各三次，去腎、腋疾，並瀉三焦火。

一、平坐伸足，以兩手低頭攀足，卻釣所伸，足屈在膝上按摩之。

二、以一手托腎囊，一手摩臍下，暖腎固精，並擦背後腎堂及命門穴。

三、摩夾脊穴，在背脊下，大便之下，統會一身血氣，並療痔。

四、兩肩扭轉，運動膏肓穴，除一身疾。

五、合掌併兩足，蹲身虛坐，起三躍。凡肩臂病，兩手交槌，或左足前踏，左手擺向後，右手亦如之。

凡腿膝疾，一足立定，一足灑之。或兩足粗扭而行，前進後退，各十數步。或高坐伸足，兩足扭向內，復扭向外。

又法，如風寒發汗，盤腿而坐，叉手攀腦後風門，向前叩首，幾至於地，或縛軟竹片為弓，平身立定，作開弓式，口中徐念一、二、三、四、五，至汗出止。

氣逆呃忒，兩手據地，伸頸張口，作虎形即止，或據案亦可驗過。

吞酸、於肝經、肺經二穴掐之，九九擦之，亦九九，凡

病皆可擦。

痞塊，左手向前上伸，右手向後下伸，閉氣一口，扭身轉項，各十七回，俟腹內微覺響聲，身熱乃止。

霍亂轉筋，用腳踏實地，或男挽其陰，女牽其乳，近兩旁。

腰痛屈腰合掌，左右搖擺，或起立據床，拔身左右覷背，或病人正東坐，收手抱心，一人於前據躡其膝，一人後捧其頭，牽令仰臥倒地，三起三臥癒。

轉泡蒲黃一斤，縛腰間，以頭向地取通。數方皆是導引之法可參。

按：莊子呼吸吐納，熊經鳥伸八字，即導引法也。此外，有老子四十二勢，婆羅門十二勢，赤松子十八勢，鍾離八勢，胡見素五臟十二勢，大概不出前諸法中。又《唐八典》有按摩生，以消導引除人八病，曰風、寒、暑、濕、飢、飽、勞、逸。凡支節藏府，積而疾生，導而宣之，使內疾不留，外邪不入。是導引、按摩，實為醫之一科。古方中發汗、呃逆、痞塊、轉筋等法，皆從此出，用之有效。倘識其臟腑部位，補瀉之用，隨處皆有神解。今人不講摩浴，故不知耳。《易筋經》有舉、提、推、拉、按、抱、抓、墜八法。（亦可參）。

## ｜方藥變通法｜

一方有一方之用，言之詳矣。然病之千變萬化，不可窮極，隨時加減斟酌變通，有不能以一端盡者，如越鞠丸。本方香附治氣，川芎治血，蒼朮治濕，山梔治熱，神麴治痰食也。氣加木香、陳皮、烏藥、檳榔、蘇葉；血加當歸、丹皮、桃仁、紅花；濕加白朮、羌活、防己；熱加黃連、連翹；痰加半夏、南星、瓜蔞；食加麥芽、山楂、砂仁，此就方內加者也。

又五積總方，人參、黃連、厚朴、川烏、乾薑、茯苓、巴仁也。肝加柴胡、蓬朮、昆布、川椒、皂角；心加丹參、黃芩、菖蒲、桂枝、良薑；脾加黃芩、砂仁、吳萸、川椒、茵

陳、澤瀉；肺加紫菀、天冬、桔梗、白蔻仁、三棱、青皮、川椒、陳皮；腎加附子、肉桂、延胡索、石菖蒲、獨活、丁香、川楝子、澤瀉、全蠍；此依古方隨五藏分加。

總方是綱，加藥是目，並而合之，只是一方，故曰拘執古方者，不可為醫，不法古方者，尤不可為醫也。

又有酌取各半者，如仲景有各半湯，東垣麻黃人參芍藥湯，取仲景麻黃湯，與補劑各半為之。《綱目》云：凡虛人當服仲景方者，以此為式。又云：四物與桂枝，麻黃、白虎、柴胡、理中、四逆、茱萸、承氣、涼膈等，皆可作各半湯，此易老用藥大略也。

又有二方相合為偶，數方相合為複。偶方如柴平、胃苓、五積交加對金飲子。複方如桂枝二，越婢一、三一承氣，六一順氣之類。

又有層累其劑者，如調胃承氣一方，加之而為涼膈散，再加之而為防風通聖散，再加之而為祛風丹、癒風丹之類，蓋層累而加者也。天地之數起於一，而充之以致於十、百、千、萬，自有其要。五行亦有相生、相制，各安其位，以行其權，惟會心人當自知之。

又有極則病者，如風病而筋縮，水極似金也。陽明燥金，主筋縮也。熱病而舌黑，火極似水也。皆物極而兼勝，已之化乃假症也。假症宜從治法，仲景四逆湯，用豬膽汁者，蓋為陽虛陰盛，從治之法也，餘可類推。

又有合則化者，如甲巳合化乙庚，合化也。蓋有制則能化也，化則亢者，亦為和平矣。藥如酸甘，酸辛之合用也。仲景白芍甘草湯，即甲巳化土也。

又桂枝湯用白芍甘草並用，桂薑和營衛也。又有水火交養者，即坎離既濟之義也。如鹽能補心是也。又如黃柏、知母、胡桃、補骨脂同用，一是金水相生，一是木火相生也。又黃連、肉桂之交，心腎也。又八味丸之用，桂附水中補火也。

又有寒熱無偏勝之弊，即一陰一陽之為道也。若黃連、

吳萸，黃連、木香，黃連、乾薑，黃柏、細辛之相配也。又補陽者必兼和陰，不使偏勝。用桂附者，宜用白芍和之是也。

又五行母子相通，病常相及，方書云：虛則補其母，實則瀉其子，亦有母子兼補者，亦有母子兼瀉者，如肝實者瀉心火，亦瀉腎火是也。

又補肺者，益胃津以生肺氣，或用參耆補脾，更用熟地滋腎也。蓋子旺能令母實，子虛必盜母氣也。又手足經皆會於腹也，古方多有手足並用者，執中央以運四旁，實為千古不刊之論。言治中者，必通徹上下左右也。中者脾胃也。諸虛不足先建其中，中虛則清陽下陷，而陰火上干，氣血俱傷也。

又脾為中州，必使心肺之陽降，肝腎之陰升，而成天地之泰，所謂上下交，而其志同也。若上下不交則否矣，故治脾胃者，當徹上徹下看也。理中之分陰、分陽，中滿之上下分消，皆是此義。

又正治者，有隔二隔三之治，如心生血，脾統血，肝藏血，血症須按三經用藥，歸脾湯從肝以生心火，從心以生脾土，是隔二之治也。

又如膀胱病，而治膀胱是正治也。因金不能生水，而膀胱病，不治膀胱而治肺，是隔二也。更因土不能生金，而肺與膀胱病，不治肺與膀胱而治脾，是隔三也。治小便不通，用車前、木通，又用麥冬、黃芩，又用蒼朮、白朮者，即是此義。

心為五臟之主，七情總隸於一心。胃為水穀之海，乃三焦大小腸、膀胱之總司。肺合大腸，心合小腸，肝合膽，脾合胃，腎合膀胱，五臟六腑，實相為表裡者也。如治肺用花粉，以瀉大腸。治心用木通，以瀉小腸之類，此因其相合而治也。

又心與膽通，心病怔忡，宜溫膽，膽病顫慄，宜補心肝。與大腸通，肝病宜疏通大腸，大腸病宜平肝。脾與小腸通，脾病宜瀉小腸火，小腸病宜潤肺。肺與膀胱通，肺病宜清利膀胱水，膀胱病宜清肺。腎與三焦通，腎病宜調和三焦，三焦病宜補腎，是因其相通而治也。有薄其所勝者，亦有侮其所

不勝者，臟腑之寒熱相移，又當從其移而治之。

又肺主氣，肝主血，中風由於血虛，中寒由於陽衰，火之本氣也，痰之本水也，是當原其所，從來而治之。又初起為寒者，久則鬱而為熱。初起為熱中者，久則傳為寒中，是又當究其所終極而治之。

又土之不足，木之有餘也。古人胃病，所以治肝也。水之不足，火之有餘也。所以治腎病，先清君相二火也。又陽有餘，而陰不足者，宜補陰再瀉陽也。陰有餘，而陽不足者，宜補陽再瀉陰也。審察其可不慎乎！

又有先事而預為防者，如治肝病者，先實其脾，恐木剋土也，金之源絕則木無所制矣。治心者，先保其肺，恐火爍金也，水之源絕，火無所制矣。

又如用藥者，防其涸陰，用涼藥者，防其傷胃，皆宜防患於未然者也。然治法尤須詳備。如中風者，順氣活血，清心化痰，兼疏風也。治虛人之火者，或火太盛者，不能但用寒涼，宜溫散甘緩兼補陰也。退熱者，宜清心調血，兼滋腎也。蓋熱生於心，心妄動而熱不能退，亦熱能傷血，血滯則氣鬱，而熱愈不退也。

又如助金以平木者，更扶正以抑木，瀉火以泄木也。培土以制水者，更益火以拒水，清金以導水也。補火以生者，更疏木以安土，利水以實土也。

又培土以生金者，必水能制火，而後火不能刑金也。又如治水者，實脾以為守，泄水以為攻，更兼發汗為三法，必須詳備，其可專恃一法乎！

又有一方，而統治數病，數病而統治一症者。《金匱》論云：凡症但言風寒不及暑濕燥火者，蓋寒濕燥皆屬陰同類，以燥濕統於寒也。風暑火皆屬陽同類，以暑火統於風也。又風為陽邪，燥火統於風者，蓋燥為金氣，古云：次寒故屬陰，其復氣為火，故又屬陽，如防風通聖散，治風熱燥三症是也。

又人參敗毒散，治風濕熱三氣。五積散，治風寒濕並氣

血食痰。六鬱湯，治濕熱，並氣血痰食。丹溪痛風方，治寒濕並血痰。

又十味補心丹，補心而統補五藏。天王補心丹，補心神而統魂魄智精志，五臟之所藏者，而為一方也。涼膈散統手足太陽、陽明、少陽、太陰、少陰、厥陰之脈，之上膈者，而為一方也。

又黃連解毒湯，瀉亢極之火兼三焦，而統治之也。

十鼓取水法，以一味為君，而兼五藏大小腸，膀胱，而統治之也。

又九味羌活湯，藥備六經，治兼四時，並治雜症。大金丹，兼五運，加三豆，即治疫痘也。

又有熱因寒用者，如治寒脹用吳萸、乾薑而佐之，以黃連是也。又有寒因熱用者，治熱秘用知柏，而佐之以桂是也。

又治渴用五苓，治痢用大黃、枳實，是通因通用也。治滿用白朮、甘草及四君，補中益氣，是塞用塞用也。然陰陽上下升降，尤不可膠執而治之。

方書云：從陰引陽，從陽引陰。又曰：陽病取陰，陰病取陽。又曰：陰中求陽，陽中求陰，蓋陰陽互根也。又曰：上病下取，下病上取，如久嗽為喘，而氣泄於上者，宜固其肺，尤宜急固其腎也。如久遺成淋，而精脫於下者，宜固其腎，尤宜兼固其氣也。

古方治喘，用補骨脂納氣歸腎。治遺及小便不禁，俱用鹿茸、五味等藥，提陽固氣不使陷下，其義亦可見矣。

又曰：水生火降，蓋水火失其升降則病，故心熱宜補腎，腎水升則心自不熱也。腎寒宜補心，心火降則腎自不寒也。

又曰：將欲升之，必先降之，將欲降之，必先升之。

又曰：清陽不升，則濁陰不降。

又曰：濁陰出下竅，而清陽自宣化於上矣，此古所以有升降散也。

又如六鬱湯，蒼朮、香附同用。天門冬散，升麻、大黃同用。清胃散，升麻、石膏同用。瀉肝湯，羌活、防風、龍膽草、大黃同用。又順氣湯，升麻、柴胡、黃柏同用。黑錫丹、黑鉛丹、鉛硫同用。頭瘟方，大黃、薑黃、蠶蟬同用。皆具一升一降之義，餘可類推矣。

夫仲景之方，至精簡者也。而《金匱》所載，鱉甲煎薯芋丸，皆二十餘味，彙集氣血之藥，攻補兼施，是方中用藥，非一定也。後之秦芃續命，皆治六經中風之通劑。麻黃白朮湯，為足三陰通治之劑，合四君、五苓，補中、平胃，麻黃、吳萸、解毒為一方內中，表裡寒熱補瀉之藥，莫不備具。

蓋治證既多，故所用藥品亦多，固不得以夾雜，目之神明於此道者，自能推類至盡，不拘拘於古，而自與古合，又豈一言能盡乎。

## | 東垣藥例 |

頭痛用川芎為君，巔頂痛用藁本，肢節痛用羌活，腹痛用白芍。惡寒加官桂，惡熱加黃柏。腹中實痛用大黃、芒硝。胃寒痛用草蔻仁。脅痛或寒熱用柴胡。小腹痛用青皮，氣痛破氣用枳殼，調氣用木香。血痛和血用當歸，破血用蘇木、桃仁。心下痞用黃連，宿食不消用枳實，腹脹用厚朴，腹中窄狹用蒼朮。痰用半夏、陳皮，風痰用南星。上熱用黃芩，中熱用黃連，下熱用黃柏，三焦熱用梔子。小便澀數用澤瀉，膀胱有火，及下焦濕熱用防己、龍膽草、黃柏、知母。飲水多用白朮、豬苓、澤瀉，口渴用甘葛，嗽用五味子。水瀉用白朮、芍藥、車前子。莖中痛用甘草梢，補氣用參，內傷虛汗用黃耆，喘用阿膠，此東垣藥例之大略也。

## | 東垣十二劑 |

原方十劑，輕可去實，麻黃、葛根也。宣可去壅，生薑、橘皮也。泄可去閉，大黃、葶藶也。通可去滯，木通、防

己也。澀可去脫，牡蠣、龍骨也。燥可去濕，桑白、赤小豆也。滑可去著，冬葵子、榆白皮也。重可去怯，磁石、鐵粉也。潤可去枯，紫石英、白石英也。補可去弱，人參、羊肉也。東垣加寒可去熱，大黃、芒硝。熱可去寒，附子、官桂。為十二劑。

按：《古方選注》仲景麻黃葛根湯，輕劑也。梔豉湯，瓜蒂散，宣劑也。陷胸、承氣湯，泄劑也。五苓、十棗湯，通劑也。十脂、桃花湯，澀劑也。麻黃連翹赤小豆湯，燥劑也。豬膽蜜煎，導滑劑也。龍骨牡蠣湯，重劑也。黃連阿膠湯，潤劑也。理中丸、附子湯，補劑也。白虎湯，寒劑也。白通湯、四逆湯熱劑也。《醫方集解》成方切用，分門本此。

# 東垣臟腑溫涼補瀉之藥

心溫用當歸、吳萸、肉桂、蒼朮、菖蒲，涼用犀角、生地、黃連、連翹、麥冬、硃砂，補用遠志、天冬、菟絲子、茯神、金銀泊、炒鹽，瀉用苦參、黃連、貝母、前胡、鬱金。

小腸溫用巴戟、茴香、烏藥、益智仁，涼用木通、通草、黃芩、花粉、滑石、車前，補用牡蠣、石斛、甘草梢，續隨子、大黃。

肝溫用木香、肉桂、半夏、肉蔻、陳皮、檳榔、蓽茇，涼用鱉甲、黃連、龍膽草、草決明、柴胡、羚羊角，補用木瓜、阿膠、川芎、黃耆、山茱萸、酸棗仁、五加皮，瀉用青皮、芍藥、柴胡、前胡、犀角、桑皮、龍膽草。

膽溫用橘皮、生薑、半夏、川芎、桂枝，涼用黃連、黃芩、竹茹、柴胡、龍膽草，補用當歸、山茱萸、酸棗仁、五味子，瀉用青皮、柴胡、黃連、木通、芍藥。

脾溫用香附、砂仁、乾薑、官桂、木香、肉蔻仁、益智仁、火香、丁香、香附子，涼用黃連、梔子、石膏、白芍、升麻、連翹、黃芩、苦茶，補用人參、黃耆、白朮、茯苓、陳皮、半夏、乾薑、麥芽、山藥，瀉用巴豆、三棱、枳實、赤

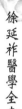

芎、青皮、山楂、神麴、大黃。

胃溫用丁香、白蔻仁、草蔻仁、乾薑、厚朴、益智仁、吳茱萸，涼用石膏、連翹、滑石、升麻、薑皮、天花粉、黃芩、梔子，補用白朮、山藥、人參、黃耆、砂仁，瀉用大黃、巴豆、枳實、芒硝、厚朴、黑丑。

肺溫用陳皮、半夏、生薑、款冬花、白蔻仁、杏仁、蘇子、川椒，涼用知母、貝母、瓜蔞仁、桔梗、天冬、黃芩、梔子、石膏，補用人參、黃耆、阿膠、五味子、天冬、沙參、山藥、鹿角膠，瀉用麻黃、紫蘇、防風、桑皮、杏仁、枳殼、葶藶。

大腸溫用人參、官桂、乾薑、半夏、木香、胡椒、吳茱萸，涼用黃芩、槐花、花粉、梔子、連翹、石膏，補用罌粟殼、五倍子、牡蠣、荳蔻、木香、訶子肉，瀉用芒硝、大黃、續隨子、桃仁、麻仁、枳殼、檳榔、牽牛子、蔥白。

腎溫用沉香、菟絲子、附子、肉桂、補骨脂、柏子仁、烏藥、巴戟，涼用知母、黃柏、丹皮、地骨皮、元參、生地，補用熟地、枸杞子、鹿茸、龜板、五味子、肉蓯蓉、牛膝、杜仲，瀉用澤瀉、豬苓、茯苓、琥珀、木通。

按：腎有補無瀉，苓瀉乃瀉其邪耳。

膀胱溫用茴香、烏藥、肉桂、沉香、吳萸，涼用生地、防己、黃柏、知母、滑石、甘草梢，補用益智、菖蒲、續斷，瀉用車前子、瞿麥、芒硝、滑石、澤瀉、豬苓、木通。

命門溫用附子、肉桂、補骨脂、茴香、沉香、烏藥、乾薑，涼用黃柏、梔子、知母、柴胡、滑石、芒硝，補用肉蓯蓉、黃耆、肉桂、沉香、補骨脂、菟絲子，瀉用烏藥、枳殼、黃柏、梔子、大黃、芒硝。

按：命門在臍下一寸三分，舊名內腎，乃生命之原也。非背後第十四椎下，命門俞穴也。涼用知柏者，蓋指相火而言耳。

三焦溫用附子、補骨脂、當歸、熟地、菟絲子、吳茱

萸、茴香，涼用知母、龍膽草、木通、車前子、黑山梔、黃柏、地骨皮，補用人參、黃耆、乾薑、白朮、桂枝、益智仁、甘草，瀉用黃柏、梔子、豬苓、澤瀉、赤茯苓、大黃、檳榔。

**按**：藥例有葉香侶平《易方》所載：標本虛實，寒熱補瀉，引經報使，子藥較此更詳，然即此已用之不窮，只在善用耳。

## | 東垣引經藥 |

太陽經，手羌活，足黃柏。太陰經，手桔梗，足白芍。陽明經，手白芷、升麻，足石膏。少陰經，手獨活，足知母。少陽經，厥陰經，手柴胡，足青皮。

**按**：手手經也，足足經也，此藥引，當與藥例參看。

## | 用藥之法 |

各症皆有用藥大法，今舉氣血以見。例如治氣有四法，氣虛宜補，參耆朮草；氣升宜降，輕用蘇子、橘紅、烏藥、杷葉，重用降香、沉香；氣逆宜調，木香、陳皮、香附、白蔻仁、砂仁；氣實宜破，枳殼、枳實、青皮、厚朴、檳榔之類。

又治血亦有數法，血虛宜熟地、當歸、枸杞子、萸肉、鹿膠；血熱宜生地、芍藥、阿膠；大熱宜犀角、梔子；血瘀宜桃仁、紅花、蘇木、丹皮；血瘀而痛宜沒藥、乳香、靈脂；血滯宜烏梅、五倍、白及、髮灰；血燥宜柏子仁、蓯蓉；血寒宜乾薑、官桂；氣虛不生血，不攝血，宜參耆朮草；引血歸經用當歸，失血不能引氣歸元，用炮薑、炙草；止血用黑藥，如黑荊芥、炒蒲黃、炒靈脂之類。

表散之藥，太陽風用桂枝，寒用麻黃。陽明用葛根，少陽用柴胡，太陰蒼朮，少陽細辛，厥陰川芎，此分經者也。麻黃峻散寒邪，桂枝解肌緩散，防風、荊芥、紫蘇平散，細辛、白芷、生薑溫散，柴胡、乾葛、薄荷涼散，蒼朮、羌活走經去濕而散。升麻、川芎能舉陷、上行而散，此性味之別也。

又麻黃無蔥不汗。山梔無豉不吐、不宣。大黃非枳實不通。芫花非醋不利。附子無乾薑不熱，又附子走而不守，得乾薑則守而不走。竹瀝非薑汁，何以行經？蜜導非皂角何以通結？此配法也。

又大黃同白朮用則入心，同生薑搗用則不直下，同滑石用則走小便，亦配法也。

又巴豆同黃連用不烈，同大黃用反不瀉。南星得防風則不麻，斑毛以豬油炒則不毒，半夏泡透則不傷胎，此製法也。

又黃連治火，君藥略炒，以此邪實。火硝水炒，假火酒炒，虛火醋炒，痰火薑汁炒。氣滯痛吳萸水炒，血瘀痛乾漆水炒，亦製法也。諸藥皆有配製法，果皆配製得宜，一藥可抵兩藥用，醫者各用詳註，宜詳審之。至若某方治某病之類，茲不復贅矣。

然審症用藥，此中大有本領，如傷寒吐衄，有宜用犀角、地黃者，有宜用麻黃湯者，此表裡之別也。傷寒發狂，有宜用大承氣者，有宜用海藏參耆，歸朮陳甘者，此虛實之分也，全在識症，不可忽也。

## ｜外治二法｜

煎抹、炒熨二法，葉天士每用之，內傷外感無不驗，即岐伯摩之，浴之之法也。古方治傷寒陰毒有蔥熨法，《活人方》先填麝香、硫黃於臍眼內，再上加蔥餅，熨斗熨之。海藏用醋炒麵皮熨之。

按：陰毒重者，非桂枝、附子所能治，故古方多用硫黃，然其性大烈，有硫黃同艾煎，去硫用艾法可參用。

又治陰毒藥，如正陽散用附子、乾薑、甘草、皂角、麝香。附子散用附子、桂心、白朮、當歸、半夏、炮薑、生薑。白朮散用川芎、附子、白朮、細辛、炮薑，皆可炒熨。又復陽丹用蓽澄茄、木香、吳萸、全蠍、附子、乾薑、硫黃為末，薑汁，熱酒調。又返陽丹用附子、炮薑、桂心、太陽元精石、硝

石、硫黃丸、艾湯調，此二方可用敷法，再加艾縛之。

凡用古方，均要臨症活變，有不合者，不妨增減，舉此例推。

又治傷寒陽毒，有水漬法。丹溪方煮綠豆湯，一滾取起，以青布浸濕搭胸膈上，危氏用井水搭。

按：治陽毒藥有三黃湯、白虎湯，陽毒發斑者，有消斑青黛飲。

又斑毒內陷者，有舉斑湯皆可煎抹。余嘗自患風斑，仿此法用荊芥、防風、當歸、麻黃、紫草、皮硝、蟬蛻、明礬煎抹，眼看斑皆併成一片，隨起隨消，立時平伏，則知凡斑不透，可用消斑、舉斑湯煎抹也。

又陽毒發斑者，有三黃石膏湯，用石膏、黃芩、黃連、黑山梔、麻黃、香豉、薑茶煎者，蓋表症重，故用麻黃、香豉汗之也。此方去麻、豉，加黃，硝、薑、棗，名三黃巨聖湯，治陽毒發斑狂甚者，蓋裡症重，故用硝黃下之也。二方一汗一下，可分別推用。

又治二便不通者，有陰陽熨法，亦名冷熱熨法。先以冷物熨之，再以熱物熨之。更以冷物熨之自通。

按：二便不通，《內經》謂三焦約，約者不行也。以長流水煎八正散治之。又關格垂死者，但通大便，大便行而小便亦行矣。傷寒至陰陽毒病，二便不通，危險已極，尚可用此二法治之。審是何症，於前胸後背及臍眼，對臍眼大小腹用之，或擦天庭，薰頭面，薰腿灣，揉臍腹，或兩手心，足心，或浸腳，或浴身，皆可煎湯為之。可發汗，可消導，可推蕩，可補益，即有肝痛者用之，亦可消腫定痛。自仲景一百三十方，《金匱》方於諸家所傳方，及危氏五世家傳效方，無不可用。凡疑難之症，如感症熱邪入裡，土燥水枯，仲景用承氣等攻下，以存陰。後賢誤下邪陷，或多之陰，改用滋陰補水之法，以始終照顧津液為主。津液既充，不必攻，而宿物自潤下矣，誠知本之治也。但陰虛而邪盛者，勢不能以滋補滯其膈。惟外

治則正氣不動，亦無亡陰內陷之弊。

又按：溫症一門，有由春夏時口鼻受者。葉天士云：初起用辛涼輕劑，挾風加牛蒡子、薄荷，挾濕加滑石之類是也。吳鞠通本此著《溫病條辨》，更為分明，人多宗之。有由冬傷於寒，與冬不藏精，伏邪至春夏始發者，在陽分則難療。若陰陽兩邪同發，可傷寒兩感，太陽與少陰具病，頭痛口乾，煩滿而渴之例相同。喻嘉言云：治法先以麻黃、附子、細辛汗之，繼以附子、黃連、黃芩、大黃下之。柯韻伯云：桂枝汗後大渴者，即是濕熱猖獗，當用白虎加人參法。病家見藥峻烈疑難，即示以抹熨二法為妙。

## | 傷寒辨症 |

一、傷寒傳經，不皆始於太陽，有逕犯陽明者，有八九日而仍在表，有二三日而已傳裡，有不由表而直中裡者，當審脈症施治。

二、傷寒初感，只宜薑、蔥、蘇葉散之，勿遽用麻、桂、升麻引入陽明經，助胃中邪火致燥結，狂譫發斑。亦勿遽用芩、梔、牛子、石膏引入陰經，致嘔吐瀉痢。又無積滯，勿輕消導引邪入內。

三、傷寒頭痛身熱，便是陽症，不可用熱藥。蓋傷寒六經太陰病，頭不痛，身不熱。少陰病有發熱而無頭痛，厥陰病有頭痛而無發熱也。

四、傷寒當直攻毒氣，不可補益。蓋邪在經絡，補之則毒氣流藏多殺人。

五、中風邪在經絡，未入臟腑者，亦當遵《金匱》導引，吐納、針灸、膏摩之法，不可補益，使九竅閉塞。

六、傷寒不思食，為邪在胃，不可溫脾胃。

七、傷寒腹痛，亦有熱症，不可例用溫藥。仲景云：痛甚加大黃，乃知惟身冷厥逆者，方是陰症。

八、傷寒自利，當察陰陽，不可例用溫藥及止澀藥。蓋

自利惟身不熱，手足溫者，屬太陰身冷。四逆者，屬少陰、厥陰，其餘身熱下利，皆是陽症。

九、傷寒手足厥冷，當辨陰陽。古云用理中試之，陽厥便熱，陰厥不熱，此須斟酌。

十、傷寒陰症、陽症，當分真假。

十一、傷寒陽毒、陰毒，與陽症、陰症殊別。蓋毒入陽經為陽，入陰經為陰，仲景用解毒之品。而陽毒不用蜀椒，陰毒則加蜀椒，是宜參悟。

此舉傷寒為例耳，諸症皆有六經，表裡、寒熱、虛實，宜忌之辨。並有相沿舊說，而須自具慧眼者，照此類推，幸毋粗忽。

## | 論針灸按摩法 |

《經》文外取注云：針灸、按摩也，今之燒針、灼艾、推拿本此，然針灸禁忌太多，且嫌炮烙。《入門》云：針但能瀉實，如虛損危病，久病具不宜用。蓋無古人之能，以精神消息也。艾灸只宜於陰寒症，若傷寒熱病，頭面諸陽之會，胸膈二火之地，及陰虛有火者，俱不宜用，惟風痺用桑枝燒薰，名桑枝針。瘰癧用大蒜擦脊樑，名水灸。

前人已有變通之法，唐有按摩生，專為一科。今外科亦有熱湯淋洗，神火照法。若用炒熨、煎抹之法，審其部位。如傷寒邪在太陽膀胱，用羌、防，太陽經藥，擦背，背兩旁為太陽。若經犯陽明，用葛根擦胸。若陰症需看症治。瘰少陽肝積，亦有六經形症，用柴胡，少陽經藥，擦背。兩旁太陽經，中央督脈經風府，瘰所會大椎至尾骨，瘰所上下。十二經各有部位，又募穴在前，俞穴在後，督脈行脊，任脈行腹，衝脈起於臍下，帶脈橫束於腰，均照此推，其餘就患處治之可也。

## | 老人產婦小兒治法 |

老人氣血兩衰，不能勝藥，如火虧用附、桂、吳萸，則

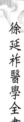

燥熱傷陰，火旺用犀角、石膏，則寒涼傷胃。又食物停積，不可用硝黃，以削元氣。雖目前或效，而日後變生他病，卒致不救，其根實由於此。《南史》徐文伯治范雲傷寒云：發汗便癒，但一年後不起，即此理。前明高醫繆仲純，治老人食冷不化，有生薑、紫蘇煎濃湯，揉胸腹法，藥尋常而其效甚速。

婦人積冷痛經，與子宮冷者，皆難生育，忌熱藥，種子、生子多殤。痛用延胡索、當歸、萸椒等炒熨，冷用蛇床子煎湯，頻洗安胎，蔥敷至妙。難產用蠻法，死者最慘。《濟陰綱目》載一婦，嚴冬難產、血冷凝滯，用紅花煎濃湯，棉蘸薈之，並以器盛湯，又暖又淋，久而生一男。一婦難產，下體已冷，用椒橙、吳萸煎汁，如上法淋洗遂產，可以為法。產後症有蔥薰、薑擦、醋噴、黑豆蒸熨諸方，皆穩。

小兒稚陽之體，不受涼藥，且臟腑未堅，並不受諸藥。古云：用祛風藥反生風，用化痰藥反生痰是也。兒初生，有雞蛋清擦法，風寒有疏表等法。

急驚有蜂蜜擦法，痙症有麻油擦法、蔥荽薰法、柳枝浴法、酒雞敷法，居家均宜知之。

## ｜外治用藥略舉數方以待推用｜

治頭風鹽摩疾上，所以清邪加白附子者，是用劫藥之法也。治頭痛瓜蒂嗅鼻，嗅鼻取嚏，所以治表取腦中黃水，是治裡之法也。治白帶，礬石丸導法，用杏仁從大腸升氣於肺，而腸氣乃下行，此以升為降之法也。熱結便閉，膽汁蜜煎導法，是潤下之之法也。治腎水挾腳氣凌心，礬石湯浸足，礬石能卻水，此濇以收之之法也。治水腫用麻黃、羌活、蒼朮、柴胡、蘇梗、荊芥、防風、牛子、忍冬藤、柳枝、蔥白煎浴取汗，此開鬼門之法也。消河餅鋪，臍藥餅，此潔淨府之法也。中風口眼喎斜，乃經絡之病，用生瓜蔞汁和大麥麵為餅，炙熱熨心頭，此治本之法也。

陰寒多屬腎經，附子燒酒浸透貼足心，俟腹中有聲，則

風寒散矣，亦治本之法也。卒死，蔥白搗，納鼻孔及肛門，氣通則癒，此通陽之法也。大病虛脫，本是陰虛，用艾灸丹田者，此補陽而生，陰長之法也。少陰病，得之一二日，口中和背惡寒者，服湯即用灸法，此見微知著，內外交攻之法也。大凡外治用藥，皆本內治之理，而其中有巧妙處，則法為之也。茲不具載，能者自可引申。

## ｜用藥宜慎｜

升麻引上，牛膝引下，桔梗載藥浮中，三承氣分三焦，此用藥之法也。然治上者，豈能禁其不入於下，治下者，豈能禁其不經於上。又桂枝、桑枝，達四肢者也。然治左未必竟肯走左，治右者未必竟肯走右，引藥亦不過以意度之耳。若誤用引邪，如足太陽症，誤用葛根，領邪傳入陽明；手太陽症，誤用犀角，領邪徑犯心君。又如誤用升麻治痢，而邪提於上焦，誤用牛膝治產，而瘀降於兩腿，其害甚大。又女科載催生方，內用附子、牛膝，云：附子先兒轉身向上，牛膝再使兒翻身向下，此說尤恐腹中，未必答應。

又痘症用人參、鹿茸者，往往亦提毒於胸。用大黃、石膏者，每開灰白陷下之門甚矣，用藥之宜慎也。即能當其位，中其病矣，能不犯無故矣。而分兩之輕重多寡，或過或不及，不難減也。亦有先則不及，而後又過者，有藥本不誤，而藥性未發，疑其無效，易藥服之，而反誤者，有初已誤，而性未發，信其有效，再三服之，而大誤者。有醫多藥雜性，有制而不及發，無由辨其誤者。

又有病家夙服他藥，他藥性發，疑是此藥之誤，而莫能辨其誤者。有主人執定一見，不喜說錯，與醫家自以為是，而不肯認錯者，不在此例，然用藥難必無誤也。周官尚有失三、失四之文，仲景亦有誤汗、誤下之戒，既誤而救之，元氣已傷，易生他變。或忽患忽病，或原病陡然加重，以致臟者偏絕而暴夭者。如味過於酸，肝氣以津，脾氣乃絕之類，可以推

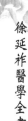

徐延祚醫學全書

矣。

又如多食辛，令人夭，辛藥太散故也。又常服苦參、黃連、反能生熱。又常服附子、人參，熱在陽分者，其害易見，熱在陰分者，似為無害，必至熬乾津液而後已。

前人屢以為戒，非無故也。又如吐血症，服參者，多難癒。服涼藥者，卒至敗脾胃而死。今人信藥不思其弊，良可慨矣。彼藉藥以縱慾者，又何論哉。

## | 勿藥說 |

諸陽聚於頭，十二經脈三百六十五絡，其血氣皆上於面，而走空竅。面屬陽明胃，晨起擦面，非徒為光澤也，和血氣而升陽益胃也。又胃不和則睡不安，故擦面能治不睡。洗眼滋臟腑之精華，以除障也。漱齒堅骨，以防蠹也。梳髮疏風散火也，髮者血餘，古方中熱心煩大，汗不止者，以冷水浸髮。

傷寒中風，無汗者，以熱湯浸髮。蓋心主血而汗者，血之所化也。同氣相求，一有汗，一無汗，一冷一熱，妙用可參。飯後摩腹助脾運，免積滯也。臨臥洗足，三陰皆起於足指，寒又從足心入，洗之所以溫陰，而卻寒也。痛則手揉，癢則爪搔，唾可抹毒，溺可療傷，近取諸身，何必服藥。七情之病也，看花解悶，聽曲消愁，人果能善為調攝，則勿藥也可。

## | 治宜內外相輔 |

前賢相傳之法可尊，而行之不傳之法，亦可變而通之。《經》曰：風寒與百病之始生也，必先於皮毛，邪中之則腠理閉，閉則入於絡脈，（支而橫者為絡，如肺經列缺穴，橫行大腸經者。）絡脈滿則注於經脈，經脈滿則入客於臟腑，善治者，治皮毛，次肌膚，次筋脈，次六腑，次五臟。

治五臟者，半死半生也。皮毛者，肺之合也。（五臟皆有合病，久而不去者，內舍其合也。如皮痺不已，內舍於肺，骨痺舍腎，筋痺舍肝，脈痺舍心，肌痺舍脾，亦然。）傷寒初

起，邪客於皮毛，頭痛發熱，無汗而喘者，古用麻黃湯，所以發散肺經火鬱，使之達於皮毛也。

又按：肺脈起於中焦，絡大腸肺系屬背。凡皮毛病，皆入肺，而自背得之尤速，既用麻黃湯內服，復用麻黃湯抹背及中焦，則尤為得力。

李士材香附擦背，其意即如此。風寒入肺皆令人咳，肺絡大腸，又與大腸相表裡，肺咳不已，往往大腸受之，若照東垣臟腑咳之藥例煎，抹中焦，而更用導法，從魄門入大腸，升氣於肺，則表裡可兼治也。仲景治白帶，肺氣不利者，礬石丸導法即如此，臟腑咳皆宜，非止治風寒也。

又太陽為六經之首，主皮膚，傷寒初起，邪在太陽，古用羌活湯，所以解太陽之表也。背為心肺，膀胱經所屬。邪中於背，故脊強，即用羌活湯內服，亦可以之擦背也。若熱在膀胱，口渴尿赤者，即用五苓散敷小腹，蓋太陽以膀胱為裡，膀胱在小腹之內也。心營肺衛，其治背一也。太陽與少陰同行身後背，又屬少陰，仲景少陰表症，有麻黃附子細辛湯，可照煎抹也。仲景少陰病，口中和，背惡寒者，當灸之，附子湯主之。（附子炮二枚，白朮四兩，芍藥三兩，茯苓三兩，黨參二兩。）則治裡症之陽虛、陰盛者也。更以附子湯擦背，亦能使陰氣流行而為陽。太陽、少陰交病者，亦同此法。五臟之系，咸在於背，臟腑病皆可兼治背，前與後募俞亦相應，故心腹之病，皆可兼治背，言背而心腹，不必言也。他如留飲，令背冷，伏飲令背痛，乃飲之由胸膈而深藏於背者。背為胸之腑也，未至於背則治胸，既至於背，倘必令還反胸膈，始得趨胃、趨腸而順下。喻嘉言說，豈不費手治背極妙。

又如瘧疾，是少陽病，脅為少陽之極，脊背為瘧上下之道路，則用柴胡湯煎，抹脅與背，實可助內服柴胡湯之力。傷寒往來寒熱，與瘧疾同，水結胸症，與停飲同，並可仿用。熟於《內經》經絡，（《內經・刺法》皆按其所過之經，以調之。）又融會乎。先賢內治處方用藥之理，以之外治皮毛、肌

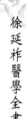

膚、筋脈、五臟六腑，隨處皆有神解一法，即千萬法之所生也，是在善悟者。

## | 六法解 |

自古治病莫重於傷寒，亦莫難於傷寒。治傷寒者，必統三陰三陽、五臟六腑之所受病，視寒熱虛實，行汗吐下和，解溫補諸法。能治傷寒，則中風熱病與雜病，莫不可知仲景傷寒雜症合為一書者，此也。

柯韻伯曰：仲景《傷寒雜病論》，為百症立法，非只為傷寒言也。其中以六方為主，諸方從而加減之。凡汗劑皆本桂枝；吐劑皆本梔豉；攻劑皆本承氣；和劑皆本柴胡；寒劑皆本瀉心；溫劑皆本四逆也。而其源實出於《經》，《經》文內者內治，外者外治，汗之、下之，言汗下也。

又曰：其有邪者，漬形以為汗。（汪註：如用桃枝煎湯液，以蒸浴。汗難出者，每用此法。柯云：邪入肌肉，已傷形者，仲景用桂枝湯。）其在皮毛者，汗而發之。（柯云：邪在皮毛，未傷形者，仲景用麻黃湯。）其剽悍者，按而收之。（注云：謂按摩收引也。其實者，散而瀉。汪云：謂表實者，散之。而裡實之，兼瀉之也。柯云：仲景大青龍於麻桂中加石膏，以瀉火是也。）皆汗也。其高者，因而越之，吐也。（柯云：仲景梔豉湯，瓜蒂散是也。）其下者，引而竭之。（汪云：利大小便也。柯云：仲景之大小承氣，調胃，抵擋下也。豬苓、真武利也。）中滿者，瀉之於內。（汪云：謂實滿者，以下藥瀉之，虛滿者補之，皆瀉之也。）血實者，宜決之，（決，行也。即仲景之桃仁承氣是也。）皆下也。氣虛宜掣引之。（柯云：仲景方，陽氣虛加人參於附子、吳萸，中以引陽。陰氣虛加人參於白虎，瀉心中以引陰是也。）則濟虛也，此不易之法也。不言和解溫補，而一則曰可汗而已，一則可泄而已，其不可汗，不可泄，宜從他法治者，要可推也。（如少陽症，禁汗下者，仲景以柴胡湯主之，乃和解也。少陰病背惡

寒者，灸之，附子湯主之。柯云：此傷寒溫補第一方。）內者
內治，外者外治，非外者不能內治，內者不能外治也。《經》
有張鼻泄之，蒸浴按摩之法。仲景亦有火薰土瓜根，膽汁導之
法。唐宋以下諸賢，亦有外治諸方，除內治之用汗吐下和、溫
補之外，如知燻蒸漤洗之能汗也。則凡病之宜發表者，皆可用
清藥，或溫藥，（如麻黃、羌活、防風、蔥白等，或用麻黃、
桂枝等藥，皆可汗。）以汗之也。知窨敷揉熨之能下也。（如
生薑窨結胸，紫蘇摩蓄血等方。）凡病之宜通裡者，皆可用寒
藥。（如用皮硝裝磁碟內，紙墊覆臍上，布扎可以取下，或用
三承氣亦可。或熱藥，治積有以巴豆糝者，有以大黃附子敷
者，可推。）以下之也。吐法則取嚏為最善。（嚏即吐也。張
子和治痰用瓜蒂、防風各三兩，黎蘆一兩煎服，取吐者，可以
研末，搐鼻得嚏，而痰亦自出。凡上脘停食，窒悶疼痛，欲吐
不得吐者，皆可取嚏鬆之，或於法禁吐。虛不可吐者，取嚏尤
妙。又絞腸痧，霍亂轉筋及轉胞，小便不通，當探吐提氣者，
取嚏亦妙。）外治有此三法，而更參以和解溫補，又何症之不
可治哉？此外又有嚏、坐、熨、抹、縛五法。嚏，即《經》
云：氣出於腦，即不邪干也。（注云：嚏也，張鼻泄之，使邪
從外出也，上之也。所謂上病上治也。）又因其輕而揚之也。
（輕清在上，為天鼻，受天氣風寒暑濕燥熱之邪，可以嚏出
之。揚者、發熱也、散也。）又高者，因而越之也。（越，出
上竅也、吐也。嚏，兼汗吐。）坐，即《經》言可導而下也。
（仲景導法本此，《綱目》導藥、名坐藥，婦人通經，暖子
宮，亦本此。）又因其重而減之也。（重濁在下為地，口受地
氣，臊焦香腥腐之邪，而入於陰，可以坐出之，減者衰其半
也。）又下者，引而竭之也。炒熨煎抹，與縛之經之灸，布一
作（摩之），漬水（一作）浴之也。曰熨、曰浴、曰按也。
（《經》云：風寒客於人，可湯藥，可熨，可浴，可按，可
刺，可灸。又薄之輕則漸摩，劫之，重則劫奪也。）開之、發
之也。開腠理而發表。又察陰陽所在而調之也。（《經》曰：

謹察陰陽所在而調之，以平為期。又曰：疏其血氣，令其調達，而致和平。又曰：血氣者，喜溫而惡寒，寒則注而不流，溫則消而去之，此調中法，炒煎皆溫也。）又因其衰而彰之也。（正氣偏衰，濟而彰之，此扶正法。）又中滿者，瀉之於內，實者瀉之，虛者補之也。內治之總綱，實外治之活法也，無乎不包，無乎不舉者也。用者惟當分三部約六經，察六鬱升降清濁，以和陰陽，並參古針灸法，知上下、左右、前後之所取，則無往而不應也。

## | 分三部說 |

人身有上中下三部，而皆以氣為貫。上焦心肺居之，中焦脾胃居之，下焦肝膽腎、大小腸、膀胱居之。（三焦是藏府空虛，丙火之原，水穀之道路也。）宗氣積於上焦，（宗氣積於胸中，出喉嚨，貫心脈而行，呼吸宗氣、大氣也。行中焦生營氣，行下焦生衛氣，與營與衛分為三隧。）營氣出於中焦，（穀氣入胃，分別糟粕，下行，蒸騰津液，上行化精微而為血。）衛氣出於下焦，（下焦濁氣下行而為二便。其精氣上升者，為衛氣而流行，於六陰六陽也。溫分肉，充皮膚，肥腠理，司開闔也。心主營，肺主衛，血為陰，營於內，氣為陽，衛於外，營行脈中，衛行脈外，營主於夜，衛主於畫，營外不和則病，不行則死。）上焦在胃之上脘，上通天氣，主納而不出。中焦在胃之中脘，上通天氣，下通地氣，主腐熟水穀。下焦在臍下，下通地氣，主出而不納，（亦曰主瀉而不納。）上焦如霧，中焦如漚，下焦如瀆。自縱言之，則以上中下為三部。自橫言之，則以在表在裡，半表半裡為三部。又頭至胸為上焦，胸至臍為中焦，臍至足為下焦。《經》曰：氣有高下，病有遠近，證有中外，治有輕重，適至其所，此之謂也。

## | 約六經說 |

十二經脈各有起止，以處百疾，決死生。（詳見《內

經》。）手三陰從臟走手。（肺從中府走少商，心從極泉走少衝，心包從天池走中衝，是從臟走手也。）手三陽從手走頭。（大腸從商陽走迎香，小腸從少澤走聽宮，三焦從關衝走絲竹空，是從手走頭。）足三陽從頭走足。（膀胱從睛明走至陰，胃從頭維走屬兌，膽從瞳子髎走竅陰，是從頭走足也。足三陰從足走腹。脾從隱白走太包，腎從湧泉走俞府，肝從大敦走期門，是從足走腹也。）太陽少陰行身之後，陽明太陰行身前，少陰、厥陰行身之側。（傷寒先行身後，次行身前，次行身側。）太陽頭項痛，腰脊強。（太陰主皮膚在表，脈從巔絡腦，下項挾背抵腰，故有此見症。）陽明身熱，目痛鼻乾，不得臥。（陽明主肉，在表之裡，脈挾鼻絡目。）少陽胸脅痛耳聾。（少陽主膽，在半表半裡，脈循脅絡耳。按之陽受病可汗。喻曰：太陽禁下，陽明禁汗，利小便。少陽禁汗下，利小便，此定禁也。三陰無定禁，但非胃實，仍禁下耳。）太陰（陽邪傳入於裡，）腹滿嗌乾，（太陰脈布胃中絡嗌。）少陰口燥，舌乾而渴。（少陰脈貫腎絡，肝系舌本。）厥陰煩滿囊縮，（厥陰脈循陰器，絡於肺。）太陽為開，在表敷布陽氣。仲景太陽提綱，脈浮項強痛惡寒。（柯韻伯《傷寒論注》極詳，宜熟讀。）陰陽為闔（在表之裡，收納陽氣。）仲景陽明提綱，胃家實。（陽明之表有二：有初起風寒外束，微惡寒，汗出多，或無汗而喘，可以麻桂發之；有熱自內達外，身熱汗出，不惡寒，反惡熱，脈浮而緊，口苦咽燥，腹滿而咳，梔豉湯吐之，此為陽明解表和裡之聖藥。治陽明內熱之表有三法：上焦梔子吐之，中焦白虎清之，下焦豬苓泄之。胃熱一解，胃不實矣。治表即是治裡，胃和則能闔，不嘔邪去，而三陰不病。如傳入太陰，則腹滿而吐，食不下。少陰則欲吐不吐，厥陰飢不欲食，食即吐蛔。若胃陽亡，水漿不入則死矣。然三陰亦得從陽明而下，則陽明又為三焦實邪之出路也。然胃為命根，故仲景有禁攻之說。）少陽為樞，（在表裡間轉輸陽氣，）仲景少陽提綱，口苦咽乾，目眩。（柯云：少陽、少陰

皆半表半裡，少陽為陽樞，歸重半表，少陰為陰樞，歸重半裡，苦乾眩者，皆相火上走空竅，而為病也。）太陰為開，（至陰敷布陰氣，）仲景太陰提綱，腹滿時痛，而吐利，（太陰主裡，然雲開者，不全在裡也。自利不渴，裡有寒者，可用四逆、吳萸等之。脈浮者為在表，可用桂枝湯汗之。）厥陰為闔，（陰之盡受，納陰氣。）仲景厥陰提綱，氣上衝心，心中疼熱，飢不欲食，食則吐蛔。（柯云：太陰、厥陰，皆以裡症為提綱，太陰生寒，厥陰生熱，太陰為陰中至陰，厥陰為陰中之陽也。）少陰為樞，（腎氣不充，則開闔失常。）仲景少陰提綱，脈微細，欲絕。（少陰口中氣出，唇燥乾，鼻中涕出，此為內熱。陰陽脈緊，舌上胎滑，倦臥足冷，又是內寒。此少陰為樞，故見寒熱相搏，病雖發於陰，而口舌鼻之，半表半裡恰與少陽，口乾目眩之半表半裡相應也。治與少陽不同汗下，皆勿妄用，神而明之。少陰病，咳而嘔渴心煩者，腎水不升也。下利不眠者，心火不降也。凡利水之劑，必先上升而後下降，治以滋陰利水，以生津液，斯上焦渴，除中焦煩嘔，亦靜下焦利，亦自止矣，豬苓湯主之。）

**按：** 少陰病，陰中有陽則生，否則死。故有正治存陰之症，亦有從權急溫之症也。

## ｜察五鬱六鬱說｜

百病皆生於鬱，外感鬱也，七情鬱也，癓疝亦鬱也，脈見沉、伏、結、促、代，皆是也。木鬱達之，（達者，通達之義，木鬱風之屬藏，應肝膽，結在脅肋，主在筋爪，傷在脾胃，症多嘔酸，木喜調暢，當用輕揚之劑，在表疏其經，在裡疏其藏，但使氣得通行，均謂之達。喻曰：肝逆脅脹宜升發，因風飧泄，亦宜舉散。）火鬱發之，（發者，越之也。其病為陽為熱，其藏應心，主小腸三焦，其主脈絡，其傷在陰分。凡火結聚斂伏者，不宜敝遏，當因其熱而解之，散之、升之、揚之。如腠理外閉，邪熱拂揚，則解表取汗以散之。如尤火鬱

甚，非苦寒降沉之劑可治者，則用升浮之藥，佐以甘溫，順其性而從治之，汗未足以概也。藥用羌活、葛根、升柴之類。喻用升陽散火湯。）土鬱奪之，（奪者，直取之也。濕滯則土鬱，其藏應脾胃，其主在肌肉四肢，其傷在胸腹。土畏壅滯，在上宜吐，在中宜伐，在下宜瀉者，皆奪也。喻曰：邪熱入胃，或濕熱作脹，濕熱為痢，可酌攻下。金鬱泄之，泄，疏利也。其病斂閉為燥，塞其藏應肺大腸，其主在皮毛、聲息，其傷在氣分，或解表，或利氣，皆可為泄。利小便，是水鬱治法，與金鬱無關。喻曰：金為水之上源，上源金鬱則水道閉，宜利。水鬱折之，折，調製也。水之本在腎，標在肺，反剋在脾胃，傷在陽分。水性善流，壅滯不通，宜防泛溢。折之之法，如養氣，可以化水。治在肺，實土可以制水，治在膀胱。凡此皆謂之折，非獨抑之而已。喻用開鬼門、潔淨府二法。）《經》曰：調其氣過者，折之以其畏也。（如木過者當益金。）所謂瀉之。（如鹽瀉腎、辛瀉肺之類。）必折其鬱氣、資其化源。（如寒水司天，則火受鬱，火失其養，則資其木。）抑其運氣，扶其不勝，毋使過暴而生疾，此《經》治五鬱之法也。

六鬱，氣、血、濕、火、食、痰。（氣鬱胸滿脅痛。濕鬱周身關節走痛，首如物蒙足重，遇陰寒則發。熱鬱目蒙，口乾舌燥，小便赤濁。痰鬱胸滿，動則喘息，起臥怠惰。血鬱四肢無力，能食，小便淋，大便紅。食鬱黃疸，鼓脹痞塊，不言。風寒者，鬱則為熱，故也，然亦有屬寒者。丹溪云：氣鬱濕滯，濕滯成火，火鬱生痰，痰滯血凝，食結六者，相因理氣為主。趙獻可專主木鬱，以逍遙散代越鞠丸云：治木則諸鬱自散，亦是一法。）又鬱為積聚，癥瘕痃癖之本。（積有形，聚無形，無非食積，瘀血痰飲而成。）折鬱氣而資化源，行氣活血，燥濕清火，化痰消食，和中健脾，大法如此，治積聚亦如此，若有明乎，盛虛異同，正治反治，（正者以寒治熱，以熱治寒，反者以寒治熱，佐以熱藥，以熱治寒，佐以寒藥，或寒

藥溫用，熱藥涼用。如外治假熱症，以熱藥浸冷用，即是此意。）微者隨之、逆之，甚者制之，從之，何病之有？

## ｜診候生死要法｜

五藏者，中之守也。中藏盛滿，氣勝傷恐者，聲如從室中言，是中氣之濕也。言而微，終日乃復言，此奪氣也。衣被不斂，言語善惡，不避親疏者，此神明之亂也。食稟不藏，是門戶不要也，水泉不止，是膀胱不藏也。得守者生，失守者死。

五臟者，身之強也。頭者，精明之府，頭傾視深，精神將奪矣。背者，胸中之府，背曲肩隨，府將壞矣。腰者，腎之府，轉腰不能，腎將備矣。腰者，筋之府，屈伸不能行，則僂附將備矣。骨者，髓之府，不能久立，行則振掉，骨將備矣。得強則生，失強則死也。（《脈要精微論》）

人一呼，脈四動以上曰死，脈絕不至四死，乍疏乍數曰死，人無胃氣曰逆，逆者死脈從陰陽病易已。脈逆陰陽，病難已，脈得四時之順，曰病無他，脈反四時，及不間藏曰難已。

春夏而脈瘦，秋冬而脈浮，大命曰逆四時也。風熱而脈靜，泄而脫血。脈實病在中，脈虛病在外。脈澀堅者，皆難治命，曰反四時也。水穀為本，故人絕水穀則死，脈無胃氣亦死。所謂無胃氣者，但得真藏，脈不得胃氣也。平心脈來纍纍如連珠，如循琅玕（像珠子的美石），曰心平。

夏以胃氣為本，病心脈來喘喘連屬，其中微曲，曰心病。死心脈來前曲後倨，如操帶鉤，曰心死。平肺脈來厭厭聶聶，如落榆莢，曰肺平。秋以胃氣為本，病肺脈來不上不下，如循雞羽毛，曰肺病。死肺脈來如物之浮，如風吹毛，曰肺死。平肝脈來耎弱招招，如揭長竿末梢，曰肝平。

春以胃氣為本，病肝脈來盈實而滑，如循長竿，曰肝病，死肝脈來急益勁，如新張弓弦，曰肝死。平脾脈來如柔相離，如雞踐地，曰脾平。

長夏以胃氣為本，病脾脈來實而盈數，如雞舉足，曰脾病。死脾脈來銳堅，如鳥之喙，如鳥之距，如屋之漏，如水之流，曰脾死。平腎脈來喘喘，纍纍如鉤，按之而堅，曰腎平。

冬以胃氣為本，病腎脈來如引葛，按之益堅，曰腎病。死腎脈來發如奪索，辟辟如彈石，曰腎死。（《平人氣象論》）

形氣相得，謂之可治，色澤以浮，謂之易已。脈從四時，謂之可治，脈弱以滑，是有胃氣，命曰易治。取之以時，形氣相失，謂之難治。色夭不澤，謂之難已。脈實以堅，謂之益甚。脈逆四時，為不可治。所謂逆四時者，春得肺脈，夏得腎脈，秋得心脈，冬得脾脈，其至皆懸絕，沉澀者，名曰逆四時。五實死，五虛死，脈盛皮熱，腹脹，前後不通，悶瞀，此謂五實。脈細皮寒，氣少、泄利前後，飲食不入，此謂五虛。漿粥入胃，泄利止，則虛者活，身汗得後利，則實者活。（《五機真藏論》）

形盛脈細，少氣不足，以息者危，形瘦脈大，胸中多氣者死，形氣相得者生。參伍不調者病，三部九候，皆相失者死。上下左右之脈，相應如參，春者病甚。上下左右，相失不可數者死。中部之候，雖獨調與眾相失者死。中部之候，相減者死，目內陷者死，脫肉身不去者死，真臟脈見者死。九候之脈，皆沉細懸絕者，為陰主冬，故以夜半死。盛躁喘數者，為陽主夏，故以日中死。寒熱病者，以平旦死。熱中及熱病者，以日中死。病風者，以日夕死。病水者，以夜半死。其脈乍疏、乍數、乍遲、乍疾者，日乘四季死。形肉已脫，九候雖調猶死。七症雖見，九候皆從者不死。脈不往來者死。皮膚著者死。瞳子高者，太陽不足，戴眼者，太陽已絕，此決死生之要也。（《三部九候論》）

乳子而病熱，脈懸小者，手足溫則生，寒則死。乳子中風熱，喘鳴肩者，脈實大也，緩則生，急則死。腸澼便血，身熱則死，寒則生。腸澼下白沫，脈沉則生，浮則死。腸澼下膿

血，脈懸絕則死，滑大則生。腸澼之屬，身不熱，脈不懸絕者，滑大者曰生，懸澀者曰死。癲疾脈搏大滑久，自已脈小堅，急死不治。癲疾之脈，虛則可治，實則死。消癉虛實，脈懸小堅，病久不可治，脈實大，病久可治。（《通評虛實論》）

陽從左，陰從右，老從上，少從下，是以春夏歸陽為生，歸秋冬為死，反之則歸秋冬為生。一上一下，寒厥到膝少者，秋冬死，老者秋冬生。形弱氣虛死，形氣有餘，脈氣不足死，脈氣有餘，形氣不足生。（《方盛衰論》）

得守者生，失守者死，得神者冒，失神者亡。（《本病論》）

平人而氣勝形者壽，病而形肉脫，氣勝形者死，形勝氣者危。（《壽夭剛柔論》）

熱病七八日，脈微小病者，溲血、口中乾一日半死。脈代者，一日死。熱病已得，汗出而脈尚躁喘，且復熱喘甚者死。熱病七八日，脈不躁，躁不數散，後三日中有汗，三日不汗，四日死。熱病不知所痛，耳聾不能自收，口乾陽熱甚，陰頗有寒者，熱在髓，死不可治。熱病已得汗，而脈尚躁盛，此陰脈之極也死，其得汗而脈靜者生。熱病脈盛躁，而不得汗者，此陽脈之極也死，脈盛躁得汗靜者生。熱病不可刺者有九：一曰汗不出，大顴發赤噦者死；二曰泄而腹滿盛者死；三曰目不明，熱不已者死；四曰老人、嬰兒熱，而腹滿者死；五曰汗不出，嘔下血者死；六曰舌本爛，熱不止者死；七曰咳而衄，汗不出，出不至足者死；八曰髓熱者死；九曰熱而痙者死。腰折瘈瘲、齒噤齘（ㄒㄧㄝˋ，咬牙）也。凡此九者，不可刺也。（《熱病篇》）

熱病脈靜，汗出已，脈盛躁是一逆也。病泄脈洪大，是二逆也。著痺不移，䐃肉破，身熱脈偏絕，是三逆也。淫而奪形，身熱色夭，然白及後下血衃篤重，是四逆也。寒熱奪形，脈堅搏，是謂五逆也。

脈一呼再至曰平，三至曰離經，四至曰奪精，五至曰

死，六至曰命絕，此至之脈也。一呼一至曰離經，再呼一至曰奪精，三呼一至曰死，四呼一至曰絕命，此損之脈也。損之為病，一損損於皮毛，皮聚而毛落；二損損於血脈，血脈虛少，不能榮於五藏六府；三損損於肌肉，肌肉消瘦，飲食不能為肌膚；四損損於筋，筋緩不能自收持；五損損於骨，骨痿不能起於床，反此者至脈之病也。

　　從上下者，骨痿不能起於床者死，從下上者，皮聚而毛落者死。脈來一呼再至，一吸再至，不大不小曰平。一呼三至，一吸三至為適得病，前大後小，即頭痛目眩，前小後大，即胸滿短氣。一呼四至，一吸四至，病欲甚脈洪大者，苦煩滿沉細者，腹中痛滑者，傷熱澀者中霧露。一呼五至，其有大小者難治。一呼六至，一吸六至為死脈也。沉細夜死，浮大晝死。一呼一至，一吸一至，名曰損。人雖能行，猶當著床，所以然者，血氣皆不足故也。再呼一至，再吸一至，名曰無魂，無魂者當死也。人雖能行，名曰行尸，上部有脈，下部無脈，其人當吐不吐者死。上部無脈，下部有脈，雖困無能為害，所以然者，人之有尺，譬如樹之有根，枝葉雖枯槁，根本將自生，有根本，人有元氣，故知不死。

　　扁鵲云：筋絕不治，九日死，手足爪甲青黑，呼罵口不息也。

# 醫意內景圖說

# 序言

余嘗讀遷《史記‧扁鵲傳》而有感焉，夫俞跗之治疾也，必割皮解肌，訣脈結筋❶，搦髓腦❷，揲荒爪幕❸，湔浣腸胃❹，漱滌五藏，而後奏功甚矣，醫固若斯之難也。范文正公云：不為良相當為良醫，誠以相與醫皆有救世福民之任，實天下蒼生，性命所關。故良相之救民也，必統天下中外而熟籌之。良醫之活人也，亦必統一身內外而熟悉之。《漢書‧藝文志》醫經者，原人血脈，經絡、骨髓、陰陽、表裡，以起百病之本，死生之分，不此之察，雖日從事於醫亦何異？盲者言視而不知，所以視跛者，言履而不知，所以履哉。夫脾、腎、心、肝、肺，五言之司，口、舌、鼻、耳、目，五言之候，斯即稍通醫理者，亦能言之，夫何必贅惟世之易。視醫者動言五運六氣，及叩其所以然之理，弗知也。每言五藏六府，及詢其所以然之部位，弗知也。如此而欲起死人，而肉白骨不幾，若涉大水之無津涯乎。今之能言臟腑者，惟西醫為最，原西醫能剖病人之腹，逐一考驗，為華醫所不及。然核與古人圖說不無微異之處，蓋西醫祇詳於一身之臟腑條件，而已至於脈絡之起止，精血之流通，尚屬缺而未備，不揣愚昧，博覽旁稽，合中西而釐訂之。凡同中之異，異中之同，各存其實，且刪繁就簡，俾有心於醫者，開卷了然。庶於靈府中，然暗室之燈，關長明之界，每視疾若隔紗睹物，莫不悉見，則迭里持之，傳不至盡失，而於醫之一道，或不無不補云。

光緒丙申年重陽奉天錦縣徐齡臣識於羊城邸

---

❶ 訣脈結筋：訣通決，疏導，疏通經絡。結筋，連接筋脈。

❷ 搦髓腦：搦，讀喏，按治。

❸ 揲荒爪幕：揲，取。荒通肓，指膏肓。爪幕，幕通膜，指橫膈膜。

❹ 湔浣腸胃：湔，讀ㄐㄧㄢ，洗滌腸胃。

# 卷 一

## | 內 景 |

《蟲海集》曰：天開於子，地闢於丑。人生於寅，寅時手太陰之氣，始動其應在寸口，寸口以候上部，肺居五臟之上部，獨為五臟之華蓋，所以管領一身之氣。

《類經》曰，肺朝百脈，以行陰陽，而五臟六腑皆以受，故十二經以肺為首，循序相傳，盡於足厥陰肝經，而又傳於肺，終而復是為一周。

《痿論》曰：肺者，臟之長也，為心之蓋也。張介賓曰：肺位最高，故謂之長。高武曰：肺者，朝百脈 ，故肺者，臟之長。馬氏曰：肺者，為諸臟之華蓋。華元化曰：肺者，生氣之源，乃五臟之華蓋。

《入門》曰：肺形似人肩，而為臟之蓋。程氏《醫彀》曰：肺形如人肩，二布大葉，四垂如蓋。

《醫經原旨》曰：肺形似人肩，二布葉中有二十四空，行列分佈諸藏清濁之氣，應二十四氣也。

## | 肺前面全狀 |

**按**：其形如峰窠，下無通竅，隨呼吸而盈虛。其色如蘭，光澤有斑紋，古人皆謂六葉兩耳，大概之言耳。古今說內形，比之內形殆有不相似者矣。《入門》《醫彀》，原始等說略似之。

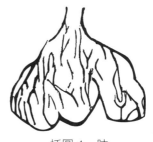

插圖 1．肺

# 肺　系

《聖濟總錄》曰：喉嚨以下為肺系，骨者纍纍，然其十二。又曰：天蓋骨下為肺系之本。《藏府指掌圖書》曰：錢豫齊曰：會咽綴於舌本之下，正應乎氣管之上，氣管即喉嚨也。居於前主持呼吸，為聲音之門戶，故名吸門，共十二節，上三節微小，下九節微大，第四乃結喉也。

楊玄操曰：喉嚨空虛也，言其中空虛，可以通氣息焉，即肺之系，呼吸之道路。

《醫宗金鑑》曰：結喉者，喉之管頭也。其瘦者多外見頸前，肥人則隱於肉，肉多不見。《經釋》曰：喉嚨即出聲之處，即俗名喉脘。

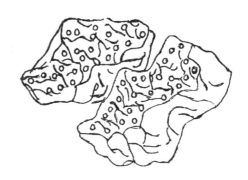

插圖 2・橫斷肺見裡面有白色小孔

# 會　厭

程氏《醫殼》曰：綴於舌本之上，正應於氣管之下，氣管即喉嚨也。

《醫學原始》曰：齒以後至會厭深三寸五分，大容五合，會厭為吸門，其大如錢，為音聲之戶。薄則易於起發音出，快而便利，厚則起發音出，慢而重舌也。人卒然無音者，寒氣容於厭。

《醫宗金鑑》曰：會厭者，覆喉管之上竅，似皮似膜，

發聲則開，咽食則閉，故為聲音之戶也。

## ｜懸雍垂｜

《醫宗金鑑》曰：懸雍垂者，張口視喉上，似乳頭之小舌，俗名碓（ㄉㄨㄟˋ）嘴。《醫學原始》曰：喉上如小舌而下垂者，曰懸雍垂，乃音聲之關也。吳崑曰：懸雍垂，吸門垂下肉乳也。

## ｜頏 顙（ㄏㄤˊㄙㄤˇ）｜

《醫宗金鑑》曰：口內之上，二孔目分氣之竅也。

## ｜喉 嚨｜

《醫宗金鑑》曰：喉嚨者，喉也，肺之系也。

## ｜嗌｜

《醫宗金鑑》曰：嗌者，咽也，胃之系也。

## ｜咽 喉｜

《憂恚無言篇》曰：咽喉者，水道之道也。喉嚨者，氣之所以上下者也。《類注》曰：人有二喉，一軟一硬。軟者，居後是謂咽喉，乃水穀之道，通於六府者也。硬者，居前是謂喉嚨，為宗氣出入之道，所以行呼吸通五臟者也。

## ｜鼻｜

《陰陽應象大論》曰：肺主鼻。又曰：在竅為鼻。

《醫學原始》曰：肺主鼻，鼻者，肺之官，故肺和，則鼻能知香臭矣。

## ｜皮 毛｜

《痿論》曰：肺主身之皮毛。《皮部論》曰：百病之始

生也，必先於皮毛，邪中之則腠理開，開則入容於絡脈，留而不去，傳入於經脈，留而不去，傳入於府。

## ｜腸｜

楊玄操曰：腸暢也，通暢胃氣，去渣穢者也。《醫學原始》曰：廣腸，一曰肛門，肛門言其處似車軸形，故曰肛門，即廣腸也。一名直腸，一名魄門，一名洞腸，亦名肛門，受大腸之谷而道出焉。

**祚按**（本書作者）：大小腸，古經皆以為二物，然解親視之，唯一腸，而有鉅細之分耳。今以曲尺度之長，二丈四五尺許，上屬於胃，下連肛門，其色白帶淡紅。

《四十二難》《十四經》《針灸聚英》等書，大腸當臍右環十六曲。《腸胃篇》當臍左旋。《五藏別論》曰：夫胃大腸、小腸、三焦、膀胱此五者，天氣之所生也。左旋，故二腸亦左旋。《腸胃篇》當臍左旋是胃。

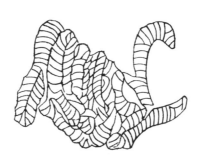

插圖 3・腸

## ｜胃｜

楊玄操曰：胃圍也，言圍受食物也。《玉機真藏論》曰：五藏者，皆稟氣於胃，胃者，五臟之本也。《刺症論》曰：胃者，六腑之長也。張介賓曰：胃者六腑之長，而大腸、小腸皆與胃連，居胃下，氣本一貫，故皆屬於胃。

《醫學原始》曰：口內通於腹中，只有二竅，前曰喉是

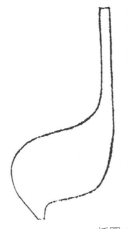

肺管，後為咽是食
管也，即胃脘也。
下即賁門，亦透膈
而下是胃，胃下有
幽門，即接下腸，
小腸下是闌尾，闌
門接大腸，大腸透
肛門，穢從此出。
闌門之旁有膀胱，
達於前陰而出溺。
又曰：紆曲屈伸長
二尺六寸，大一尺

胃上口，即為賁門，當
中脘主腐熟水穀，胃下
口，即小腸上口，名曰
幽門。

《藏府性鑑》曰：
嚥下胃長一尺六
寸，通之幽門。

插圖 4．胃

五寸，徑五寸，盛穀二斗，水一斗五升。

　　《經脈別論》曰：食氣入胃，其清純津液之歸於心，入於脈變赤而為血，有餘則注於衝任而為經水。經水者，陰水也。陰必從陽，故其色赤，稟火之色也，且衝為血海，任主胞胎。若媾男子之精，陰陽和合而成孕，則其血皆移蔭於胎矣，胎既產。則胃中清純津液之氣歸於肺，朝於脈，流入於乳房，變白而為乳，是稟肺金之色也。其或兒不自哺陽明之竅，不通其胃中津液，仍歸於脈，變赤而復為月水也。《醫殼》曰：婦人血與乳，俱脾胃所生。

## ｜ 脾 ｜

　　《藏府性鑑》曰：隔膜之下有胃，盛受飲食，而熟腐之。其左有脾與胃同膜，而附其上，其色如馬肝赤紫。又曰：磨胃食乃消化。《入門》曰：居中脘一寸二分，上去心三寸六分，下去腎三寸六分，中間一寸二分，名曰中庭。在天為太陽，在地為

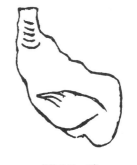

插圖 5．脾

太陰，在人為中黃主氣。脾氣壯則能磨消水穀，以營養四藏。滑氏曰：脾廣三寸，長五寸，掩乎太倉，附著於脊之第十一椎。

## ｜肉｜

《痿論》曰：脾主身之肌肉。《醫經原旨》曰：脾屬土，肉象之體，故合肉也。脾氣通於唇，故榮唇也。又曰：肉屬眾體之土地。

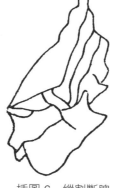

縱割斷脾

插圖 6 · 縱割斷脾

## ｜心｜

《藏府性鑑》曰：肺下即心，心有系，繫於肺，肺受清氣，下乃灌注，其象尖長而圓，其色赤。又曰：凡脾、胃、

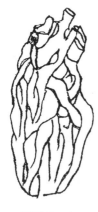

插圖 7 · 心

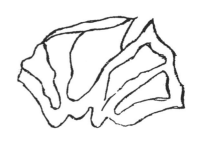

插圖 8 · 橫割心

肝、膽、腎、膀胱，俱各有一系，繫於包絡之旁以通於心。《口問篇》岐伯曰：心者，五臟六腑之主也。《醫學原始》曰：心為百體之君，元火府生命之根，靈神之寓，故四藏皆繫於心，而次第生焉。又曰：心為靈君，萬念皆生於此。又曰：心為一身之君主，稟虛靈而含造化，具一理以應萬機，藏府百體惟所是命，故曰神明出焉。又曰：《元命包》曰：心者火之精成於五，故人心長五寸。

## ｜血｜

《痿論》曰：心主身之血脈 。《陰陽應象大論》曰：在竅為舌。舌為心之苗，故主舌。《靈樞‧決氣篇》曰：何謂血？岐伯曰：中焦受氣，取汁變化而赤是謂血。

## ｜髮｜

《醫學原始》曰：頭上曰髮，屬足少陰。耳前曰鬢，屬足少陽。目上曰眉，屬手足陽明。唇上曰髭（ㄗ，義為嘴上邊髯鬚），屬手陽明。頦下曰鬚，屬足少陰、陽明。兩頰曰髯（ㄖㄢˊ，面頰上鬚），屬足少陽。其經氣血盛則美而長，氣多血少則美而短，氣少血多則少而惡，氣血俱少則其處不少，氣血俱熱則黃而赤，氣血衰則白而落。

浩然曰：驗小兒壽夭，亦視毛髮。兒髮受母血而實，故名血餘也。母血充實，兒髮則黑而光潤。母血虛弱，或胎漏敗墮，或縱慾多淫，兒髮則黃稿焦枯，或生疳瘕之患，俱關不壽之兆也。《萬病回春》曰：髮者，血之餘也。

## ｜舌｜

《甲乙經》曰：舌者心之官，心氣通於舌，心和則舌知五味。又曰：舌重十兩，長七寸，廣二寸半。《陰陽應象大論》曰：心在竅為舌，腎在竅為耳，此云開竅於耳，則耳兼心腎也。《醫觳》曰：南方赤色入通於心，開竅於耳。注曰：舌

為心之官，當言於舌用非竅，故云耳也。蓋手少陰之絡，會於耳中故也。

楊玄操曰：舌者，泄也，言可舒於言語也。虞庶曰：舌者，聲之機。《醫宗金鑑》曰：舌者司味之竅也。

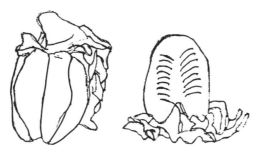

插圖 9・舌

## ｜膀　胱｜

《醫殼》曰：膀胱者，與小腸脂蔓相聯，有下口，而無上口，其管直透前陰出溺。

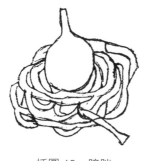

插圖 10・膀胱

《藏府性鑑》曰：凡胃中熟腐水穀，其精氣自胃之上口，曰賁門，上輸於肺，肺乃播於百脈。其滓穢自胃之下口，曰幽門，傳於小腸至小腸下口，曰闌門，泌別其汁。清者，滲出小腸，而滲入膀胱，滓穢之物，則轉入大腸矣。膀胱上無所入之竅，止有下口。

## ｜腎｜

其色茶褐，中間白色，有兩枚形圓長，長三寸許，著脊十四椎，左右兩筋下，通於莖，精水由此通，其臟在腸胃之後。

橫割腎，觀之中間白色，如人精臭，亦相類有數窠（ㄎㄜ，

鳥獸住的窩），疑是精液所留乎。

《藏府性鑑》曰：腎有系二條，上條繫於心包，下條過屏翳穴，後趨脊骨。

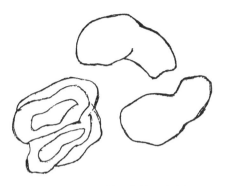

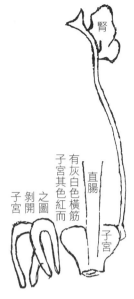

插圖 11．腎臟全狀前面之圖　　插圖 12．腎背面之圖

## 頤生微論（明李中梓，字士材，1618 年著，全書四卷）

李士材曰：父母媾精未有形象，先結河車中間透起一莖，如蓮蕊初生，乃臍帶也。蕊中一點，實生身立命之原，即命門也。自此天一生水，先結兩腎。夫命處於中，兩腎左右開闔，正如門中根闑（ㄋㄧㄝˋ，門橛），故曰命門。蓋一陽處於二陰之間，所以成乎坎也。

祚按：《銅人圖》脊骨自上而下十四節，自下而上七節，有命門穴，兩旁有腎俞穴，則知中是命門，兩旁皆腎也。臍與命門生於百體之先，故命門對中。《易》曰：一陽陷於二陰之中，命門猶儒之太極也。

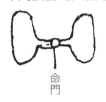

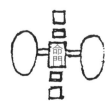

插圖 13．命門

## 醫學原始（清王宏翰，字浩然，1772年著，全書四卷）

浩然曰：人始生臍與命門，故命門為十二經脈之主，一曰真火，一曰真氣，一曰動氣。真火者，人身之太極，無形可見，先天一點之元陽，兩腎之間是其息所。人無此火則無以養生，曰真氣者，稟於有生之初，從無而有，即元氣之本體也。曰動氣者，蓋動則生，亦陽之動也。命門具有兩腎，生兩腎者，靜物也。靜則化，亦陰之靜也。命門者，立命之門，元火、元氣之息所，造化之樞紐，陰陽之根帶，即先天之太極，四行由此而生臟腑，以繼而成。

## 腎　經

《錦囊秘錄》曰：兩腎俱屬水，左為陰水，右為陽水，以為命門非。命門在兩腎中間，命門左邊小黑圈，是真水之穴，命門右邊小白圈，是相火之穴，此一水一火俱無形，日夜潛行不息，蓋命門居兩腎之中間，而不偏於右，而婦人子宮之門戶也。子宮者，腎臟藏精之府也。當關元氣海之間，男精女血皆聚於此，為先天真一之氣，所謂坎中之真陽，為一身生化之源，在兩腎中間，而不可偏於右。兩腎屬水，有陰陽之分，命門屬火，在二陰之中。若謂左主於腎，而右偏為命門，此千古傳說之偽也。

《質疑錄》曰：《內經》初無命門之名，命門之說始於于越人之《三十六難》，而曰腎有兩，左為命門，男子藏精，女子系胞。夫右腎即藏男子之精，則左腎將藏何物？女子之胞何獨偏系於右，此其說之不能無疑也。命門居兩腎之中，而不偏於右，即婦人子宮之門戶也。子宮

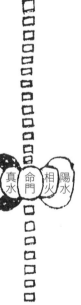

插圖14‧腎經

陰水　真水　命門　相火　陽水

徐延祚醫學全書

者，腎臟藏精之府也。當關元氣海之間，男精女血皆聚於此，為先天真一元氣，所謂坎中之真陽，為一身生化之原。此命門在兩腎中間，而不可以獨偏於右。兩腎屬水，有陰陽之分，命門屬火在二陰之中（此段文字與前段文字相同，存疑）。

故脈經以腎脈配兩尺，但當日左腎主真陰，右尺主真陽，而命門則為陽氣之根，隨三焦相火，以同見於右尺，則可若謂左腎，則主於腎，而右腎偏為命門，此千古訛傳之弊，而不得不及正之者也。

## | 耳 |

《陰陽應象大論》曰：腎主耳，又曰：在竅為耳。

## | 骨 |

《宣明五氣篇》曰：腎主骨。《說文》曰：骨者，體之質也，肉之核也。《醫骸》曰：男子骨色純白，婦人骨色淡黑。男子髑髏（ㄉㄨˊ ㄌㄡˊ，死人的頭骨）骨，自項及耳，至腦後共八片，腦後橫一縫，當正直下髮際，別有一直縫。婦人只有六片，腦後橫一縫，當正直下則無縫。左右肋，男十二條，八長四短。女十四條，八長六短。《類注》曰：肋骨各十二條，八長四短，女人多擎夫二條，左右各十四條。

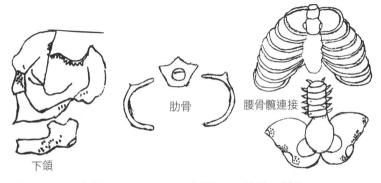

下頜

肋骨　　　腰骨髖連接

插圖 15・下頜骨　　　插圖 16・肋骨、骶骨

醫意內景圖說

《吳醫匯講》曰：男子肋骨二十有四，女子肋骨二十有
八，男子頭骨八塊，女子頭骨六塊。《類注》曰：尾骶骨，男
子尖，女子者圓而平。《醫宗金鑑》曰：巔頂骨，男子三丫
縫，女子十字縫。

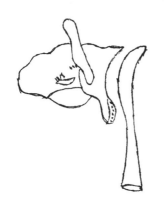

插圖 17・肩胛骨

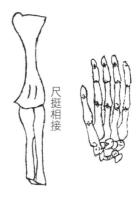

插圖 18・膊

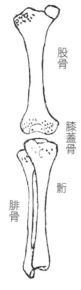

插圖 19・股骨

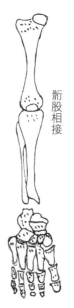

插圖 20・髖骨所接

# | 齒 |

《醫學原始》曰：齒屬腎，腎乃骨之餘。上齦屬胃，下齦屬大腸。何少年齒密，老年齒疏？而齒性厚剛，故有收縮而致稀疏者乎。《艾儒略》曰：齒形上平寬，下稍銳，而人身體百體之長，有時而止，惟齒則自少而壯，至老益加長焉。

# | 膽 |

楊玄操曰：膽敢也，言其人有膽氣果敢也。李中梓曰：膽者，擔也。猶人正直無私，善擔當也。《藏府性鑑》曰：隔膜之下有肝，肝有獨葉者，有二三葉者，其系亦上絡於心包，為血之海，上通於目，下亦無竅，有膽附於短葉間。

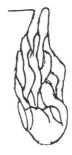

膽連肝葉，其色薄青，少黑形類茄子，內有黃汁，比諸臟腑小。

插圖 21・膽

《六節藏象論》曰：凡十一藏皆取決於膽。《類注》曰：五臟六腑共為十一，稟賦不同情志亦異，必資膽氣庶得。又曰：膽稟剛果之氣，故為中正之官，而決斷所出。膽附於肝，相為表裡，肝氣雖強，非膽不斷，肝膽相濟，勇敢乃成。

# | 肝 |

《藏府性鑑》曰：隔膜之下有肝，肝有獨葉者，有二三葉者。《醫學入門》曰：肝之系者，自膈下著右脅肋上，貫膈入肺中，與隔膜相連。《人鏡經》曰：肝臟主筋膜之氣，其位居右脅之前並胃，著脊之第九椎。

**柞按**：肝者隔膜下，低於胃之右，其形大約似肺臟，其色如蜀黍，上連心系而垂膈下。古書所云，左三右四未見其然否。

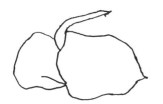

插圖 22 · 肝

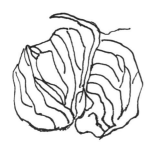

插圖 23 · 肝後面

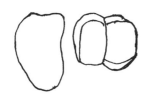

插圖 24 · 睪丸

## | 膽與肝相連 |

《風論》曰：善怒時，憎女子。吳《注》曰：肝忘怒，肝脈環陰器，肝氣治則悅色，而慾女子。肝氣衰則惡色，而憎女子。

## | 睪 丸 |

《圖翼》曰：睪音高，陰丸也，《醫宗金鑑》曰：睪丸者，男子前陰兩也。

## | 陰 器 |

張氏曰：陰器者，合太陽、厥陰、陽明、少陰之筋，以衝、任、督之脈，皆聚於此，故曰宗筋。厥陰屬肝，肝主筋，故絡諸筋而一，之以成健運之用。

## | 廷 孔 |

（該書目錄有專論廷孔，詳見內容）

《類注》曰：女人溺孔在前陰中，橫骨之下。男子溺孔亦在橫骨之下，中央為宗筋所函，故不見耳。馬氏曰：廷孔也，其孔即溺孔之端，蓋竅漏之中有溺孔，其端正在陰廷，乃溺孔之端也。

《醫學原始》曰：前陰亦一，而有兩竅者，廷孔與溺孔也。溺孔在前，廷孔在後，一道而兩用，在出之產也。又曰廷孔者，即出精之道，比尾閭上通兩腎之間，男子以藏精，女子以系胞，故曰：腎間動氣人之生命也。腎間者，兩腎之命門，真元之所也，此五藏六府之本，十二經脈之根，呼吸之門，三

焦之原。又曰：惟腎亦有系，通於前陰而泄精。

## ｜眼　目｜

《醫學原始》曰：
《口問篇》岐伯曰：心
者，五臟六腑之主也。目
者，宗脈之所聚也。《人
鏡經》曰：肝氣通於目，
目和則知黑白矣。

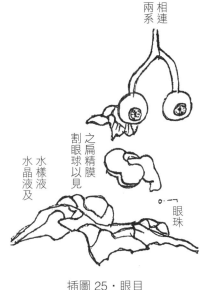

插圖 25‧眼目

　　《醫學原始》曰：
目為五官之尊，以視為
職。又曰：目之上下，生
睫毛者，以免塵之侵，即
汗下亦不能注入也。又
曰：暗中閉目，以手按
摩，內光忽見何也？蓋目
光原有自然之微光，不激
動不發見，以手按摩則激動其光，世俗所謂神光爾。

## ｜目｜

　　《金匱‧真言論》曰：東方青氣，入通於肝，開竅於
目。《醫學原始》曰：人之情偽先觀其目，此心捷報也。心有
一情，目即露之。

## ｜筋｜

　　《宣明五氣篇》曰：肝主筋。《六節藏象論》《類注》
曰：人之運動，由乎筋力。

　　《甲乙經》曰：肝者，筋之合也。筋者，聚於陰器，而
脈絡於舌本，故脈弗營則筋縮急，筋縮急則引卵與舌，故唇青
舌捲，卵縮則筋先死。

# ｜爪｜

《本藏篇》曰：肝應爪，爪厚色黃者，膽厚爪薄色紅者，膽薄爪堅色青者，膽急爪濡色赤者，膽緩爪直色白無約者，膽直爪惡色黑多紋者，膽結。《六節藏象論》《類注》曰：爪者，筋之餘，故其華在爪。

## ｜腦　髓｜

《經脈篇》曰：人始生，先成精，精成而腦髓生。《類注》曰：精在於腎，腎通於腦，腦者陰也。髓者，骨之充也。諸髓皆屬於腦，故腦成而後腦髓生。

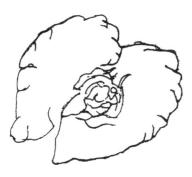

插圖 26・腦髓

《本草備要》曰：辛夷之條下，金正希先生嘗語余曰：人之記性皆在腦中，小兒善忘者，腦未滿也。老人健忘者，腦漸空也。凡人外物，必有一形影留於腦，昂思今人有記憶往事，必閉目瞪而思索之。此即凝神於腦之意也。李時珍曰：腦為無神之府。

## ｜胞衣表面｜

《胤嗣全書》曰：胞之蒂，起於兩腎中間，著脊而生，懸胎於胞，通母之氣血，內含漿水，以養兒身，頭與手足幡作一團，如卵之黃，其漿水如卵之白，使上

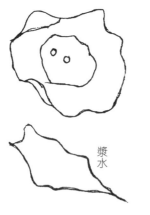

漿水

插圖 27・胞衣

徐延祚醫學全書

下四旁皆不得相礙。時珍曰：胎在母腹，臍連於胞胎，息隨母。《人鏡經》曰：臍帶一系於兒，臍懸兒於胞中，此通母之氣血，遺蔭之路也。《醫門秘旨》曰：與母之真氣相連，如果生枝上，乃一身之根也。《保產萬全書》曰：按：是連紫河車皮膜，內含漿水，兒生下則四破。

《經脈篇》曰：人始生先成精，精成而腦髓生。《醫學原始》曰：人之始生，先臍與命門，故為十二經脈之主。《千金方》曰：人稟天地而生，故內有五臟六腑、精氣、骨髓、筋脈，外有四肢九竅、皮毛、爪齒、咽喉、唇舌、肛門、胞囊，以總而成體。

《醫骰》曰：有言其臟腑生成之次第者，若陰包陽者，為男先生。右腎陽包陰者，為女先生。左腎其以腎生脾，脾生肝，肝生肺，肺生心，以生其勝已。腎屬水，故五臟由是為陰。其次心生小腸，小腸生大腸，大腸生膽，膽生胃，胃生膀胱，膀胱生三焦，以生其已。勝者小腸屬火，故六腑由是為陽，其次三焦生八脈，八脈生十二經，十二經生十五絡，十五絡生一百八十系絡，系絡生一百八十纏經，纏經生三萬四千孫絡，孫絡生三百六十五骨節，骨節生三百六十五大穴，大穴生八萬四千毛竅，則耳目、口鼻、四肢百骸之身備矣。

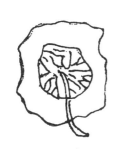

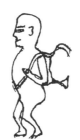

《脈經義解》曰：小兒初生，方赤子。

《產論》曰：凡兒生當長一尺六寸，重十七斤。

插圖 28・紫河東（胎盤）　　　插圖 29・胎兒初生

## ｜七衝門（出於《四十四難》）｜

《評林》曰，衝通也，要也，為衝要之地。唇為飛門，

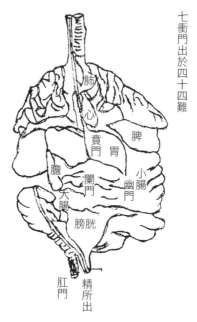

插圖 30．七衝門

齒為戶門，會厭為吸門，賁門胃上口也。水穀自此入於胃，幽門為下口也，水穀渣穢自此入於小腸。《醫骸》曰：上接胃即幽門。《原始》曰：胃下有幽門，即接下腸，小腸下是闌門接大腸。《瘡瘍經驗全書》曰：咽門廣二寸半，至胃一尺六。喉嚨二寸，長一尺二寸。《原始》曰：十二節上三節微小，下九節微大，第四節乃結喉也。《醫骸》曰：闌門下通大腸。又曰：闌住水穀，主泌別清濁，故曰：闌門清者，滲入膀胱。又曰：溺出前，其精管自兩脊骨間發來，繞大腸之右溺管下，同出前陰而泄精。

## ｜醫學原始臟腑圖｜

《醫學原始》曰：齒以後至會厭，深三寸五分，大容五合，會厭為之吸門，其大如錢，為音聲之戶，薄則易於起發音出，快而便利，厚則起發音出，慢而重舌也。人卒然無音者，寒氣容於厭，則厭不能發，發不能下。

徐延祚醫學全書

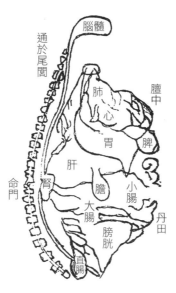

插圖 31．原始臟腑圖

　　錢豫齋曰：會厭綴於舌本之下，正應乎氣管之上，氣管即喉嚨也，居於前主持呼吸，為發音之門戶，故名吸門。共十二節，上三節微小，下九節微大，第四節乃結喉也。結喉可容得上三節於內，如飲食則結喉即起，套於上三節之外，直抵於會厭之下而拼之，令水穀不得而漏入焉。一或誤投之，即發嗆而不已矣。

　　《醫學原始》曰：惟腎亦有系，通於前陰泄精。又曰：前陰亦一，而有兩竅者，廷孔與溺口也。溺孔在前，廷孔在後，一道而兩用。又曰：廷孔者，即出精之道，循尾閭上通兩腎之間。

　　《評林》曰：按《內經》並無七衝門。又曰：今越人言七衝者，以飲食入於唇，碎於齒，受於會厭，腐熟太倉而出下口，輸於小腸，大腸出肛門，衝要通達，以立命根，故謂衝門。張世賢曰：衝者，通也，要地也。此七衝門者，水穀衝要，通利開闔之所是也，謂之七衝門也。俗解曰：此七衝者，

皆水穀變化相沖，出入之門路也。

《評林》曰：此則自唇至肛門，自上而下，凡飲食之即，納而出入，衝要通達，非他處可擬也，故曰七衝門也。飛門唇，戶門出，吸門會厭，賁門胃之上口，幽門胃之下口，闌門小腸下口，魄門肛門。

《張氏圖翼》曰：命門、氣門，新增入於二門，為九門。命門精血之門，居前陰中。氣門泄溺之門，居前陰中，由氣化而出，故曰氣門。

## ｜飛　門｜

《靈樞・憂恚無言篇》曰：口唇者，音聲之扇也。《注》曰：唇啟則聲揭，故謂之扇。張世賢曰：兩唇運動，如物之飛。楊氏曰：肝主於唇，為飛門也。飛者，動也。言唇受水穀動轉入於門也。

## ｜戶　門｜

俗解曰：飲食由此得入，如家室之門戶也。

《評林》曰：齒之在人為戶門焉。凡物之大者，不得徑入，必得齒以碎之。然得入，其下開闢，如室之有戶也。

## ｜會　厭｜

丁氏曰：會厭為吸門者，咽喉為水穀下時，厭按呼吸也。俗解曰：會厭，咽門也，吸入也。會厭為吸門，咽物吸入而不得復出。

《評林》曰：會厭在人為吸門焉，當咽物之時，咽物吸入，合掩喉嚨，不使食物誤入，以阻氣之噓吸出入，故謂吸門。

《醫學綱目》曰：咽與喉，會厭與舌，四者同在一門，而其用各異。咽以納氣，故喉氣通於天。咽以納食，故咽氣通於地。會厭宮乎其上，以司開闢，掩其喉則其食下，不掩之，

其喉錯，必舌抵上齶，則會厭能閉其喉矣。四者交相為用，闕一則飲食廢而死矣。

## | 賁　門 |

俗解曰：胃為賁門，食飲下咽，賁向聚於胃也。滑氏曰：賁與奔同，言物之所奔響也。

## | 幽　門 |

俗解曰：太倉亦胃也。太倉下口為幽門，在臍上二寸，謂居幽暗之處也。

## | 闌　門 |

丁氏曰：大腸，小腸會為闌門。會者，合也。大腸、小腸合之處，分闌水穀、精血各有所歸，故曰闌門。

俗解曰：大腸、小腸會為闌門者，是大腸、小腸各受物傳化而相會於此。分別清濁、渣粕，穢濁入廣腸，水液滲泄入膀胱，關闌分隔也。

## | 魄　門 |

《五藏別論》曰：魄門亦為五臟，使水穀不得六藏。丁氏曰：下極為魄門，大腸者，肺之府，藏其魄，大腸下名肛門，又名魄門。俗解曰：下極肛門也，下極為魄門，主出不主內，上通於肺，肺藏魄，故曰魄門。

## ｜周身名位骨｜

## ｜囟　門｜

《醫宗金鑑》曰：顛前之頭骨，嬰兒腦骨未合，軟而跳動之處，曰囟門。

《人鏡經》曰：頂顖（切音寧，頂顛也。）前為囟。

《無冤錄》曰：囟門在百會之前。

## ｜髮　際｜

《醫宗金鑑》曰：囟前為髮際。

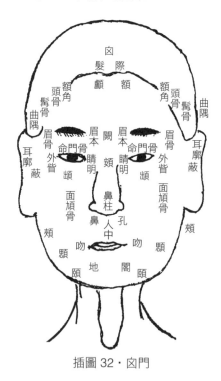

插圖 32・囟門

## 額　顱

《醫宗金鑑》曰：額前髮際之下。《無冤錄》曰：首骨也，在囟門之下。《經穴指掌圖書》曰：顱下曰額，額，鄂也，即天庭也。《無冤錄》曰：額角在頭顱左右。

## 顏

《釋骨》曰：額之中曰顏、曰庭。《六書》故曰自頞（鼻梁）達兮，顙（ㄙㄤˇ，額腦門）為顏。

《靈樞・五色篇》曰：明堂者，鼻也。闕者，眉間也。庭者，顏也。又云：庭首面也。《釋骨》自庭至下極皆顏。《說文》曰：眉目之間。

## 闕

《釋骨》曰：眉間曰闕。

## 下　極

《釋骨》曰：闕之下，曰下極。

## 頞 （ㄜˋ，鼻梁）

《醫宗金鑑》曰：鼻梁，即山根也，鼻亦下極。《經絡全書》鼻山根也，俗呼為鼻梁。《玉篇》曰：頞鼻莖也。

## 鼻　椎

《醫宗金鑑》曰：兩孔之界骨，名曰鼻柱，下至鼻之盡處，名曰準頭（鼻子）。

《釋骨》曰：鼻骨曰鼻柱，曰明堂骨。

## 鼻　孔

《人鏡經》曰：人中上兩旁，為鼻孔。

## 人 中

《醫宗金鑑》曰：鼻柱下，唇上名水溝。

## 唇

《人鏡經》曰：口沿為唇。

## 齒

《人鏡經》曰：口內前小者，為齒。

《小兒方訣》曰：自腦分入齦中，作三十二齒，而齒牙有不及三十二數者，變不足其常也。或二十八日，即至長二十八齒，已下仿之，但不過三十二數。

## 牙

《圖翼》曰：前小者曰齒，後大者曰牙。

《人鏡》曰：齒旁大者為牙。

## 斷 齦

《人鏡經》曰：根肉為齦。

《經絡全書》曰：齒根肉也，亦作齦。

## 舌

《人鏡經》曰：齒內為舌。

## 舌 本

《醫宗金鑑》曰：舌本者，舌根也。

## 懸 雍

《醫殼》曰：舌本上為懸癰。

## | 漾 漿 |

《人鏡經》曰：地閣上陷為漾漿。

## | 地 閣 |

《醫宗金鑑》曰：即兩牙車相交之骨，又名頦，俗名下巴骨。《經絡全書》曰：頦，一名地閣。

## | 結 喉 |

《醫宗金鑑》曰：喉之管。《藏府指掌圖書》曰：十二節上三節微小，下九節微大，第四節乃結喉也。

## | 額 角 |

《人鏡經》曰：額顱前兩旁為額角。

## | 鬢 骨 |

《經穴指掌圖》曰：耳前動處，一名鬢骨，即顳顬（ㄋㄧㄝˋ ㄖㄨˊ，頭部兩側靠近耳上方的部位），一名鬢骨，俗名曰兩太陽。

## | 曲 隅 |

《人鏡經》曰：額角兩旁，耳上髮際為曲隅。《釋骨》曰：形曲，故曰曲角。

## | 目 |

《醫宗金鑑》曰：目者，可視之竅也。《口問篇》曰：心者，五藏六府之主也。目者，宗脈之所聚也。

## | 目 眶 |

《經絡全書》曰：瞼也，俗呼為眼胞。

## | 目　網 |

《醫宗金鑑》曰：網者，上下目胞之兩瞼邊，又名目睫，司目之開闔也。

## | 目　胞 |

《醫宗金鑑》曰：目胞者，一名目窠，一名目裹，即上下兩目，外衛之胞也。

《無冤錄》曰：眼之裹胞也，俗呼眼蓋也。

## | 目　珠 |

《醫宗金鑑》曰：目睛之俗名也。

## | 目　系 |

《醫宗金鑑》曰：目睛，人腦之系也。《人鏡經》曰：目內連深處。

## | 宮　骨 |

《聖濟總錄》曰：左睛之上，為宮骨。

## | 命門骨 |

《聖濟總錄》曰：右睛之上，為命門骨。

## | 內　眥 |

《醫彀》曰：內眥者，為睛明。

## | 外　眥 |

《醫彀》曰：外眥者，為銳骨。《醫宗金鑑》曰：內眥，乃近鼻之內眼角，以其大而圓，故又名大眥。外眥，旁近鬢前之眼角也，以其小而尖，故稱目銳眥。

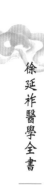
徐延祚醫學全書

## 頳（切音拙，義為面秀骨）

《釋骨》曰：目下曰頳。《經穴指掌圖書》曰：面秀骨。《經絡全書》曰：頳者，頄也，俗呼顴骨。

## 面頄骨

《釋骨》曰：頳下旁而大者，曰面頄骨，亦曰頄。

## 關

《釋骨》曰：耳前曰關。

## 兌髮

《人鏡經》曰：耳前髮腳為兌髮。

## 蔽

《醫宗金鑑》曰：耳門也。

## 耳廓

《醫宗金鑑》曰：耳輪也。

## 頰

《醫宗金鑑》曰：耳前顴側面旁之稱。《經絡全書》曰：面旁也，在耳下，亦名蕃車。《無冤錄》曰：腮頰面旁。

## 大迎骨

《釋骨》曰：曲骨前齦而若逆。

## 顑（ㄎㄢˇ）

《醫宗金鑑》曰：顑者，俗呼為腮，口旁頰前肉之空軟處。

## | 頷 |

《醫宗金鑑》曰：頦下結喉上，兩側肉之軟處。《無冤錄》曰：頷頦在頤下。

## | 頤 |

《醫宗金鑑》曰：口角後顋下。鄭玄曰：頤者，口車之名也。

## | 吻 |

《醫宗金鑑》曰：口之四周也。

## | 面 |

《醫宗金鑑》曰：凡前曰面，凡後曰背，居頭之前，故曰面。

## | 頂　顙 （切音寧，頂巔也） |

《人鏡經》曰：巔前為頂顙。

## | 巔 |

《醫宗金鑑》曰：頭頂也。巔頂骨也，俗名天靈蓋。

## | 腦 |

《醫宗金鑑》曰：腦者，頭骨髓也，俗名腦子。

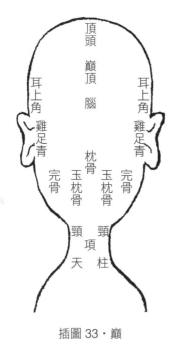

插圖 33・巔

## | 枕　骨 |

《釋骨》曰：巔之後橫起者，曰頭橫骨，曰枕骨。《醫宗金鑑》曰：後山骨，既枕骨也。

## | 玉枕骨 |

《釋骨》曰：枕骨之兩旁，最起者，曰玉枕骨。

## | 完　骨 |

《釋骨》曰：玉枕骨下高，以長在耳後，曰完骨。

《醫宗金鑑》曰：壽台骨，即完骨，在耳後，接於耳之玉樓骨者也。

## | 柱　骨 |

《釋骨》曰：三節植頸項者，通曰柱骨。

## | 頸 |

《醫宗金鑑》曰：頸之莖也。

又曰：頸者莖之側也。又曰：頭之莖骨，肩骨上際之骨，俗名天柱骨。

## | 項 |

《醫宗金鑑》曰：頸後莖骨之上，三節圓骨也。

## | 雞足青 |

《醫宗金鑑》曰：耳木脈中，為雞足青。

## | 耳上角 |

《釋骨》曰：耳之後上起者。

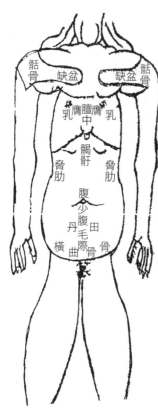

插圖 34．巨骨

## ｜巨　骨｜

《釋骨》曰：肩端前橫而大，《圖翼》曰：膺上橫骨。

## ｜缺　盆｜

《經穴指掌圖》曰：結喉下，巨骨上，缺陷處若盆也。

## ｜骺　骨｜

《釋骨》曰：乃缺盆骨兩旁之端，前肩端骨。

《玉篇》曰：骨端也。

## ｜胸｜

《醫宗金鑑》曰：缺盆下，腹上有骨之處。

《圖翼》曰：兩乳之間。

## ｜膺｜

《醫宗金鑑》曰：胸前兩旁高處也。

## ｜乳｜

《醫宗金鑑》曰：膺上突肉有頭。

## ｜髑　骬（切音葛，切音於，義為缺盆）｜

《釋骨》曰：蔽心者，曰髑骬，曰鳩尾，曰心蔽骨，臆前蔽骨。

《廣雅》曰：髑骬，缺盆骹（切音革，骨盆也）也。

《靈樞》曰：缺盆下至髑骬長九寸。

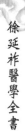

## ｜腹｜

《醫宗金鑑》曰：胸下。《圖翼》曰：臍上下皆曰腹。

## ｜臍｜

《醫宗金鑑》曰：人之初生，胞帶之處也。

## ｜少　腹｜

《醫宗金鑑》曰：臍下曰少腹，亦小腹。《太平御覽》曰：有小腹之別，臍下曰小腹，臍下旁曰少腹。

《保命歌括》曰：臍以下曰水腹，水溝所聚也。又曰：少腹少小也。比於臍上為小也。

## ｜毛　際｜

《醫宗金鑑》曰：小腹下橫骨間，叢毛之際也。

## ｜橫　骨｜

《釋骨》曰：髃骬（義為肩骨）直下橫兩股間者，曰橫骨，曰股際骨。

《經穴指掌圖》曰：陰毛中有陷如偃月。

## ｜曲　骨｜

《釋骨》曰：橫骨中央，兩垂而厭陰器者。

## ｜篡｜

《醫宗金鑑》曰：橫骨下，兩股之前，相合共結之凹也。前後兩陰之間，名下極穴，又屏翳穴，會陰穴，即男女陰氣之所也。

《人鏡經》曰：篡內深處，為下極穴。

## | 陰　廷 |

《人鏡經》曰：下極之前，男為陰廷，女為窈漏，陰廷為陰器。

## | 廷　孔（與上卷略重複）|

《類經》曰：女人溺孔在前陰中，橫骨之下。男子溺孔亦橫骨之下，中央為宗筋，所函不見耳。馬《注》曰：廷孔也，其孔即溺孔之端，蓋窈漏之中有溺孔，其端正在陰廷，乃溺孔之端也。

## | 睾　丸（與上卷略重複）|

《醫宗金鑑》曰：男子前陰兩丸也。

## | 莖 |

張氏曰：陰器者，合太陽、厥陰、陽明、少陰之筋，及衝、任、督之脈，皆聚於此，故曰宗筋。厥陰屬肝，肝主筋，故絡諸筋，而一之以成健運之用。《說郛》曰：陰莖屬足厥陰肝經，陰囊屬足厥陰肝經，睾丸屬足厥陰肝經，陰中即陰戶之口，屬足厥陰肝經，陰戶即陰門之口，屬厥陰肝經。

## | 背 |

《釋骨》曰：項大椎之下，二十一節通曰脊骨，曰脊椎，曰膂骨，曰中膂。第一節四脊大椎，形

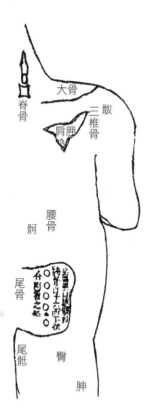

插圖 35 · 背

如杼（ㄓㄨˋ，古代指梭），故亦曰杼骨。第十三節至十六節，曰高骨，曰大骨，其以上七節曰背骨，則第八節以下乃曰膂骨，末節曰尻骨，曰骶骨，曰脊骶，曰尾骶，亦曰骶，曰尾屈，曰撅骨，曰窮骨。《生氣通天論》王注曰：高骨謂腰之高骨，是高骨通謂腰間脊骨之高者。沈彤按：上七節皆背骨，而膂骨自八節以下明矣。又《說文》訓呂為脊骨，訓背為脊，而訓脊則兼背，呂亦一脊，而分上背下呂之證。又《氣穴論》云：中胳兩旁各五穴。《注》謂起肺俞至腎俞。肺俞至腎俞，肺俞在第三椎下兩旁，腎俞在十四椎下兩旁是中胳。云者謂第三椎至十四椎，為膂之中也。此又以膂骨，五骨通稱為胳也。《六書精薀》曰：呂，力營切，脊骨也。凡二十一部，如珠氣行，一起一伏也，象上下相貫形。凡藏府皆系於呂，心系於五椎，自十七至二十為腰間骨，弇（一ㄢˇ，覆蓋、遮蔽）心之前有蔽骨，天然之妙也。或從肉作膂脊之重，在骨不在肉。借為律呂之呂。《萬病回春》曰：背倍也，在後稱也。又曰：脊積也，積續骨節絡上下。《人鏡經》曰：脊骨節為䯏（ㄔㄨㄟ），䯏骨下盡處為䯏尾，䯏尾銳為尾蛆骨，一名骶骨。又曰：脊骨除項骨三節，二十一盡處為尾蛆骨。

## 扁　骨

《人鏡經》曰：骶骨兩旁為扁骨。

## 尻

《人鏡經》曰：八髎（ㄌㄧㄠˊ，中醫指骨節之間。）盡分各處為尻。

《醫宗金鑑》曰：尻骨者，腰骨下十七椎，十八椎，十九椎、二十椎、二十一椎、五節之骨也。上四節紋之旁，左右各四孔，骨形凹如瓦，長四五寸許，上寬下窄，末節更小，如人參蘆形，名尾閭，一名骶端，一名撅骨，一名窮骨，肛門後其骨上外兩旁，形如馬蹄，附著兩骨上端，俗名髁骨。

# | 腰　骨 |

《醫宗金鑑》曰：脊骨十四椎下，十五、十六椎間尻上之骨也。其形中凹，上寬下窄，方圓二三寸許，兩旁四孔，下接尻骨上際。

《醫殼》曰：藍骨上為腰骨，一名骶。

# | 骱（切音珂）|

《醫殼》曰：骶（切音溫）上為骱（切音珂）。《玉篇》骶骱均訓腰骨與骼蝦同。

# | 腰　髁 |

《圖翼》曰：腰髁即腰骹骨也。自十六椎而下，伏脊附著之處也。

# | 腰藍骨 |

《醫殼》曰：尻上橫者，為腰藍骨。

# | 臀 |

《醫宗金鑑》曰：尻旁之大肉也。

《人鏡經》曰：臀肉為脽。

《醫經原旨》曰：凡形充而臀削者，必非福壽之兆。

# | 胂 |

《醫宗金鑑》曰：腰下兩旁，髀骨之肉也。

《博雅》曰：肭謂之胂，胂謂之脢。又《集韻》延知切，音夷，夾脊肉也，或作胰。

# | 三椎骨 |

《醫殼》曰：肩胛際會處，為三柱骨。

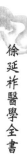

## | 骹 |

《醫骼》曰：三椎之上，兩傍之前為骹（蒲拔切，音跋）。

## | 肩 胛 |

《醫骼》曰：肩解下成片者，為肩胛，一名髆。

## | 肩 解 |

《醫宗金鑑》曰：肩端之骨節解處也。

## | 小 髃 |

《釋骨》曰：肩前微起者，

## | 髃 骨 |

《釋骨》曰：缺盆骨兩旁之端，肩端骨。《醫骼》曰：肩兩端骨間為髃骨。

## | 膐 |

《醫骼》曰：凡二十一節，通項骨三節，共二十四節，脊肉為膐。

## | 膂 |

《醫骼》曰：膐兩傍為膂胛。又曰：膂肉為胛，一名脢（ㄇㄟˊ，背脊肉）。《易》咸卦九五咸，其脢注脢者，心之上口之下也。鄭玄曰：背脊肉也。《說文》脢背肉也。

## | 腋 |

《釋骨》曰：肩之下脅之上際。《圖翼》曰：腋下亦曰胳。《玉篇》曰：胳腋下也。

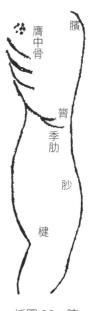

膞
膺中骨
臂
季肋
胂
楗

插圖 36・腋

## | 胠 |

《說文》胠腋下也。《圖翼》曰：腋下脅上。《醫宗金鑑》曰：胠統脅肋之總名，曰胠。《釋骨》曰：乳三寸者曰胠，胠骨五，左曰左胠，右曰右胠，其抱胸過乳，而兩端相直者，曰膺中骨。

## | 脅 |

《釋骨》曰：膺中骨之下及胠外者，曰脅骨，曰脅肋，胠及膺中骨之在乳下者，通曰脅。《至真要大論》注曰：脅謂兩乳頭之下，及胠外也。

## | 橛 肋 |

《釋骨》曰：脅骨之短而在下者，曰橛肋三。

## | 季 肋 |

《釋骨》曰：橛肋短俠脊骨者，曰季肋。其橛肋之第三條，曰季肋。

## | 脅 支 |

《釋骨》曰：凡脅骨之端，通曰脅支。

## | 骹 |

張志聰曰：胸脅交分之肩骨，內膈前連於胸之鳩尾，旁連於脅後，連於脊之十一椎。《釋骨》曰：脅支之端相交者，曰骹。又《說文》腰也。《廣韻》脛骨近足細處，與前說互異。

## | 胁 |

《玉機真藏論》曰：季脅之下，俠脊兩旁空軟處也。

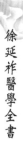

徐延祚醫學全書

《醫宗金鑑》曰脅下無肋骨空軟處也，腎外當眇。王冰說《素問》曰：邪容入於太陰之絡，令人腰痛引小腹，控眇不可以養息。

## | 楗 |

《骨空論》王注曰：髀輔骨上，橫骨下，股外之中，側立搖動，取之，筋動應手。

《經絡全書》曰：在髀輔骨上，腰橫骨下，股外之中，側立搖動，取之筋動應手是也。

## | 髀 樞 |

《圖翼》曰：楗骨下，髀之上，曰髀樞，當環跳穴。

## | 膝 |

《釋名》曰：膝伸也，可屈伸。《醫宗金鑑》曰：股中節上下交接處。

## | 膝 解 |

《醫宗金鑑》曰：膝之節解也。《人鏡經》曰：髀關下膝解為骸關。《骨空論》曰：膝解為骸關。《注》曰：膝外為骸關。《集注》膝後分解之處。

## | 臏 骨 |

《說文》膝端也。《釋骨》曰：蓋骨也，膝蓋之骨，曰膝臏。《經絡全書》曰：膝蓋骨也，又名連骸骨。又《釋骨》曰：轉骨旁不曰輔，曰連骸，骸上者，脛之上端也。《說文》

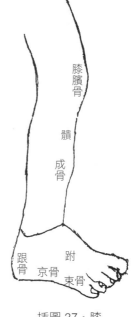

膝臏骨

䯒

成骨

跟骨　跗

京骨　束骨

插圖 37・膝

曰：骸骨。《圖翼》曰：膝下內外側大骨。

## ｜ 髖 ｜

《說文》膝脛間骨也。《人鏡經》曰：臏下通為髖。

## ｜ 輔　骨 ｜

《人鏡經》曰：髖外為後輔骨。《釋骨》曰：俠膝之骨，曰輔骨。內曰內轉，外曰外輔。

## ｜ 骱 ｜

《釋骨》曰：在膝以下者，曰骱骨，亦作胻，骱者小股也。亦曰足骹，脛與骹同曰骸，曰骭。

《類經》曰：骭足脛骨骸。

《說文》曰：脛骨。又曰：骭骸骨。

《經絡全書》曰：脛骨之近足，而細於股內者，亦名這為骭骨。

## ｜ 成　骨 ｜

《釋骨》曰：骱處廉起骨成骱者，曰成骨。

《刺腰痛論》曰：謂膝外近下，骱骨上端，兩起骨相併間陷容指者也。骱骨所成柱膝髀骨，故謂之成骨。

## ｜ 踝 ｜

《釋骨》曰：骱下端起骨，曰踝，內曰內踝，外曰外踝。

## ｜ 腕 ｜

《人鏡經》曰：脛下盡處為曲節，一名腕。

## ｜ 跗 ｜

《圖翼》曰：足面也。《人鏡經》曰：歧骨上為跗。

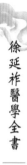

## | 岐　骨 |

《人鏡經》曰：本節後為岐骨。

## | 本　節 |

《人鏡經》曰：聚毛後為本節。

## | 京　骨 |

《釋骨》曰：足外側大骨，曰京骨。

## | 束　骨 |

《釋骨》曰：小指本節後，曰束骨。

## | 附　屬 |

《釋骨》曰：外側近踝者，曰附屬。
《類經》曰：足間前後皆謂附屬。

## | 跟 |

《釋骨》曰：兩踝後在踵者，曰跟骨。《圖翼》曰：足跟也。《回春》曰：足後曰跟。《人鏡經》曰：足後為跟。

## | 三　毛 |

《人鏡經》曰：人指爪甲之後，為三毛。

## | 聚　毛 |

《人鏡經》曰：三毛後橫紋，為聚毛。

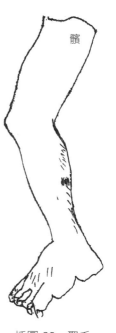

髖

插圖 38．聚毛

醫意內景圖說

## | 股 <small>（原缺漏，據目錄補）</small> |

《人鏡經》曰：髀樞下股，一名胯，股骨為骹骺。

《說文》曰：胯股也。

《醫宗金鑑》曰：下身兩支通稱也，俗名大腿、小腿。

## | 魚腹股 |

《人鏡經》曰：股下，為魚腹股。

## | 髀 |

《人鏡經》曰：魚腹股外，為髀關。

## | 髀 關 |

《人鏡經》曰：伏兔後交文中，為髀關。

## | 伏 兔 |

《人鏡經》曰：髀之前膝上起肉，為伏兔。

## | 膕 |

《人鏡經》曰：膝後曲處為膕。

《醫宗金鑑》曰：膝屈俗名腿凹也。

## | 腨 |

《說文》曰：腓腸也。

《至真要大論》王注曰：骱後軟肉處也。

《醫宗金鑑》曰： 者，下腿肚也。一名腓腸，俗名小腿

肚。

## | 然 骨 |

《釋骨》曰：內踝下前起大骨。

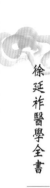

## 覈

《釋骨》曰：跗內下為覆骨，一名核骨。《圖翼》曰：足大指本節後，內側圓骨。

《醫學綱目》曰：本節後約二寸，內踝前約三寸，如棗核橫於足內踝，赤白肉際者是也。

## 趾

《醫宗金鑑》曰：其數五，名為趾者，別於手也。

## 蹠

《人鏡經》曰：大指下為蹠。

## 踂

《人鏡經》曰：蹠下為踂。

## 板

《人鏡經》曰：踂後為板。

## 蹄

《釋名》曰：蹄底也，足底也。

《萬病回春》曰：蹄底也，乃足之底。

## 足 心

《人鏡經》曰：板後為足心。

## 足 掌

《人鏡經》曰：足心後為足掌。

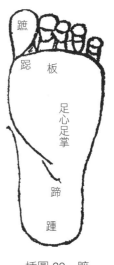

插圖 39・蹠

## | 踵 |

《釋名》曰：踵，鍾也，鍾聚也，上體之所鍾聚也。《醫宗金鑑》曰：足下面著於地之謂也，俗名腳底板。

## | 膊 |

《人鏡經》曰：從肩前後之下為膊。

## | 臑 |

《人鏡經》曰：膊下對腋為臑。《醫宗金鑑》曰：肩膊下內側對腋處，高起軟白肉也。

## | 臂 |

《圖翼》曰：肘之上下，皆名臂。一曰：自曲池以下為臂。《醫宗金鑑》曰：一名肱，俗名胳膊。《說文》曰：臂手上也。《人鏡經》曰：臑下為股，一名臂。

## | 腕 |

《人鏡經》曰：臂骨盡處為腕。《醫宗金鑑》曰：臂掌骨接交處，以其宛屈居故名也。當外側之骨，名曰高骨，一名銳骨，亦名踝骨。馬氏曰：掌後高骨為壅骨。

## | 掌　骨 |

《醫宗金鑑》曰：掌者，手之眾指

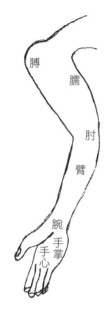

插圖 40．臂、腕骨

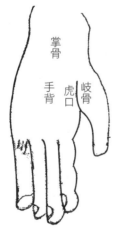

插圖 41．掌骨

之本也。手之眾骨名雍骨。

## | 手　背 |

《醫宗金鑑》曰：手背者，手之表也。

## | 岐　骨 |

《醫宗金鑑》曰：凡骨之兩叉者，皆名岐骨，手足同。

## | 虎　口 |

《人鏡經》曰：岐骨前為虎口。

## | 指 |

《醫宗金鑑》曰：指者，手指之骨也。第一大指，名巨指。第二指，名食指。第三指，名將指。第四指，名無名指。第五指為小指。

《圖翼》曰：謂大指之次指，即食指也。足亦同，謂小指之次指，即無名指也，足同。

## | 爪　甲 |

《醫宗金鑑》曰：爪甲者，指之甲也，足指同。

## | 膈 |

《玉篇》曰：膈手紋理也。

## | 頂威骨 |

《聖濟總錄》曰：凡三百六十五骨也，天地相參，惟人至靈。其女人則無頂威骨，左洞右棚，乃初步等五骨，止三百六十

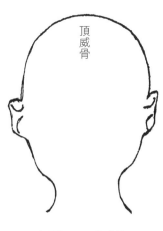

插圖 42‧頂威骨

骨。順骨之左為洞骨，順骨之右為棚骨，洞棚下中央為髑骺，直下為天樞骨。

## | 髁下骨 |

髁（ㄎㄜ，骨頭上突起，多在骨頭兩端。）骨之前各有下刀骨，髁骨之後各有京骨。下刀骨之前各有釋歆骨，釋歆骨之前有起仆骨，起仆骨之前各有襯甲骨，釋歆骨兩旁各有核骨，起仆骨之下各有初步骨。

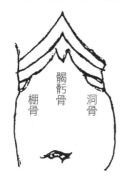

插圖 42．髑骺骨

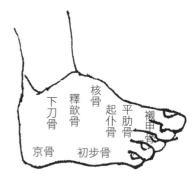

插圖 43．髁下骨

## | 關　元 |

《六十六難集注》曰：丹田者，人之根本也。精神之所藏，五氣之根元，太子之府也。男子以藏精，女子主月水，以生養子息，合和陰陽之門戶也。在臍下三寸、方圓四寸，附著脊脈兩腎之根，名曰大海，一名溺水，一名大中極，一名大田，一名崑崙，一名持樞，一名五域。

《類經》曰：道家以先天真一之氣藏乎此，為九還七返之基，故名之曰丹田。醫家以衝任之脈盛於此，則月事以時下，故名之曰血室。

又曰：凡人之生唯氣為先，故又名為氣海。然而名雖不同，而實則一子宮耳。子宮之下有一門，其在女者，可以手探而得，俗人名為產門。

徐延祚醫學全書

280

## | 人有四關 出於《九針十二原篇》 |

合谷、大衝，是曰四關。馬氏曰：四關者，即手、肘、足、膝之所關節之所繫也。

## | 人有四海 |

人有四海，《醫學原始》曰：海有東西南北，人亦有四海以應之。

胃者，水穀之海。衝脈者，十二經之海。膻中者，氣之海。腦者，髓之海是也。

## | 反關脈 |

《吳崑方考脈論》曰：反關脈者，脈不行於寸口，由列缺絡於臂後，手陽明大腸經也。以其不順行於關上，故名曰反關。有一手反關者，有兩手反關者，此得於有生之初，已然非為病也。

診法皆同若病人，平旦正取有脈，一旦因得病伏匿者，此病脈種種不同，必原其證而治之。

《古今醫統》曰：人或有寸，關、尺三部脈，不見自列缺至陽谿，見者俗謂反關脈，此經脈虛而絡脈滿。

## | 神門脈 |

李士材《診家正眼》曰：兩手尺中乃神門脈也。王叔和曰：神門決斷，兩在關後，人無二脈，病死不救。詳考其論，腎之虛實，俱於尺中，神門以後驗之。蓋水為天一之元，萬物賴以資始也。故神門脈絕，即是腎絕，先天之根本既無，即無回生之曰也。而脈微謂為心脈者誤矣。彼因心經有穴，名曰神門，正在掌後總骨之端，故錯認耳。殊不知在上焦，豈有候於尺中之理乎。

# | 三經脈 |

《類經》注曰：經脈十二，而三經獨多動脈，而三經之脈，則手太陰之大淵，足少陰之太谿，足陽明上則人迎，下則衝陽，皆動尤甚者也。

《診家正眼》曰：衝陽者，胃脘也。一曰：趺陽在足面大指間五寸骨間，動脈是也。凡病勢危篤，當候衝陽，以驗其胃氣之有無。蓋土為萬物之母，資生之本也，故《經》曰：衝陽絕死不治。

又曰：太谿者，腎脈也，在足內踝後跟骨上，陷中動脈是也。凡病勢危篤，當候太谿，以驗其腎氣之有無。蓋水為天一之元，資始之本也。故《經》曰：太谿絕死不治。

# | 十二經動脈 |

《人鏡經》曰：十二經動脈，或時動時止，而不常惟。手太陰為五臟之主，足陽明為六腑之原，足少陰起於衝脈，為十二經之海，故常動不休。

手太陰肺經動脈大淵，手陽明大腸經動脈陽谿。

足陽明胃經動脈衝陽，足太陰脾經動脈衝門。

手少陰心經動脈陰郄，手太陽小腸經動脈天窗。

足太陽膀胱經動脈委中，足少陽腎經動脈大谿。

手厥陰心包經動脈勞宮，手少陽三焦經動脈和髎。

足少陽膽經動脈懸鐘，足厥陰肝經動脈太衝。

## | 頭上諸脈 出於《吳醫匯講》 |

蓋聞手之三陰，從臟走手，手太陰肺，少陰心，厥陰心包。

手之三陽，從手走頭，手少陽三焦，陽明大腸，太陽小腸。足之三陽，從頭走足，足太陽膀胱，陽明胃，少陽膽。足之三陰，從足走腹，足太陰脾，少陰腎，厥陰肝。靈已逐一

而分言，茲乃合端而便讀。膀胱之脈交於巔，肝與督脈會於巔絡腦。須知膀督，惟欲便於讀，故用簡字訣，餘仿此。髮際循乎胃脈至額顱（髮際下為額顱）。膽抵頭角，上額者督與膀胱（在內直上），出額者，其惟肝經（在外直出），目系連於肝脈。心之支者，並系於目之內角，名目內眥。小支至而膀胱，起胃經還約旁，小腸之支者，至目內眥，膀胱之脈起於目內眥，胃脈起於鼻之交頞中，旁約太陽之脈，下循鼻外，目之外角，名曰銳眥。膽接焦支（三焦之支者，至銳眥，膽脈起於目銳眥），小腸，亦至目下為頄，焦膽小腸而合，至（三焦俱支者），兩旁為頰，大小膽焦而上下，夾而橫骨為頰，大腸貫頰，小腸之上頰，肝與三焦俱下頰，四肢亦俱支者，小腸之支斜絡於顴，督脈至於鼻椎，胃脈起於交頞（即山根），大腸之支挾鼻孔，而交中挾口，從下齒還出，挾口交人中，左之右，右之左，上挾鼻孔，至迎香穴，而終交足陽明經。

胃經之脈，循鼻外而挾口環脣，肝又環於脣內，胃又交兼漿下脣陷中，胃經之脈入上齒，大腸之支入下齒頷前大迎，胃脈出而膽支下，腮下為頷，頷前一寸三分，動脈陷中為大迎，乃胃經穴。頷下為頤，胃脈循而任脈上，胃經循　後下廉。耳之上角焦支出，而膽交至客主人穴，膽出走而胃脈過，耳前上廉起骨。曰：客主人乃膽經穴，膽脈之支者，出走耳前至目銳，皆後胃脈上耳前過客主人。

三焦之孫脈，《靈樞》曰：經脈為裡，支而橫者，為經絡之別者為孫，此支之岐者，故曰：孫脈後仿之。出走客主人前，小腸與焦膽三支併入耳中，膽脈焦支繫於耳後，膽支胃脈循在頰車，耳下曲骨為頰車。咽有小心脾腎之脈，小腸脈循心脈之支者，挾咽脾脈，挾咽腎脈至咽。喉為胃支，腎脈之循，二脈循喉嚨肝，循喉後而入咽顙，肝脈循喉嚨之後，上入咽顙。咽顙名頏顙，在上顎後。脾連舌本，而散舌下，腎脈挾手。舌本胃支下在人迎，結喉旁一寸五分動脈，此為諸陽之會，先須大略而陳。

# | 在身諸脈 |

原夫腦後為項，膀胱督脈與焦支，兩旁為頸，大小腸支同膽脈肩髃之前廉，大腸出之肩後之下為髆，膀胱循也。焦膽小腸交合於肩，會於大椎者為肩。腎經督脈，並貫於脊椎骨兩旁，第一行相去各一寸五分，挾脊肉為膂，膽脈循之。而挾脊椎骨兩旁第二行相去，各三寸成片骨為胛（音夾），小腸繞而膀支，貫至於肩前陷下，名曰缺盆。焦膽胃腸併入其中，是以膽脈循胸，三焦布膻，上焦兩乳中間為膻中。乳內廉，乃胃經直下腋之中，分膽經包絡，心包絡亦有直者，支者之分。恐辭句繁複，故此處支者，僅云心包。

下文正脈乃用心包二字，以別文。腋下為包絡之過，心直下而肺橫出，脅裡為膽脈循心包出，而肝經布脅骨之下為季脅，須識膽經之過。臍下四寸為中極，當知任脈之起，任脈起於中極之下。然而任脈當臍，衝胃挾臍，脾脈入腹，胃支循腹肝經，上抵手。小腹，膽胃出入於氣街，臍下毛際兩旁，動脈為氣街，一名氣衝，乃胃經穴。膽繞毛際，曲骨之外為毛際。肝環陰器，此在身軀之脈，所當羅列而明。

# | 臟腑中諸脈 |

其在臟腑之脈，大腸與少陰為表裡，手太陽小腸，手少陰心，足太陽膀胱，少陰腎。少陽與厥陰為表裡，手太陽小腸，手少陰心，足太陽膀胱，少陰腎。少陽與厥為表裡，手少陽三焦，厥陰心包，足少陽膽，厥陰肝。陽明與太陰為表裡，手陽明大腸，太陰肺，足陽明胃，少陰腎。凡此六經脈皆互絡於手足，同然無煩詳贅。

如肺脈絡大腸，大腸脈絡肺之類，十二經皆仿之。更有肺之一藏，心直上，而腎直入胃之一腑，肝脈挾而肺小循。肝脈挾胃，肺脈環循，胃心小腸之脈抵胃。心有腎支，之絡肝，有腎經之貫，脾支又注於心中，肺脈自起於中焦，心有膈，惟

膀胱為無涉,十有一經,皆上下而貫之。心下隔膜遮隔濁氣,不使上薰心肺,惟膀胱之脈,挾脊抵腰中,入循膂絡腎,屬膀胱,故不貫膈,此臟腑之間並須熟諳者。

## | 手經諸脈 |

論乎肩肘之間,乃號為臑(音柔,俗名大骨)。臑之內廉有三,肺循前,而心循後,包絡恰循乎其間。臑之外廉有三,小循後,而大循前,三焦乃循乎其外臑,下為肘,三焦上貫內廉,尺澤包絡入之。包絡之支者,入肘內陷中尺澤穴。肺則下於內前,心又下於內後。肺脈下肘中,心脈下肘內,惟肺脈行前,心脈行後,心包行其中間為別。小腸出於內側,兩筋之間,大腸入於外廉,肘下為臂,包仍在中,即上文支者。大循上,而小循下,心脈仍循內,後廉上骨,下廉之內,仍循肺脈臂外兩骨之間,還出三焦。

肺入寸口,而循魚際,關前動脈為寸口,大指後內隆起處為魚際,其間穴名。心抵銳骨而入後廉,心脈掌後銳骨之端,入掌內後廉。包絡直入於掌中,後曲澤行掌後,兩筋之間,橫紋中陷中入掌中。三焦仍循乎表腕,大腸出於合谷,而上入兩盤之中。合谷,俗名虎口,大腸經穴,小腸循於外側而出腕,下之踝,循手外側上腕出踝中(踝音華,上聲)。腕外兌骨。肺脈出於大指包絡,出於中指、次指,為肺支腸脈之交。肺脈之支者,直出次指,內廉出其端,大腸之脈起於次指之端。四指為包孫焦脈之接,三焦又上出小次指之間,小指為心脈,小腸之接,所謂手經大略如前。

## | 足經諸脈 |

至如尻上為腰,膀胱脈抵背脊下,橫骨為腰。腰下為臀。膀支貫之而旁捷骨之下,名髀樞,而膽橫膀過,一名髀厭,膽脈橫入髀厭中,膀胱之支者,過髀樞。前面氣街之下號髀關。而胃經直下股之內廉,前廉脾而後廉腎,又肝脈內循於

股陰，股外為脾後膀支，而前胃脈髀前膝上，六寸起肉為伏兔，胃脈抵之。

又膽脈下循於髀陽，循髀外太陽，陽明之間。是以挾膝筋中為臏，即膝蓋骨。仍屬胃經之直下，而膝內脾經，內前廉，膝後曲處為膕，還是膀支之直入，而腎出肝上，俱在內廉，腎脈出膕內廉，肝脈上膕內廉。脾腎上於腨內，腨，足肚也，二脈上腨內廉。膀之貫於腨外從膕中，下貫腨內，出外踝之後。膽下於外輔骨前，而直抵絕骨之端。髀骨為輔骨，外踝上為絕骨。肝斜於膽骭內側，而胃循脛外之廉，內踝有脾前、腎後之分，外踝有膽前、膀後之別。踝上兩旁，內外踝。大指節後為核骨，脾經脈過足外側骨，為京骨。傍膀脈支循腎入跟中，胃膽循跗，跗上廉乃肝經循處，足心中有腎脈斜過湧泉穴。大指甲後屬膽支，肝脈上交。大指內側為胃支，脾脈之接。中指內外分胃直，胃支之，人四指之間，又膽經直入，而絡膽支至於小指之外，腎脈起於小指之下，足經之脈又如此也。

# 醫醫瑣言

# 自序

　　余自棄儒就醫，鑽研其道者近十年。每見諸說分歧，迨持以臨症，恆苦齟齬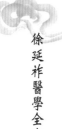難合，心竊悼之。於乙亥（1875 年）秋，遊京師，就正於有道之前，然所論仍不免冰炭。因思古人有群言淆惑❷，衷於聖之語，由是勤求古訓，專宗《傷寒》《金匱》《神農本經》《素問》《靈樞》諸書。研究復十餘年，岐黃至理，雖未能窺其堂奧，而論症施治，已不同於往昔之隔靴搔癢。徒執五行、陰陽、運氣、臟腑、經絡之說，而遂妄投以藥也。歲乙未（1895 年）遊粵，著有《醫粹精言》及《醫意臟腑圖說》諸卷問世。近復將平昔有關於疾醫之言，刪繁就簡，輯一小冊，名之曰《醫醫瑣言》。凡古之所不講，及諸家之空談偽論，紅紫亂朱者，悉屏除之，庶不使學者惑焉。至其中或有未盡之處，尚祈海內同道之士，匡我不逮，是則余之深幸也。夫。

光緒二十三年歲次丁酉荷月錦縣徐延祚齡臣氏敘於羊城旅邸

---

❶ 齟齬：上下牙齒不齊，比喻意見不合。

❷ 淆惑：混淆迷惑。

# 卷　一

## ｜司　命｜

　　古人謂醫為司命官者，蓋本扁鵲之言，而未嘗深究其意也。扁鵲曰：疾在骨髓，雖司命無奈之何。其所謂司命，非謂己為司命也。夫死生有命，命者天之令也。孔子尚罕言之，醫其如夫命何？蓋醫者，掌疾病者也。謂之掌疾病則可，謂之司命官，則未免誣扁鵲，而惑來學矣。

## ｜死　生｜

　　死生者，命也，自天作之。自天作之，醫焉能死生之哉！故仁不能延，勇不能奪，智不能測，醫不能救。雖然死生者，醫之所不與也。疾病者，醫之所當治也。語云：盡人事以聽天命，苟人事之不盡，豈得委於命乎！是故術之不明，方之不中，而致死者，非命也。執古之方，體今之病，能合仲景之規矩而死者，雖死無憾。

　　世之言醫者，動輒預定死生，彼其意謂斃於吾手，則害於名。姑作是言，以自為之地。間有一二中者，益信其說之神矣。不知察聲，觀色，眂其死生。古人不免而必出諸臆斷，使生者輒編之鬼籍，是豈仁人之用心乎！故既眂其死，猶且盡吾術，以望其或生，至於終不能生，然後可謂之命。若不自審其用藥之當何如，而惟假死生之說以欺世，是惑人，適以自惑也。故曰：死生者，醫之所不與也。

## ｜元　氣｜

　　元氣之說，聖人不言有之，蓋自漢儒始，揚波逐流，迄乎唐宋，遂為醫家之恆言。曰元氣虛，曰元氣衰，曰補元氣。夫元氣者，陰陽之氣也，天之所賦，人之所生，所謂先天也。

旺衰者，天地之道，萬物之常，非人力所能回。如其當強壯，而衰弱者，則有所抑遏也。除其所抑遏者，則自復其常矣。不此之辨，妄以為虛衰，而欲補之不亦慎乎！

又曰：行氣則病自除，其說蓋本之《素問》，不知病者，毒也，非氣也，毒去而氣自充，醫者不論及此誤矣。

## ｜脈　候｜

人之心不同，如其面也。脈亦然，古人以體肥瘦，性緩急等為之，規則此其大略耳。豈得人人而同乎！醫謂人身之有脈，猶地之有經水也。知平生之脈，病脈乃可知也。而知其平生之脈者，十之一二耳。是以先正之教，先證而不先脈，先腹而不先證。

扁鵲曰：越人之為方也，不待切脈，望色聽聲，寫形言病之所在，可以見已。且如留飲家脈，千狀萬形，或無或有，不可得而詳矣。夫脈之不足以證也，如此則謂五動，或五十動候，五藏之氣者妄矣。如其浮、沉、遲、數、滑、澀，僅可辨知三指，舉按之間，焉能辨所謂二十七脈哉。世有隱其病，使醫診其脈，以試之者，乃恥其不知之似拙，以意推度，言其彷彿，欲以中之，自欺之甚矣。

## ｜腹　候｜

腹者，有生之本，故百病根於此焉。是以診病必候其腹，外證次之。蓋有主腹狀焉者，有主外證焉者，因其所主各殊治法。扁鵲曰：病應見於大表，仲景曰：隨證而治之，宜取古法，而求其要矣。

## ｜臟　腑｜

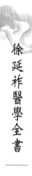

《周禮》曰：參之以九臟之動，而不分腑也。仲景未嘗論之，以其無益於治病也。《傷寒論》中間有是言，然非仲景口氣，疑後世攙入者也。夫漢以降五行，配之以相剋推病。且

曰腎有二，曰臟五而腑六，曰臟六而腑五，曰有命門，有心包，有三焦，其說弗啻堅白，要皆非治疾之用也。

## ｜ 經　絡 ｜

十二經，十五絡者，言人身氣脈通行之道路，醫家之所重也，然與治病無涉，是以不取也。如針灸法，無一不可灸之穴，無一不可刺之經，所謂井，滎，俞經，合者亦妄說耳，不可從。

## ｜ 引經報使 ｜

《本草》曰：某藥入某經、某臟。又曰：某藥治某經病，某藥某經之藥也，某物某臟之劑也。其分別配合，歷歷乎！如可據者，若其如此，誰失正鵠。然而不可以此治病，則其為牽強可知已，古法唯因上下，表裡所主，而處方不同焉耳。

## ｜ 針　灸 ｜

針灸之用，一旦馳逐其病，非無驗也，唯難除本斷根耳。如癰毒灸之則動，動而後攻之易治。故針灸亦為一具，而不必專用，亦不拘經絡分數。毒之所在，灸之，刺之是已。

## ｜ 榮　衛 ｜

榮衛者，氣血之別稱也。所謂榮行脈中，衛行脈外，行陽二十五度，行陰二十五度，亦理而已，非疾醫之用也。

## ｜ 陰　陽 ｜

陰陽者，天地之氣，無取乎醫也，如以表裡為陰陽，上下為陰陽，猶可耳。至如朱丹溪陽有餘，張介賓陰有餘之說，穿鑿甚矣。後人執兩家之中，以為得其所，所謂子莫之中耳。其他如六經陰陽，不可強為之說，非唯無益於治，反以惑人，學者思諸。

# ｜ 五 行 ｜

五行之說，虞書《洪範》曾言之，厥後，漢儒推衍其說。《素問》《難經》，欲由是以總天下之眾理，窮人身之百病，說之若符契，然要皆論說之言而已。今執其說，施之七術，毫釐千里，吾黨不敢取也。

# ｜ 運 氣 ｜

五運六氣者，無驗於病也。考司天在泉，推大過不及，定寒熱溫涼，按主病試應脈者，無有其驗，可謂遷矣。要是陰陽家之言，吾黨奚取哉。

# ｜ 理 ｜

世之好言理者，必物推事窮，至於其所不通，而後鑿以誣之，蓋理本非可惡者也。惡其鑿焉耳，故雖口能說，百病之理，而難其治者為其鑿也。夫理無定準，疾有定證，豈可以無定準之理，臨有定證之疾哉！故言當祇論其所以然，不論其所未然。又不論其所以然者，蓋事理相依不離者也。故世為而得之，理默而識之。

# ｜ 醫 意 ｜

醫意之說一出，而世之不明此道者，咸藉以為口實，若曰醫可以意推，何必讀書受業，而後為之邪。噫！醫之為道，自有一定之法，豈可以臆斷為哉？

# ｜ 痼 疾 ｜

世醫以痼疾名持病，鮮不謂其治之難矣。至如中風，噎嗝，脹滿，痿躄等症，難之益甚，是無它方不得法也。苟方法不衍，亦何病之不癒乎？今從法處方即甚難者，亦可得治。縱已不能治，於千百人中，或起一人不亦善乎。

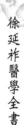

## | 素　難 |

《素》《難》（難，原作靈字，今據題目，文意改。）
二書，古人以為先秦之偽作，周南先生曰：六朝以降之書，然
其中間有古語可法者，學者擇焉。

《難經》傳以為越人書也，而其言理最勝，故害道亦
多，考之《扁鵲傳》亦唯偽作而已。

## | 本　草 |

《本草》妄說甚多，不足以征也。然至考藥功豈可廢
乎？宜擇其合於仲景法者用之。

至如延齡長生，補元氣，美顏色，入水不溺，白日見
星，殊不可信也。其非炎帝書也，不待辯而明矣。後世服食家
說，攙入《本經》可不擇焉。

## | 修　治 |

後世修治之法，甚煩。如煨，炮，炒，中黑，微炒，酒
浸，酢浸，九蒸，九曝，與作飯作餅為羹，為䐑（ㄕˋ切成大
塊的肉）之法，去酷烈之本味，偏性之毒氣，以為鈍弱可狎之
物，何能除毒治病哉？蓋毒即能，能即毒，制以益毒則可也。
殺毒則不可也。

## | 相畏相反 |

相畏相反之說，甚無謂也。古人制方全不拘於此，如甘
草、芫花，未見其害也。其他亦可以知已。

## | 用　藥 |

藥之逐病也，無不瞑眩，此其所以為藥也。今人懼瞑眩
甚於疾病，至篤癃大患，尚且欲以平淡、泛雜之劑治之，終使
可生者斃，殊可慨矣。

## | 藥 能 |

　　諸家《本草》所說藥能，率多謬妄，皆宜考信於仲景之書乃為善。人能神明其方，功用立見。今舉《本草》所載不合仲景者，如人參，治心下痞鞕，而彼以為補氣；石膏已渴，而彼以為解熱；附子逐水氣，而彼以為溫寒，其相齟齬者不一而足，拙著《醫粹精言》，別撰藥徵以詳之，不贅於此。

## | 藥 產 |

　　藥產有某土宜處，某土不宜處，其土之所生、性之所稟，不可不詳也。

## | 人 參 |

　　參本味苦，治心下痞鞕之物也。仲景之書，及《千金》《外台》方中，所用，可見已。自服食家之說，行有補元氣，益精力之言。於是浸甘草汁，甘其味，加修飾美外形，以炫貴價也。服者以為救死之良藥，醫者以為保生之極品，相率為偽，眩膺而失真矣。貧賤而死者，以為不用參之尤，富貴而斃者，以為參不及救之，唯遁詞於彼而已。

## | 古 方 |

　　方者莫古於仲景，而仲景為傳方之人，非作方之人也。蓋身為長沙太守，博集群方，施之當時，以傳後世。而其書具存焉，故欲用古方者，先讀其書，方用可知，然後藥能可知也。未知方用，焉能知藥能乎？雖然未知藥能，則方用亦不可知也，況方意不可解者甚多。雖仲景亦或有補解者，然昔人所傳，既經有驗，又何疑焉？

　　降至《千金》《外台》書，方劑不古者居多，其可取者不過數方而已。其間多味者，不無可疑。世有欲以數藥，兼治數證者，自謂無不中也。亦唯暗投瞑行也已。

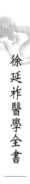

徐延祚醫學全書

## 名　方

世俗所謂名方者，間有奇效，故醫者傳之，非醫者亦傳之，不審其所出，而一時施用有驗者，相傳以為名方也。蓋載書籍者，未必佳傳，俗間者，未必不佳，宜博求普問，輔其術焉。

## 傷寒六經

《傷寒論》六經，非謂病在六經也，假以為紀而已，及其施治也，皆從證而不拘焉。

如後世謂某證在某經，某經傳某經，及誤下，越經傳之說皆非矣，不可從也。

## 病　因

後世以病因，為治本也。動曰：不知之，焉得治。予嘗學其道，恍惚不可分，雖聖人難知之，然非謂無之也，言知之者皆想像也。以想像為治本，吾斯之未能信矣。故醫者，以見證為治本，不拘因也。即仲景之法也，今舉一二而徵焉。

中風頭痛，發熱汗出者，下利後頭痛，發熱汗出者，皆桂枝湯主之。傷寒寒熱往來，胸肋苦滿，中風寒熱往來，胸肋苦滿，或瘧，或腹痛，或熱入血室，有前證者，皆小柴胡湯主之。傷寒大煩渴，中熱大煩渴，皆白虎湯主之。是雖異其因，而方則同矣，可見仲景從證不拘因也。

若不徒以此論之，則尚有二焉，飲食外邪是也。夫人口者不出，飲食留滯則為毒，百病繫焉，諸證出焉。在心下為痞，在腹為脹，在胸為冒，在頭為痛，在目為瞖，在耳為聾，在背為拘急，在腰為痿躄，在脛為強直，在足為腳氣，千變萬怪不可名 。邪雖自外來，無毒者不入，假如天行疫氣，間有不病者，天非私於人，人非有異術，無毒故也。故仲景必隨毒所在而處方。

由是觀之，雖曰無因亦可，是以吾黨不取因，恐眩因失治矣。後世論因其言多端，不勝繁雜，徒以惑人，識者辨之。

## 治　法

治法有四，汗，吐，下，和是也。其為法也，隨毒所在，各異處方。用之瞑眩，其毒從去，是仲景之為也。如其論中所載，初服微煩，復服汗出，如冒狀，及如醉狀，得吐，如蟲行皮中，或血如豚肝，尿如皂汁，吐濃瀉出之類，是皆得其肯綮者然也。《尚書》曰：若藥不瞑眩，厥疾弗瘳，可知仲景之術，三代遺法。今履其轍而嘗試之，無有不驗，信乎古人不我欺也。然而世人畏瞑眩，如斧鉞，保疾病如子孫，其何疾之除哉？甚矣其惑也。

## 禁　宜

人性之好惡不同，稱口腹者為宜。古者養精，以穀肉果菜，未嘗言禁宜也。後世嚴立禁宜，曰某物增病，某物勝藥，是其為物所奪者，非藥也。何以勝彼病之為哉？立禁宜之弊，至近其所惡，禁其所好，不亦左乎。

## 產　蓐

產蓐之法，方士所習各殊，其有害者除之，無害者從之，勿為收生家所拘束焉，恐反生他病也。蓋產後睏倦欲眠且臥，而今京師風俗，數日戒之，甚不可。若血暈，欲以參耆之劑防之，妄矣，宜審證治之。

## 初　誕

初誕之法，務去胎毒為主，且不可早與乳也。二三日為度，若早與之，其毒難去，如朱蜜、茯苓、五香等何毒之逐，不用為善。至其有病者，莫令綿延，須急功之。今人動輒謂人之秉性，古今自有厚薄，今也薄矣，故不勝攻擊也。宜補之，

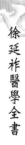

惡是何言哉？

夫人者，與天地參焉，天不裂，地不壞，何唯人之異哉？雖草木亦然，以今之藥，攻今之疾，何畏怖之有。

## ｜痘　疹｜

痘疹之證，古籍不概見焉，東漢初始有之，蓋天地人物無古今一也。豈古有之者，無於今，今有之者，無於古哉，意者自古有之，特不傳其名耳。

其為病也，始與癰瘍無異，治法亦以除毒，排膿為主。如補瀉二法，則不知者之所立耳。蓋見毒酷而死者矣，未見毒盡而斃者也。其斃者，是酷毒壅塞之所致也。

## ｜攻　補｜

醫之於術也，攻而已矣，無所謂補也。藥者一乎攻焉者也，攻擊疾病而已。《內經》曰：攻病以毒藥，此古之法也。精氣者，人之所以生也。可養以持焉，養持之者，穀肉果菜耳。《內經》曰：養精以穀肉果菜，不謂之補，而謂之養，其意可思也。蓋雖穀肉果菜，猶且難補，而況藥乎？故曰：無所謂補也。後世並論攻補，動謂輕則宜攻之，重則宜補，若強攻之，則元氣竭死。不知藥主乎攻，豈真能補元氣哉。元氣果可補，則人將無死期矣。

## ｜虛　實｜

夫正權衡，而後輕重可較也。審平常，而後虛實可論也。蓋人自有常焉，失常然後有虛實矣。精氣謂之虛，邪氣謂之實，何以言之？《內經》曰：「邪氣盛則實，精氣奪則虛，夫精氣者，人之不可無也。」唯懼其虛，故重之曰虛，又重之曰奪，邪氣者，人之不可有也。唯懼其實，故重之曰實，又重之曰盛。是故虛以養言，實以攻言，攻之者毒藥，養之者，穀肉，此古之法也。故虛實，皆可由平常而論焉。

有人於此體甚羸弱，所患最多，造醫而問曰：僕備矣可若何？咸曰：果而此天質之虛症也，病不可治矣。若欲強治之，其斃也，必矣。不若補以全生也，乃以藥代飲食，無一日發之。雖然尚仍舊子之所見，將母同乎！余曰：唯唯否否，子之所患，是乃實也。其人愕然曰：子何言之？妄瘦瘠如此，加之以痼，人咸謂虛，子獨謂實何也？曰：吁何此之謂哉，夫虛實者，失常之名也。於邪氣謂之實，於精氣謂之虛，子已有病，何得謂之虛，又何得諉之，天質乎哉！是當其胚胎之初，受疾而生，精氣為所抑壓，而不能充暢者耳。《內經》曰：「邪之所湊，其氣必虛是也。」然則審其術，以攻擊之，飲食隨其嗜欲，則病去，而精氣自充暢矣。

夫肥瘠強弱，則出自性生，可謂天質，彼不由平常，而論虛實也。幾何不紛紜其說哉！故目不見其病，唯羸弱是視，遂名以虛證不亦謬乎！是不正權衡，而較輕重者也。且夫所欲補之者，非藥乎！藥者偏性之毒物耳，雖能拔邪氣，而不能補精氣也。若唯精氣之虛，盍以穀肉養之，彼既欲補不能，竟使人不免瘁爾，懷痼以終其身悲夫。要之坐不辨，其為失常之名焉耳矣。

## ｜毒　藥｜

藥者，草木偏性者也。偏性之氣皆有毒，以此毒除彼毒耳。《周禮》曰：「聚毒藥以攻醫事。」又曰：「以五毒攻之。」《左傳》曰：「美疢弗如惡石。」古語曰：毒藥苦口利於病。《內經》曰：「毒藥攻邪。」古者，以藥為毒可知矣。自後世道家之說，混於疾醫，以藥為補氣養生之物，不知其為逐邪驅病之設也。可謂失其本矣，甚至有延齡長年，還少不死等說。庸愚信之，鍛鍊服食，以誤其身悲夫。

# 卷 二

## ｜雜 著｜

　　萬病唯一毒，眾藥皆毒物，以毒攻毒，毒去體佳。初無損益於元氣也，何補之有？夫病者，不知醫，醫曰補則喜，醫曰攻則懼。今世之醫不言攻，而言補者，是順人心，而行其取利之術耳。彼豈不知補之無效哉，醫之禍莫大於謀利，醫之訣莫先於守廉，業此道者，戒之、慎之。

　　夫聖人先行而後言，其所言乃其所嘗行也，故其言也信。自漢而降，儒者各言其所欲言，不思其能行與否，閉戶著書，汗牛充棟，聖人之道所以隱也。凡事人當溯古而求道之真，何啻醫事為然。

　　扁鵲論趙簡子病，唯血脈治三字。

　　**余按**：此可以為疾，醫之規則焉。夫人身不過氣血也，故氣血之宣閉治亂，可以斷疾之輕重，治不治在乎此矣。《左傳》襄公二十一年，楚子使醫視叔豫，復曰瘠則甚矣，而血氣未動。《論衡‧別通篇》曰：「血脈不通，人以甚病。」是可以見其義矣。

　　人之生疾感邪，或由精氣鬱遏，或由精氣虧虛，苟精氣充盈而宣通焉，瘀濁自然不生，癥癖自然不結，故內患無由而生，外邪不得而入，與孟子所謂人必自侮，然後人侮之，家必自毀，而後人毀之，國必自伐，而後人伐之，正一理也。至疾病已成，則精氣益致衰亡，《素問‧評熱論》曰：「邪之所湊，其氣必虛。」《玉機真藏論》曰：「邪氣盛者，精氣衰也。」假使以藥攻病，而不養之以飲食，精氣焉得旺復乎？《五常政大論》曰：「藥以祛之，食以隨之。」《藏氣法時論》曰：「毒藥攻邪，五穀為養，五畜為益，五菜為充。」可見藥食相須，而後病可得而治，精可得而復矣。

《史記》曰：「毒藥苦於口，利於病。」

**余按**：《韓非子・外儲說傳》說苑敬慎篇，俱作良藥，蓋良以藥能言，毒以藥性言，毒即能，能即毒，以毒藥攻病毒，所以瞑眩而疾癒也。

三代醫法為然，秦漢以降，道家長生延年之說混於疾醫，始有不老久視之方，補虛益氣之藥。千歲之下往而不返，雖卓絕如李時珍輩，尚不能脫其窠臼，可慨也夫。

《禮記》曰：「醫不三世，不服其藥。」

**余按**：古者巫醫世業，苟非祖父子孫傳業，則術無自而精，術之不精可服其藥乎！後世醫籍日多，劣者誠復不少，而亦有獨造之士，維持其間。其用藥治法不同流俗，特近世復古之學者，不多見耳。

夫醫之為方也，雖愚夫愚婦，猶可以傳也。至修其術則其人非君子，則難乎為醫。君子知命，故不惑乎生死，苟惑乎生死，則可攻而不能攻，可守而不能守。譬如軍陣雖知軍法，知隊伍，能布其陣，而將非其人惑乎生死，則宜進而不進，宜退而不退，其軍終必大敗，故曰：非君子則難乎為醫。

醫之為道，學之、有之，不思也不得焉。思之、有之，不學也不得焉。吾見有學之者矣，未見有能思者也。管子曰：思之、思之，又重思之，而不通，鬼神將通之，非鬼神之力也，精氣之極也。

《呂氏春秋》曰：「流水不腐，戶樞不螻，動也。」形氣亦然，形不動，則精氣不流。精不流則氣鬱，鬱處頭則為腫，為風。處耳則為挶，為聾。處目則為蔑（ㄇㄧㄝˋ，左邊有目傍，眼病的一種），為盲。處鼻則為鼽（ㄑㄧㄡˊ，鼻塞），為窒。處腹則為張，為府。處足則為痿，為蹙。

**余按**：精鬱則為毒，毒之所在，病必生焉。其發也，或自外而觸冒，或自內而感動，病之已成，千狀萬態，不可端倪，然如大本，不外於此。

營衛者，即氣血之別稱也。氣血留滯，鬱閼必成，發瘀

為疤，為疽，勢之所必至也。疤者，毒外漏，故曰潰。疽者，毒內陷，故曰創。二者固為大患，然畢竟鬱毒致潰。敗者，以故治法中肯綮，則可轉禍為福，此方伎所以為生，生之具也。

人之血脈流通，和煦如春，精神內守，則病無由生，百疾千病，皆自精氣虧虛，菀閼生其窮，至血脈閉塞以致死，若悟此理，可以養性，亦可以除病。

治病之要，必究其疾之所在。《素問‧三部九候論》曰：「何以知病之所在」，《調經論》曰：「其病所據隨而調之。」《靈樞‧衛氣失常篇》曰：「候病之所在」，又《扁鵲傳》曰：「言疾之所在。」古人療法，以得病之所在為要，學者當知其所先矣。

藥者偏性之物也，偏性之物皆有毒。毒雖有酷薄大小，要無非毒者，毒即能，能即毒，毒者藥之性也。能者藥之才也。其能萬不同者，以毒萬不同也。毒萬不同者，以性之偏也。故勿論草木金石，凡可以供治疾之用者，終謂之毒藥。

《周禮》曰：醫師，掌醫之政令，聚毒藥以供醫事。鄭玄曰：毒藥藥之辛苦者，藥之物恆多毒。孟子曰：若藥不瞑眩，厥疾不瘳，藥之為毒，此古之言也。

古之醫職分四，食醫唯掌飲食，其職近於膳宰。獸醫不與人相干，畢竟疾瘍二科耳。至治療之法，雖疾醫不可不通瘍科之伎，瘍科亦不可不知疾醫之術。然各修其業，以守其職，故分而治之耳。近世疾醫知疾而不知瘍，瘍醫知瘍而不知疾，失古法遠矣。

醫之為道，莫要於不使病大，不使病大，莫要於先分虛實，虛實之不分，則一錯到底。

臨病人於俄頃，便處湯劑，何敏捷乃爾，要惟有定識於平時，乃克有定力於片刻。

諺云：十個醫，十個法，此言不然。病者只有一個病，自當只有一個法。

學醫從《傷寒論》入手，始而難，既而易，從後世分類

書入手，初若甚易，繼則大難矣。

病有必待問而知之者，安得以不問為高？即如脈以合病，而病者之於醫，但令切脈，夫寒，熱，表，裡，此可以脈得之。然一脈關數證，得此脈矣，所病之證，仍不能以脈知也。故醫者不可以不問，病者不可以不說。

病有本，不是一劑藥可瘉者，用藥亦不必重，病有必賴一劑藥建功者，用藥則不可輕，輕則藥不及病而滋惑。

仲景法，主於存津液，夫人而知之矣。然其所以存津液者，汗，吐，下，和，寒，溫之六法皆是也。六法中尤以急下存陰，為刻不容緩。其用滋陰之劑，以為可存津液者，適於六法俱反，故百病無一治。

陽明主津液所生病，病至陽明未有不傷津液者，汗多亡陽，下多亡陰，皆謂亡津液。而欲保津液，仍在汗下之，得其當。

病之自汗出者，是為有汗之病。仍須解肌得汗方，為去病之汗，且必得其去病之汗，其汗乃止。

病之用柴胡，而汗出者，上焦得通，津液得下，胃氣因和，故汗自作耳，非柴胡發其汗也，升葛亦然，即荊防亦然。

未汗而惡寒者，邪盛而表實也。已汗而惡寒者，邪退而表虛也。汗出之後，大邪既散，不當復有惡寒矣。汗後惡寒，謂非陽虛而何，參附之用即在其時。

舌為心之外候，其色當赤，而有時白如積粉者，白為肺金之色，反加心火之上，是為侮其所勝，當知有火為金鬱者，概以苔白為寒，一遇火鬱之病，何以為辨，藥之能起死回生者，惟有石膏，大黃，附子，人參，有此四藥之病，一劑可以回春，捨此之外則不能。

水濕之病，多見於太陰，脾水流濕也。火燥之病，多見於陽明，胃火就燥也。故曰：萬病能將火濕分，劈開軒岐無縫鎖。

昔人所謂破氣藥者，謂導其氣之滯也。所謂破血藥者，

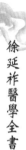徐延祚醫學全書

謂解其血之結也。氣血一結滯，百病叢生，故必破之，使復流通之常，豈謂一用此藥，即盡其人之氣血而破之乎。

嘗見一書，我最不喜用熱藥。夫治熱自當用寒，治寒自當用熱，用熱用寒，自有病在，豈有視乎醫家之愛憎者，乃至補、瀉、溫、涼，病家亦有愛憎，皆所不可。

## | 續醫醫瑣言 |

## | 方　法 |

藥曰方，治曰法，法定而後方定矣，方法之義不可不知焉。方也者，方隅之方，不可變易者也。麻黃湯治表水，而不能治裡水；柴胡湯治裡水，而不能治表水；藥定於一方，不可變易，故藥以方而言也。

法也者，法則之法，孔子曰：制而行之，謂之法，法必得其人而後成焉。法在醫，而不在病也。所以推證知物，辨順逆，明虛實，定所在，分主客者，是之謂法也，施治之規矩也。法立而後，轉機可見焉，藥方可處焉。不知法者，不能得病之條理，故治以法而言也。法成而事從焉，出於一而協於萬，統之者謂之道，道者人人之所由，是而之也。雖愚夫愚婦，可學而行焉。豈必竢神明之智哉！

故法立而後可授，可授矣，持有限之方，而臨無涯之病，豈不綽綽然有餘裕哉。

## | 證 |

證者，證驗也，我以此為證據也。在病者，則謂之應也。在治病者，則謂之證也。《扁鵲傳》曰：「病應見於大表。」

《傷寒論》曰：「隨證治之是也。」以此徵之，而知其物，故此謂證，推顯以知隱也。徒固執其見證，以施治，則非我所謂法也。

# | 物 |

物者，何也？氣血水是也。體中之物，有斯三而已。其狀可知焉，其形可見焉。汗也，小便也。衄也，下血也。是皆目之所能睹也。氣也者，精氣也，非元氣也，非神氣也，精氣即穀氣，故此亦為物。

《易》曰：「精氣為物，遊魂為變是也。」凡入口者，不出乎飲食之二，化為三物，常則循行為養，變則停滯為病，其俾病者謂之毒也。毒不見於證，乘物而後，見於證，故不可不知物焉。病無定證，證有定義，知物以證，論證以物，物之與證相依不離，猶之於形也。形方則影亦方，形圓則影亦圓，依影以推形，得形以論影，形之方圓未必一其物焉。同其影，而異其形者有之，猶冰炭同形，而冷暖受異也。然方形終不見圓影，圓形終不見方影，所以不得不依影推形也。形一定，而後條理可得，而判焉。雖影於形相依不離，然有形而後有影，影必不先於形也。

故醫范曰：證緣物而生，物隨證而分，證者末也，物者本也。故不知物則不能推定義，何以能論其證乎！不論證而處方，我謂之暗投瞑行也。所以分氣，血，水之法，既詳見於仲景，今之所言，唯其緒論而已。

# | 一　毒 |

萬病唯一毒之說，本之《呂氏春秋》精鬱之論，有所為為而言之，示治之非可補也。夫人參，當歸之於血，附子，乾薑之於氣，亦唯以此毒攻彼毒而已。氣血水有急逆凝滯，毒乘之也。豈敢以此藥，行彼物乎！一者對萬之稱，諸病皆毒之謂，而示其所歸一也，非各病有各毒也。病必害性，故謂之毒。毒者無形也，物者有形也。毒必乘有形，既乘有形，然後其證見矣。所乘者以毒，而所變者三物也，故曰：一毒，曰三物。病者毒，而所病者，即氣血水也。唯知其為毒，不知所以

毒之矣。唯知攻其毒，不問毒去之狀矣。

蓋萬病以毒，有所為焉而言之，非事也，非法也。然事與法，必繫此而處焉。一毒猶易有太極，太極非事也，非法也。然陰陽之義，事物之理，咸莫不繫此而出焉。太極生兩儀，既有陰陽，陰陽之外非有太極也。太極從物而分，故一生二，二生三，然後妙用可言矣。有氣血有水，一毒必乘之，故言三物者，三極之道也。

## | 毒　藥 |

毒藥之辨，既詳於上卷，今復論之。夫毒者無形也，藥者有形也，偏性之氣之謂毒，偏性之物之謂藥，鄭玄曰：藥之物恆多毒是也。司馬貞《三皇本紀》，始嘗百草，始有醫藥。《急就篇》注《本草》，金石，鳥獸，蟲魚之類，堪於疾者，終名為藥。藥者語其形也，毒者語其氣也。《博雅》曰：惡也，害也，病者害人身，故謂之毒，藥者存偏性，故亦謂之毒，皆以無形言之也。《說文》以藥為治病草，以毒為害人草，非古也，不可徒焉。

## | 虛　實 |

虛實，以精氣言之，非謂元氣值旺衰也。醫經曰：虛者，虧而不足之謂也。實者，盈而有餘謂之也。急逆虛實謂之四態，皆失常之謂。而虛亦毒也，實亦毒也，有毒而失常，為此虛，為此實，所虛實者精也，所俾虛實者毒也。

《內經》曰：「攻病以毒藥，養精以穀肉果菜」，是分常與變而言之。毒藥者，攻病之具也，非保常之物也。穀肉者，養精之物也，非制變之具。故欲以藥物補虛者妄矣。欲以穀肉養虛者亦差矣。

若夫以虛屬元氣者，皆後人執論也。元氣者，天之鎖賦，非人力之所能挽回也。先哲嘗譬之燈火，火者，元氣也。油者，精氣也。燈草有長短，猶年壽有長短也。風吹而撓，蛾

入而昧。沉滓焦著黏，凝此為疾病也。故壽非醫所與也。元氣不可補也。精氣存在，則元氣寄在精氣，不自虛。必毒之所致，毒去則精氣復焉，元氣旺焉。《素問》曰：「邪之所湊，其氣必虛」，要皆不外乎以此毒攻彼毒也。蓋虛實者，病之態也。不知之則不能分證，其證雖同，虛實各異，虛實既異，治亦不同，故必說此虛實也。

## | 所　在 |

所在者，病之所在，即病位也。所在有三，以表裡、內外分之，一身頭項背腰，此為表也。外體，面目，鼻口，咽喉，胸腹，此為裡也。心，睛，舌，骨髓，此為內也。四肢屬於裡，手足反在溇（ㄊㄨ，水流樣子）矣。外也者，對內之稱，自內而言，則表裡皆外也。故所在，唯有三而已。

《說文》曰：內自外而入也。《韻會》曰：外內之對表也。故自外而內陷者，以內言之。自內而外出者，以外言之。內外者，出人之辭也。《傷寒論》不言臟腑，唯言心與胃而已。胃者，精氣之所由生處也。故有胃氣之言，飲食之道路，而在血外者，乃亦屬於裡，所在唯以心為極位也。所謂無表裡證者，示病在內也，所謂外證未解者，謂外行不解也。病之所在，即毒之所在也。毒之劇也，或發於所在之外，如桂枝湯之不暢於表位，而裡位上衝。大陷胸湯之病於胸，即心下痛。瓜蒂散之病在胸中，而心中滿，可以知已。頭痛者，表也。發熱亦表也。然有自裡迫者，有自內迫者，宜詳其所在也。不分所在，則不可處方，雖證同，物同，然所在異，則治不同，觀醫經而可見矣。

## | 主　客 |

證之有主客，即物之主客也。治其主者，而客者徒焉。故治法，宜分主客也。主者先見，而客者後出。故吐而渴者，以吐為主。滿而吐者，以滿為主。

徐延祚醫學全書

桂枝湯有頭痛，有乾嘔，吳茱萸湯亦有頭痛，有乾嘔。桂枝湯頭痛，主而乾嘔為客。故頭痛在首。吳茱萸湯乾嘔，主而頭痛為客，故頭痛在末。凡客者動，而主者不動，汗出下利，雷鳴皆非水為主也。水為主則鞕滿，或支結，不汗出，不下降，為凝滯狀也。瀉心湯，桂枝湯之於治衄，亦然。

衄者，氣逐血之證。動而不為變者，故亦血為客也。氣為主者，則動而不凝滯，有其狀而無其形，氣散則證自退，是氣與水血之別也。成形者，亦未必悉以為主，假令水腫，亦有氣不循，而水滯者。有水滯而氣不暢者，是故欲分主客者，亦必以明義，知物為要也。

## | 脈　候 |

古者脈分陰陽，而不論三部，《傷寒論》之舉脈莫不皆然。上部為陽，下部為陰，以切終身之脈也。故《扁鵲傳》曰：陽脈下遂，陰脈上爭。自叔和氏，以降升（原作「盛」字，經改）論寸關尺。而其所謂寸關尺，亦既非古之寸關尺也。寸關尺在三所，上部為寸，中部為關，下部為尺也。《素》《靈》所言，亦非以手高骨脈分之者。《難經》曰：譬如人之有尺，樹之有根。滑伯仁曰：譬如二字，當在人之有尺下。荀悅《申鑑》曰：鄰臍二寸，謂之關，關者，所以關藏呼吸之氣，以稟授四體也。是可以知己然，而別無明徵診候，難復詳焉。蓋脈亦物之應也，陽脈診氣為主，陰脈診血為主。陽者升，陰者降。升者氣也，降者血也。氣無質故升矣，血有質故將矣。猶火之升，水之降也。此其所以配氣血也。

凡《傷寒論》中舉脈者，以此示病義，以此分疑途，示病義者，置之證首，分疑途者，置之證末。證者先也，脈者後也。證具則不待脈而物可知焉。

若見一證者，必徵之脈，此亦所以論證也。無脈之可徵，無狀之可候，則先氣、後血，水次之，古之法也。前論已言其大概，今復論之不厭其詳焉。

# | 病　名 |

聖人之道，謂之名教，立而名之，以教人也。《禮》《義》云，皆非名乎。夫既有名宜有義，禮不可以名樂，義不可以名仁，故莊子曰：「名者，實之實也。」疾病獨可無名乎？亦咸有所以為名已。傷寒不可以為中風，太陽不可以為陽明，古者以病狀為名，或以病義為名，後世多取諸病因，遂致眩名，而失實。

故以因名之者，悉刪而不取焉。蓋證在彼焉者也，法在我焉者也，法猶然況名乎！我察之狀，我設之名，治術豈憑病名哉？教證授義不無病名也，故我執此以法以臨彼病，至其斷然下治，則既離法矣。方是之時，其何拘拘乎？病名哉？此吾之所以削名也，乃亦所以立極也。

# | 死　生 |

死生有命，聖人之言不可誣焉。命天之令也，自天作之，故謂之命。疾病者，醫之所治也。醫之所治，則人事也。人事與天命，判然不可混焉。醫而欲司死生，以天命為私有也，不亦謬乎。前論既言之頗詳明，而世人猶或惑焉，以不知治疾之要也。

夫醫之於死生，猶將之於勝敗也。死生勝敗，共在天，非人之所司也。唯盡其術而已，唯精其謀而已。源廷尉逆櫓之諍，韓淮陰背水之陣，能堪填塹之苦辛，則得永久之榮吉，所謂瞑眩而疾瘳者也。故將之良者，忘於勝敗，醫之良者，忘於死生。得之於法，成之於習，功用既就。心不為之亂，坦然安於命，謂之得道之真也。所以盡人事，而待天命也。

蓋察聲氣色，眡其死生，周官所立故無不可，然亦非疾醫之要務也。古者唯重其仁，故唯眡其生，是故學者，不以如死生為務，特以安於命為要耳。劇毒不除，因疾病致死者，非命之命歟。不遇良醫，而斃於粗工之手者，亦非命之命歟。孟

子曰：「盡其道而死者，正命也。」是以余嘗作醫非司命官論，其論死生盡矣。

## | 邪 |

邪者，正之對也，不正之氣謂之邪，其狀逆也。逆者，病之態，且有逆激之義。邪者，指所病而言之，外襲之狀也。若以此為外氣，入體中者，非也。我所病則一而已。但以病義不同，故有種種之別也。

## | 寒 |

寒者病狀也，非病形。冷者，形也，撫之覺其冷。寒者，病人唯覺其寒耳。惡寒，厥寒，手足寒類皆然。凡冬曰寒，不曰冷，水曰冷，不曰寒，其別可以知矣。故寒為閉塞緊縮之義，傷寒之寒，亦然其狀逆也。如曰：寒去則言所閉者，解也。如曰：胸有寒，則言水見閉於胸也。若以寒為外氣入體中者，則誠非矣。

## | 臟　腑 |

臟之為言藏也，腑之為言府也。藏蓄血液者，謂之臟。受盛飲食者，謂之腑。《字彙》臟者，藏也。《周禮》天宦疾醫，疏以其受盛，故謂之為腑。又春官天府，疏在人身中，飲食所聚，謂之六腑。今解體家之所徵，亦是而已。腑其中空也，臟其中實也。故臟育精物，腑傳化物，此臟腑之別也。臟名既見於六經，諸書而未有腑稱。

《周禮》有九臟之言，《莊子》有六臟之言，《扁鵲傳》有五臟之言。所謂九臟，對九竅而言之。謂臟在內已，固未分臟腑為爾也。

《呂氏春秋》列子亦言臟，而不言腑。淮南子及文子，以肝、腎、膽、脾、肺，配風、雨、雲、雷、氣，去心加膽，亦不言腑。《扁鵲傳》則曰腸胃，曰三焦，膀胱，然不見六腑

之言。《食公傳》亦然。《抱朴子》亦曰：破積聚於府藏。前漢《藝文志》曰：五藏六府。《白虎通》曰：五藏六府。《難經》曰：五藏五府，曰六藏六府，自此之後，益密益紊，要之皆無裨於治病也。《傷寒論》不說臟腑，獨言心與胃者，可因以知其證也。病之迄心也，必係神識矣。病之在胃也，必有穀氣之變矣。以證分之，此乃實言非空論也。是故疾醫之所道，特貴治疾之用。

## ｜傷　寒｜

傷寒者，取義於病狀，以命之名也，非為寒所傷之謂也。故雖名為傷寒，未始由傷於寒之所致也。傷也者，戕害也。寒也者，閉塞之義也。風寒皆外襲之狀，故假外氣之名，以名之。傷寒之病帶陰陽狀，水血共被閉塞，熱結難發，必惡寒體痛，不痛則身重，來於裡則逆滿結實，必致緊縮狀，其病篤劇異於他病，忽在表，忽在裡，又忽在內，變態百出，機宜不一，非詹詹之所能盡也。其義明具於本論，久於其道者，始能知之耳。

## ｜中　風｜

外襲之狀兩途。其一傷寒也，其一中風也。中風亦取義於病狀，以此命名，亦非為風所中之謂也。故雖名為中風，未始由中於風之所致者也。

中也者，當也。風也者，發動之義也。傷寒者，水血共閉，中風者，血氣動搖耳。故不熱結，發熱，汗出，不汗出，則煩躁，來於裡則下利，嘔逆，必致騷擾之狀，其病終不離太陽狀，不至陰不成實，故獨《太陽篇》論之。而必謂太陽字，所以與傷寒異也。傷而閉焉，中而動焉，寒與風搖，塞自殊趣也。譬之草木之葉，搖動於秋風，凋殘於冬寒，風則觸之，寒則犯之。淒列自異向也。是故在風則曰中，在寒則曰傷，其名義不亦較然昭著乎。

# 時尚陰虛說

吾不解近世之人，何陰虛者，如此其多，藥之宜於滋陰者，如此之繁也。凡人以病延醫，未有不先道其陰虛者，而醫亦不得不說陰虛，於是滋陰之弊，遂固結不可解，及問其何者為陰，何者為陰虛，則病者不知也，醫亦不知也。

夫病之果是陰虛者，自當從陰虛治。此外則有陰虛，即有陽虛，有陰虛即有陰盛，有陰虛且有陽實，陰陽虛實四字，明明當有四病，豈可舉其一，而置三者於不問乎？其以陽虛作陰虛，以陰盛作陰虛，猶或遲之久，而方即於危。若傷寒溫熱，而為陽實之病，則陰與陽反，實與虛反，其四字之盡，相反者且不浹旬而死矣。

蓋人所病者，寒也，溫也，熱也。在表宜汗，在經宜清，入腑宜下。當清者，再汗則傷。應下者，徒清無益。仲景法不外乎此，如法治之，只去其寒與溫、與熱，其人而陰本不虛者，無恙也。即其人而本屬陰虛者，亦無恙也。乃不防陽盛傷陰，而獨防陰虛邪變，於是防其劫津，防其發疹，防其風動，防其熱入心包，至未而防其脫。

夫既曰劫，曰發，曰動，曰入，則自有劫之，發之，動之，入之之物在。不去其劫之，發之，動之，入之之物，而藥反留邪以劫津，引邪以發疹，助邪以動風，領邪以入心包，而同歸於脫，防云何哉？乃於老人，則曰氣血兩虧。於小兒則曰：小船重載。於婦女則曰：素體嬌弱。一若無人不虛，無病不虛，而於陽之方盛，徒曰存陰，陰既不能以些微之藥而存。而三五日間，陽邪之足以傷陰者，方且勢如奔馬，涸液枯津，是其陰之傷於藥，後者不更甚乎。

夫人有病邪，則無論強人、弱人、壯人、羸人，皆謂之實。《經》曰：邪氣盛則實，邪者傷也，盛即實也，正謂邪之盛者，不死於虛，死於實也。且死於虛者少，而死於實者多也。嗟乎，病為陽實，藥即陰虛，藥與病反，其禍立見，為此

說者，豈不以病家不明虛實，故可總名之曰虛。病家更不知陰陽，故可總名之曰陰虛。況陰虛之說，已為病家所習聞，即為病家所樂道哉。

此外則如瘧之作，陰虛治而成痞。痢之作，陰虛而成臟。咳嗽之作，陰虛治而成痿。痰飲之作，陰虛治而成腫。吐血、泄精之作，陰虛治而成勞。濕阻、食滯之作，陰虛治而成格。凡雜證中，或陽虛，或陰盛，一歸諸陰虛之途，而終無不虛者，病家之所由深信也。若以藥論，則《經》言寒、熱、溫、涼，隨其收利亦明明有四種。如小寒之氣，調之以溫。小熱之氣，調之以涼。即《經》言微者，調之也。大寒之氣，平之以熱，大熱之氣，平之以寒，即《經》言其次平之也。

病不獨是陰虛，藥豈獨尚滋陰，總之使病速去，陰始不傷，去病不速，陰即難保，用藥滋陰，適以助陽，陽得藥助，傷陰更甚。欲保其陰，必速去病，去病之藥，十餘味耳，亦甚平常，並非陰峻，有歷驗者，非空言也。

## ｜書《慎疾芻言》後｜

探河源者，必窮星宿之海，觀日出者，必登泰岱之巔。學醫而不通《靈》《素》，後世百家言人人殊，其將何道之徒歟？余嘗讀洄溪先生《慎疾芻言》一書，書僅十餘頁耳，而歷敘所言，其得力處，尤在潛心《靈》《素》。如延醫一章，謂人不可以耳為目，而不考其實學何如，治效何如，此即《內經》病為本，醫為標，必使標本相得者是也。

其補劑一章，謂傷風，則防風、荊芥，傷寒，則蘇葉、蔥頭，皆歷聖相傳之定法，千古不能易者。此即《內經》邪之新客，未有定處，推之則前，引之則止者，是也。

其陰證一章，謂陰證無發熱之理，而亦無補寒之法，以發熱之病目為陰證，全用溫補，直是以藥試病，此即《內經》謹熟陰陽，毋與從謀者是也。

其老人一章，謂治老人，勿用熱藥，如其陽之太甚，且

徐延祚醫學全書

當清火，以保其陰，即《內經》年四十而陰氣自半，及所謂其陽當隔，隔則當瀉者是也。

其中暑一章，謂暑字名義與寒字相反，乃天行熱毒之病，當以香薷飲、藿香正氣散主之。此即《內經》後夏至日為病暑，暑當與汗皆出，勿止者是也。

至所謂內外十三因，試問何一因，是當補者，病去則虛者亦生，病留則實者亦死。此更如《內經》所云：身汗得後利則實者活，虛則可治，實則死者，是也。味其所言，無一語不本於《內經》。其於《蘭台軌範》尚不過羅列《內經》於前，此則更擷經義以教人，非第引經以起例也。

先生著書時，在乾隆丁亥，去今垂一百年，而俗尚又一變矣。先生當日所深惡痛覺者，為溫補藥。今則溫補之弊仍在，而又動輒謂人陰虛，即病家習聞此語，亦無不自謂陰虛者，是不獨溫補之弊，而又為清滋之弊矣。溫清似乎不同，而滋之與補其誤一也。且以清滋而加病者，其弊隱，更壞於溫補，而變病者，其弊顯也。凡新出醫書多矣，其立意每不肯教病家，先生之書，則專教病家者，此其所以可貴也。

余生也，晚不獲親炙先生，以求近於至道，而恨不能使病家，皆知治病之理，則猶是先生之意也。先生雖往其，亦許為私淑之人矣乎。

夫醫者，掌治疾病者也。欲治疾病者，須先診察病之胸腹，邪之所在，而後隨證以定方。治疾病唯方已，醫教亦唯方已，方有主治，藥有主能，詳布在《傷寒論》。惟心與目謀，研究切磨而能治之，則醫事畢矣。何論其他，然非君子，則不能為良醫。君子知命，故不處毀譽之際，見義而勇，臨危而安，萬死見一生，唯疾病是治。小人則否，以醫為射利之具，是小人之所以不能為良醫也。

## ｜邪之所湊其氣必虛解｜

嘗讀《內經‧評熱病論》云：「邪之所湊，其氣必虛」

二句。今人好言虛者，每援此為口實，殊不知經文此二句下，尚有「陰虛者陽必湊之，故少氣時熱而汗出也」。二語合而觀之，明即今之偶有感冒，身發表熱，一汗而癒之病，蓋即《玉機真藏論》「今風寒客於人，使人毫毛畢直，皮膚閉而為熱，當是之時，可汗而發者是也」。亦即《八正神明論》，「凡邪新客溶溶未有定處，推之則前，引之則止者是也」。《經脈別論》「勇者氣行則已，怯者則著而為病」。怯，即虛之謂也。著，即湊之謂也。此即氣虛邪湊之說也。《九宮八風論》「風雨寒暑，不得虛邪，不能獨傷人，必因虛邪之風，與其身形兩虛相得」，此亦氣虛邪湊之說也。

凡風從衝後來者，亦謂從虛鄉來，即名虛風。若一見虛字，便云當補，則虛鄉之風，且當先補其風乎？《歲露論》「月郭滿則海水西盛，人血氣積，月郭空則海水東盛，人血氣虛」。故《八正篇》又曰：「以身之虛逢天之虛，是為兩虛。」《至真要大論》亦謂：「乘年之虛失時之和，遇月之空，是為三虛，空亦虛也。」若見一虛字，便云當補，則天之虛，亦當先補天，月之虛，亦當先補月乎！此可見邪因虛湊，不過為一時之邪，著而未病，怯者不如勇者之氣行，而即已有必待推之，引之，發其汗而邪始去耳。

**按**：《刺志論》曰：「氣實形實，氣虛形虛，此其常也，反此者病。穀盛氣盛，穀虛氣虛，此其常也，反此者病。脈虛血虛，此其常也，反此者病。」三言以虛為常，不可見虛之不為病乎，三言反此則病，不更見不虛之，即為病乎。

又按《通評虛實論》曰：「邪氣盛則實，精氣奪則虛，而結之曰：虛則可治，實則死。」蓋病以邪盛為實，實之不去，最足致虛，其曰：奪者明乎精氣之非自為虛，必有奪之使虛者而始虛也。否則盛與衰對，若非因奪而虛，則何以不曰盛則實，衰則虛，而必曰奪則虛乎。且何以不曰實則可治，虛則死，而必曰實則死乎。人本虛也，有盛焉者則實，人本不虛也，有奪之者則虛。兩則字當作如是解。而凡經所言實則瀉

之，及無實實之訓，皆可明矣。

許叔微，於此段經文，當下一轉語曰：「邪之所湊，其氣必虛，留而不去，其病則實。」靈胎先生解此句曰：「其氣之虛，固宜補矣，所湊之邪，不當去耶，亦斯意也。」至柯韻伯《傷寒論翼》序，不著撰人名氏，妄謂邪湊之為氣虛者，謂邪乘腎氣之素虛而傷之，則沿傷寒偏打下虛人之謬，且足為談夾陰者樹其幟，此必非韻伯意也。約係未諳《素》《靈》、仲景書，以意為之耳。

# ｜記客問答二則｜

客問於余曰：子嘗論傷寒，病屬陽明，定為實熱。然《傷寒論》有曰：胃中虛冷者，攻其熱必噦，則陽明亦有虛熱，且有虛冷，虛之與實，冷之與熱，明明相反，其有說乎。

余曰：此尤氏在涇當言之矣，陽明以有燥屎為實熱，故以無燥屎為虛熱，虛蓋指屎之未定成硬言，此熱本不可攻，攻之必殆，本句當重讀攻字也。傷寒者，寒水之邪，故《內經》熱病必曰：傷寒，蓋從其病變言之則曰熱，從其病本言之則曰寒，凡《傷寒論》中寒字，有時須作熱字看，冷字亦然。故曰：表有熱，裡有寒，裡有寒者，裡有熱也。又曰：胸有寒，胸有寒者，胸有熱也。陽明之為病，胃家實也。宋本作胃家寒。《千金》於病到陽明，不曰胃家實，而曰中有寒，中有寒者，中有熱也。寒邪至陽明而成熱，故於陽明言寒即是言熱，否則仲景胡為而主以白虎耶？後人於表有熱，裡有寒，白虎湯主之句，必改之曰表有熱，裡有熱，或又改之曰：表有寒，裡有熱，以就白虎之治，是皆未名斯義者也。論其實不必改也，凡陽明之就寒水言者，即是傷寒病成溫之始，尚在胃未成實之前，仲景特於此申明，屎未硬不可攻，故曰：攻其熱必噦，所以然者，胃中虛冷故也。是明言冷，即熱也。又曰：胃中虛冷，而飲之水即冷，是明言冷，即水也。豈真胃中有與實對待之虛，胃中有與熱對待之冷乎。余始亦疑之，讀書十年，乃悟

此理。

客問於余曰：病之有結，其在成注《太陽病脈證並治法》第七篇，言之最詳，不知何以結之一字，至今日而寂無聞焉。不幾疑病之本無所謂結乎。

余曰：此正因乎時，尚以為無病不虛，虛宜補，結亦解。解結之藥，適與補反，有大不利於所謂虛者。故欲潛發其解之法，遂若惡聞此結之名。而凡《傷寒論》中所有心下支結，心中結痛，少腹急結，熱結在裡，熱結膀胱，熱入血室，其血必結。又有陽微結，陰微結，藏結無陽證，冷結在膀胱關元，而且言結胸者，如胸肋滿，微結，水結在胸肋，寒實結胸，小結胸，正在心下，利止必作結胸，與夫如結胸狀，不結胸，反不結胸者，皆置弗道。豈知結之為病所關甚大，病之為滿，為悶，為痞，為閉，為熱，淤為寒凝者，終以解結為治，而與補澀，滋膩適相背而更相遠。蓋以結為病之實，非病之虛，當夫病之未去，直無一不涉於結者，奈何令病家，絕不知病之有結，且不知結之宜結，遂不知結一解，而病無不去。而徒畏虛喜補，使邪氣之盛者，卒至於精氣之奪也。至於《內經》之言結，曰結陽者腫，結陰者便血。又曰：二陽結謂之消，三陽結謂之隔，三陰結謂之水，一陰一陽結謂之喉痺，此更結之大者，尋常病中或不多見耳。

# 導引養生功

全系列為彩色圖解附教學光碟

## 張廣德養生著作　每冊定價350元

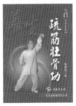 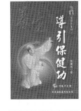 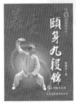 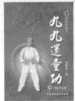 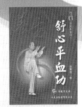

疏筋壯骨功　導引保健功　頤身九段錦　九九還童功　舒心平血功

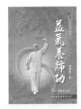 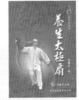 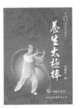 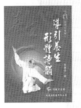 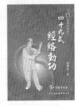

益氣養肺功　養生太極扇　養生太極棒　導引養生形體詩韻　四十九式經絡動功

# 輕鬆學武術

二十四式太極拳　四十二式太極拳　十六式太極拳　三十二式太極劍　四十二式太極劍　二十八式木蘭拳

三十八式木蘭扇　四十八式木蘭劍　簡化太極拳　楊式太極拳　太極拳　陳式太極拳

太極劍　太極劍

# 太極跤

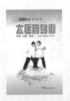 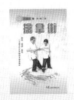 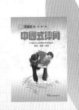 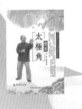

太極防身術　擒拿術　中國式摔角　太極角

# 彩色圖解太極武術

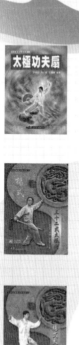
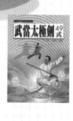
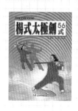
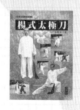
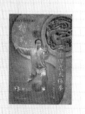

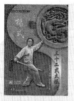
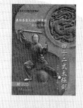
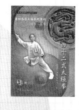
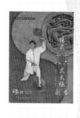
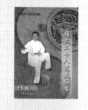

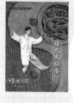
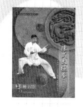
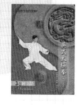
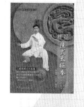
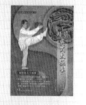

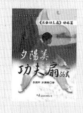
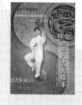
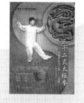
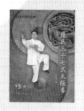
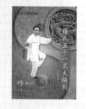

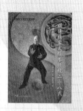
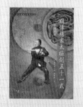
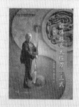

# 歡迎至本公司購買書籍

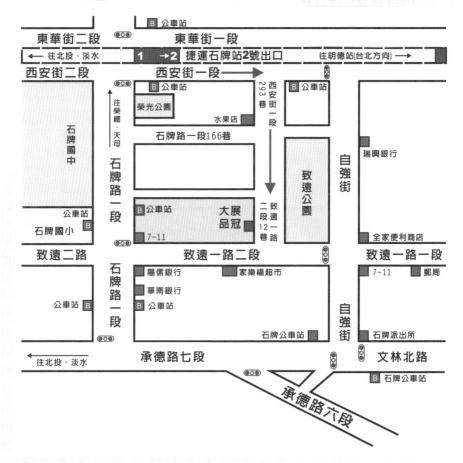

建議路線

1.搭乘捷運‧公車

　　淡水線石牌站下車，由石牌捷運站２號出口出站(出站後靠右邊)，沿著捷運高架往台北方向走(往明德站方向)，其街名為西安街，約走100公尺(勿超過紅綠燈)，由西安街一段293巷進來(巷口有一公車站牌，站名為自強街口)，本公司位於致遠公園對面。搭公車者請於石牌站(石牌派出所)下車，走進自強街，遇致遠路口左轉，右手邊第一條巷子即為本社位置。

2.自行開車或騎車

　　由承德路接石牌路，看到陽信銀行右轉，此條即為致遠一路二段，在遇到自強街(紅綠燈)前的巷子(致遠公園)左轉，即可看到本公司招牌。

國家圖書館出版品預行編目資料

徐延祚醫學全書／高凱,于永敏,李國信,龐敏主編
—初版—臺北市，大展出版社有限公司，2022 [民
111.02]
　　　面；21公分—（中醫保健站；105）
　　ISBN　978-986-346-356-6（平裝）
　　1.中國治療學　2.中藥方劑學
413.2　　　　　　　　　　　　　　　110020748

【版權所有・翻印必究】

# 徐延祚醫學全書

主　　編／高凱、于永敏、李國信、龐敏
責任編輯／壽亞荷
發行人／蔡森明
出版者／大展出版社有限公司
社　　址／臺北市北投區（石牌）致遠一路2段12巷1號
電　　話／（02）28236031，28236033，28233123
傳　　真／（02）28272069
郵政劃撥／01669551
網　　址／www.dah-jaan.com.tw
E-mail／service@dah-jaan.com.tw
登記證／局版臺業字第2171號
承印者／傳興印刷有限公司
裝　　訂／佳昇興業有限公司
排版者／菩薩蠻數位文化有限公司
授權者／遼寧科學技術出版社
初版1刷／2022年（民111）2月

定價／380元

●本書若有破損、缺頁請寄回本社更換●

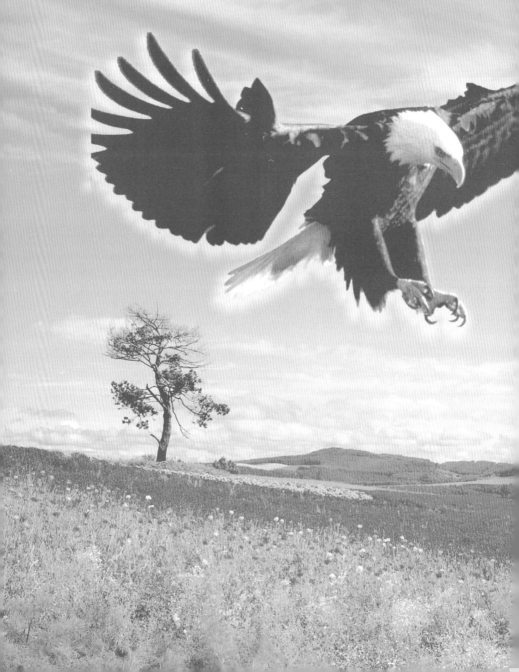

大展好書　好書大展
品嘗好書　冠群可期

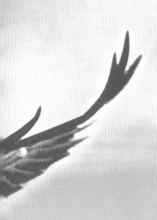

大展好書　好書大展
品嘗好書　冠群可期